U0934227

· 福建省社科项目“近代福建与东南亚中医药跨域流动研究”（编号 FJ2019B040）阶段性成果

· 教育部人文社科项目“馆藏民国时期中医稿抄本目录编制与研究”（编号 20YJA870002）阶段性成果

·闽台中医药文化丛书

吴瑞甫全集

蔡鸿新　王尊旺　张孙彪　主编

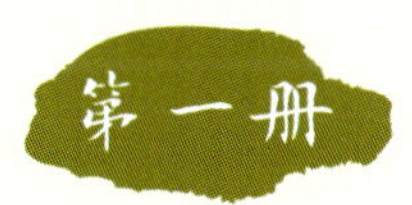

张孙彪　主编

厦门大学出版社
XIAMEN UNIVERSITY PRESS
国家一级出版社
全国百佳图书出版单位

图书在版编目(CIP)数据

吴瑞甫全集/蔡鸿新,王尊旺,张孙彪主编.—厦门:厦门大学出版社,2022.4
(闽台中医药文化丛书)
ISBN 978-7-5615-8499-6

Ⅰ.①吴… Ⅱ.①蔡… ②王… ③张… Ⅲ.①中医医学基础②中医临床 Ⅳ.①R2

中国版本图书馆 CIP 数据核字(2021)第 276104 号

出 版 人 郑文礼
责任编辑 薛鹏志 章木良
美术编辑 李嘉彬
技术编辑 朱 楷

出版发行 厦门大学出版社
社 址 厦门市软件园二期望海路 39 号
邮政编码 361008
总 机 0592-2181111 0592-2181406(传真)
营销中心 0592-2184458 0592-2181365
网 址 http://www.xmupress.com
邮 箱 xmup@xmupress.com
印 刷 厦门集大印刷有限公司

开本 720 mm×1 000 mm 1/16
印张 108.75
插页 14
字数 1900 千字
版次 2022 年 4 月第 1 版
印次 2022 年 4 月第 1 次印刷
定价 780.00 元(全七册)

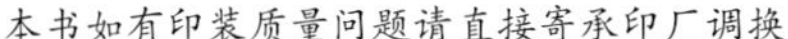
本书如有印装质量问题请直接寄承印厂调换

厦门大学出版社
微信二维码

厦门大学出版社
微博二维码

吴瑞甫全集

编辑委员会

吴瑞甫全集分册目次

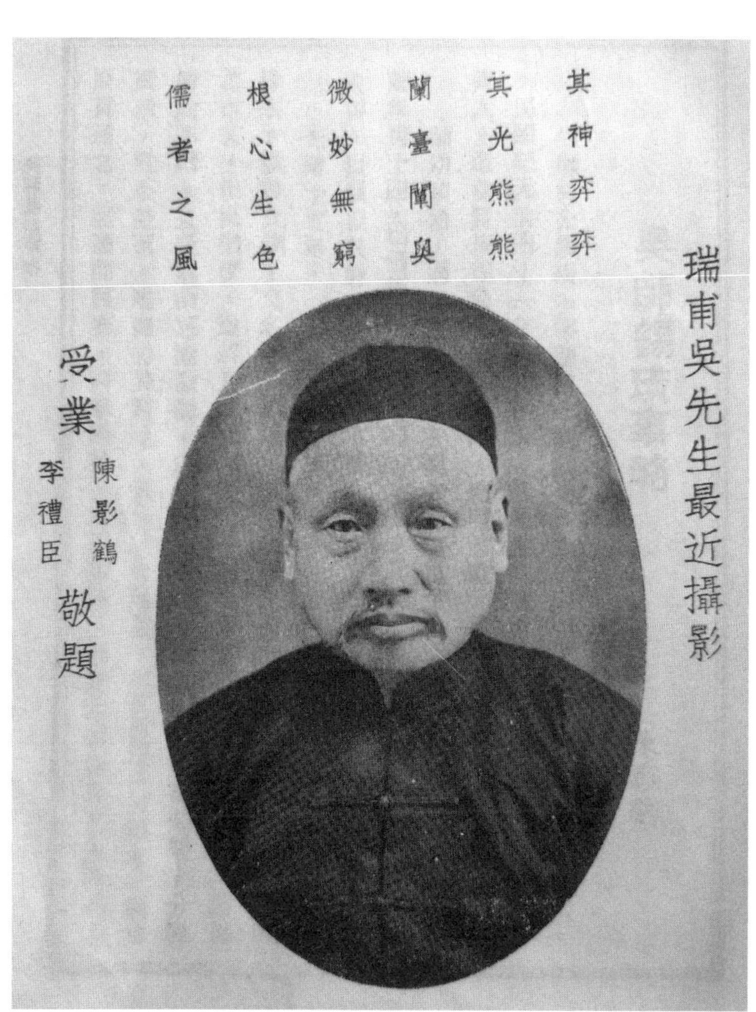

吴瑞甫旧照

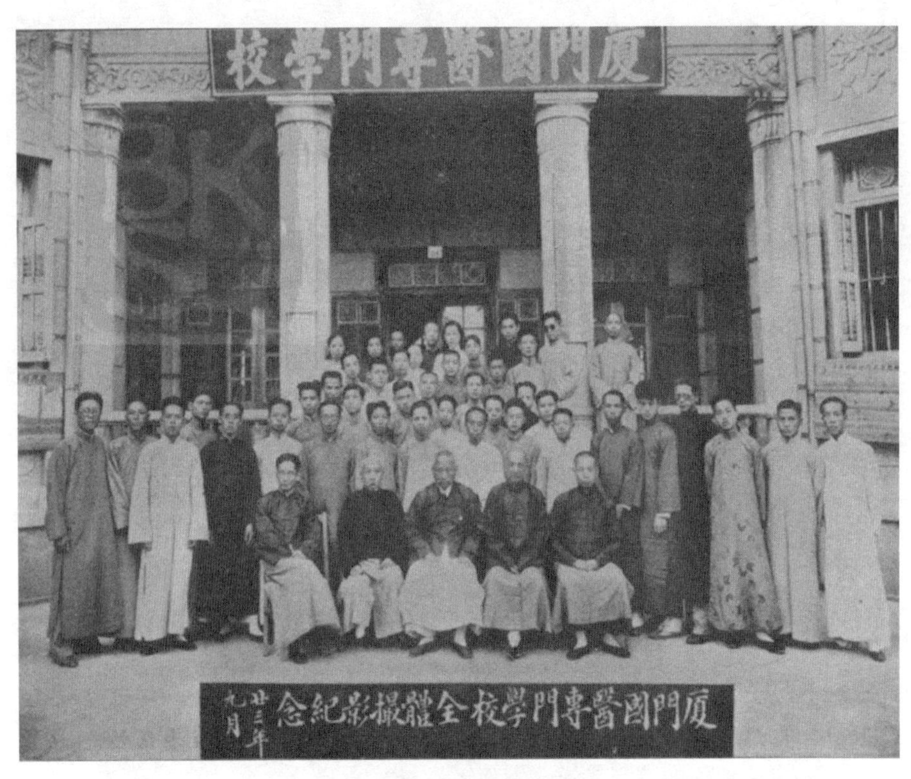

1934 年 9 月厦门国医专门学校全体摄影纪念

（来源:《国医公报》）

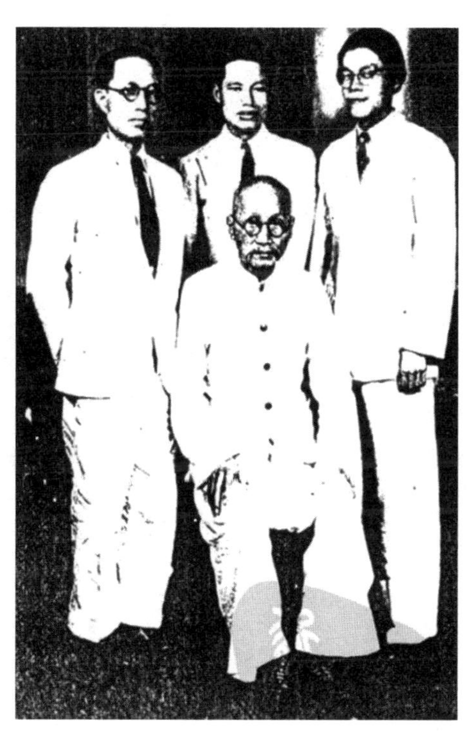

1946 年吴瑞甫与门人曾志远、陈占伟、游杏南合影

（来源：《新加坡中医学先驱人物与医药事业发展》）

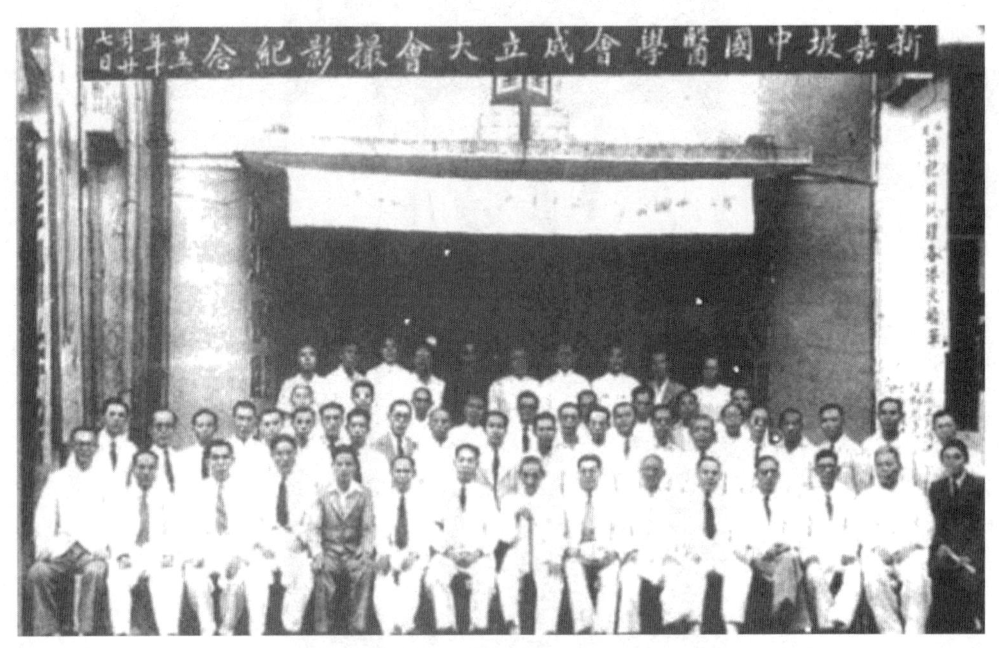

1946 年 10 月 27 日新加坡中国医学会成立大会合影

（来源:《新加坡中医学先驱人物与医药事业发展》）

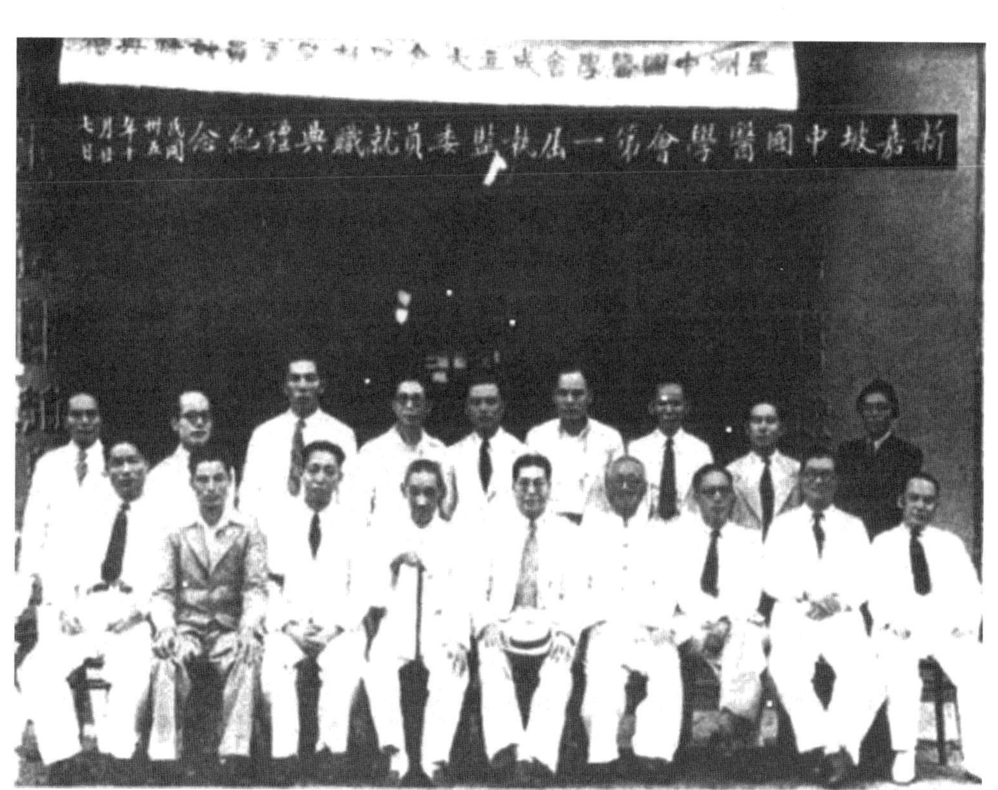

新加坡中国医学会第一届执监委员就职典礼

（来源：《新加坡中医学先驱人物与医药事业发展》）

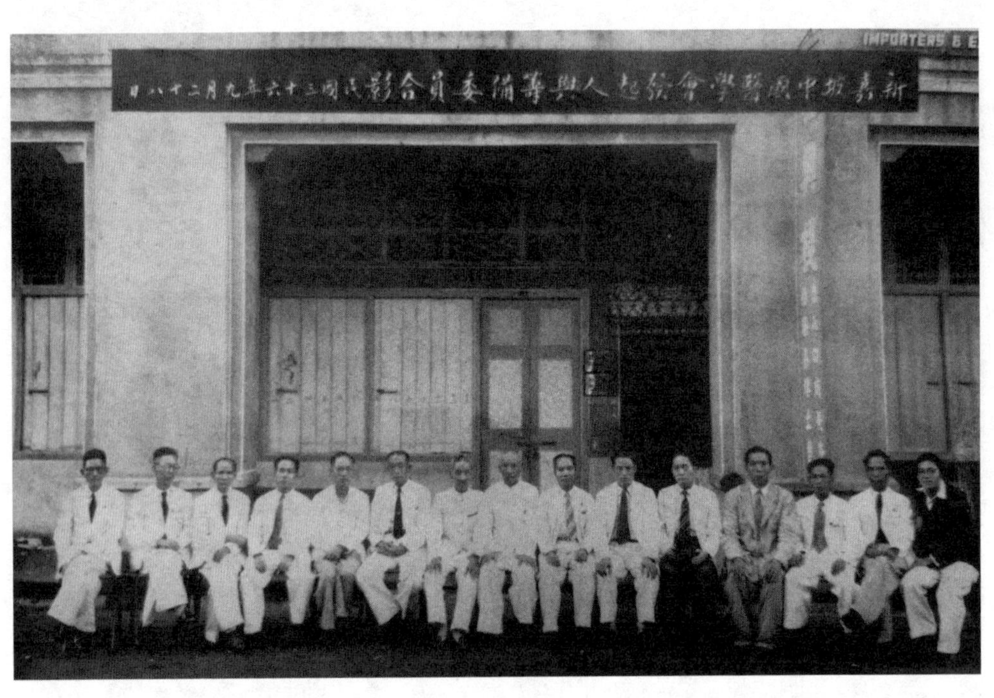

1947 年 9 月 28 日新加坡中国医学会发起人与筹备委员会合影

（来源：《新加坡中医学先驱人物与医药事业发展》）

藹藹先生抱璞守貞儒術湛
深學萃羣英中西並貫
大道以明著述繁富蔚為
大成

伯槩黎老先生像贊
吳錫璜題
潘受書

吴锡璜:黎伯概先生像赞

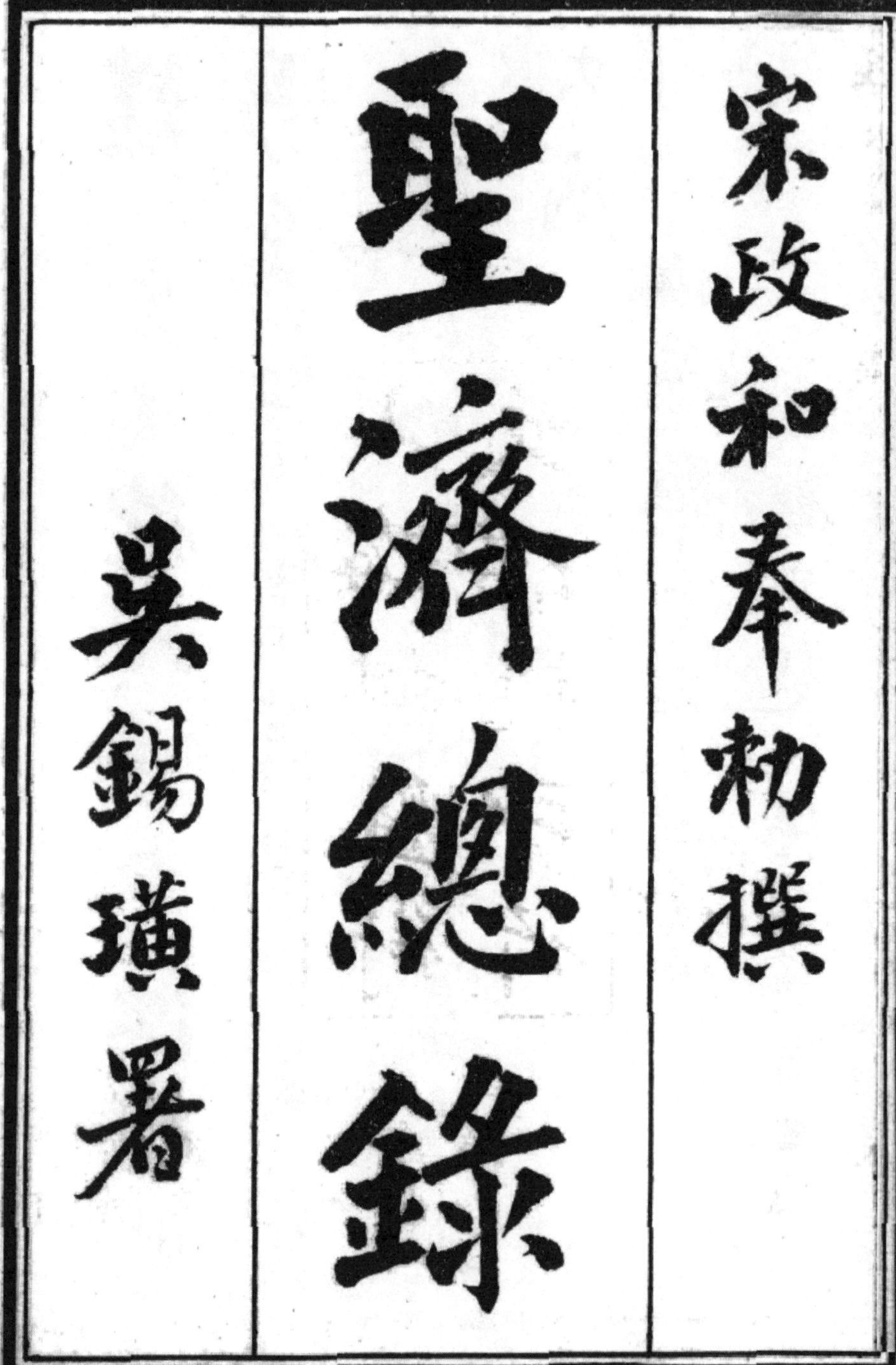

《重刊圣济总录》

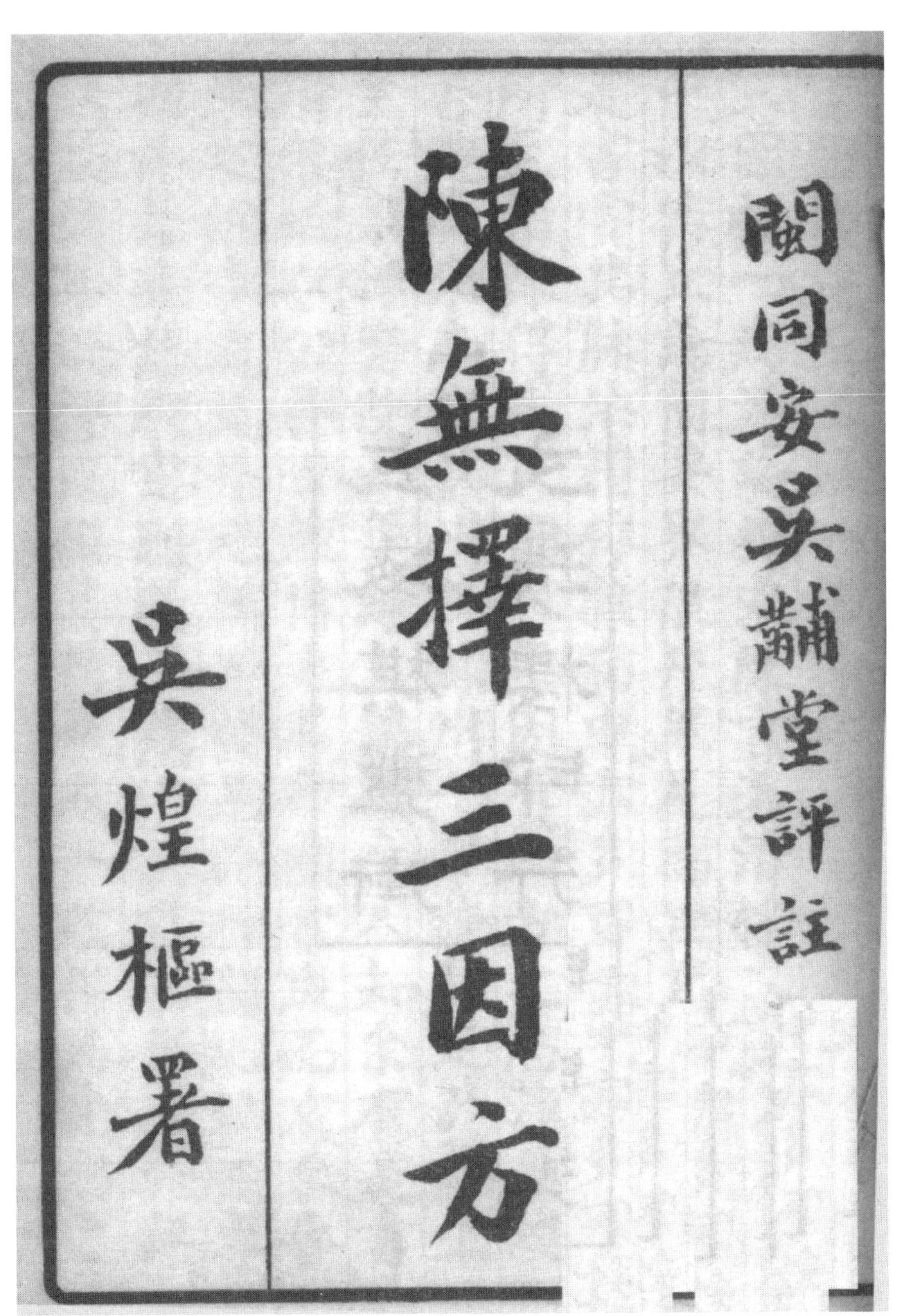

《评注陈无择三因方》

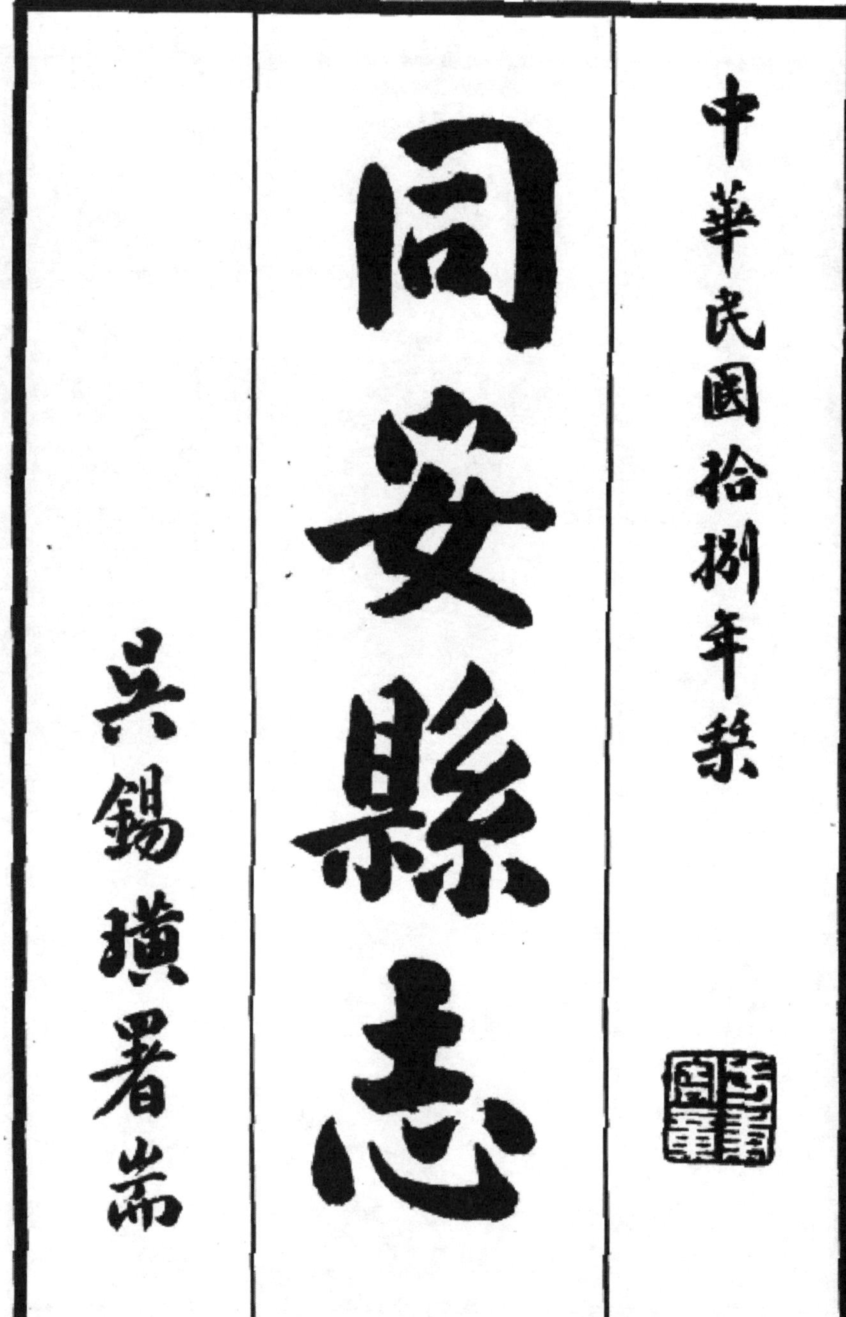
中華民國拾捌年栞

同安縣志

吳錫璜署耑

1929 年刊民国《同安县志》

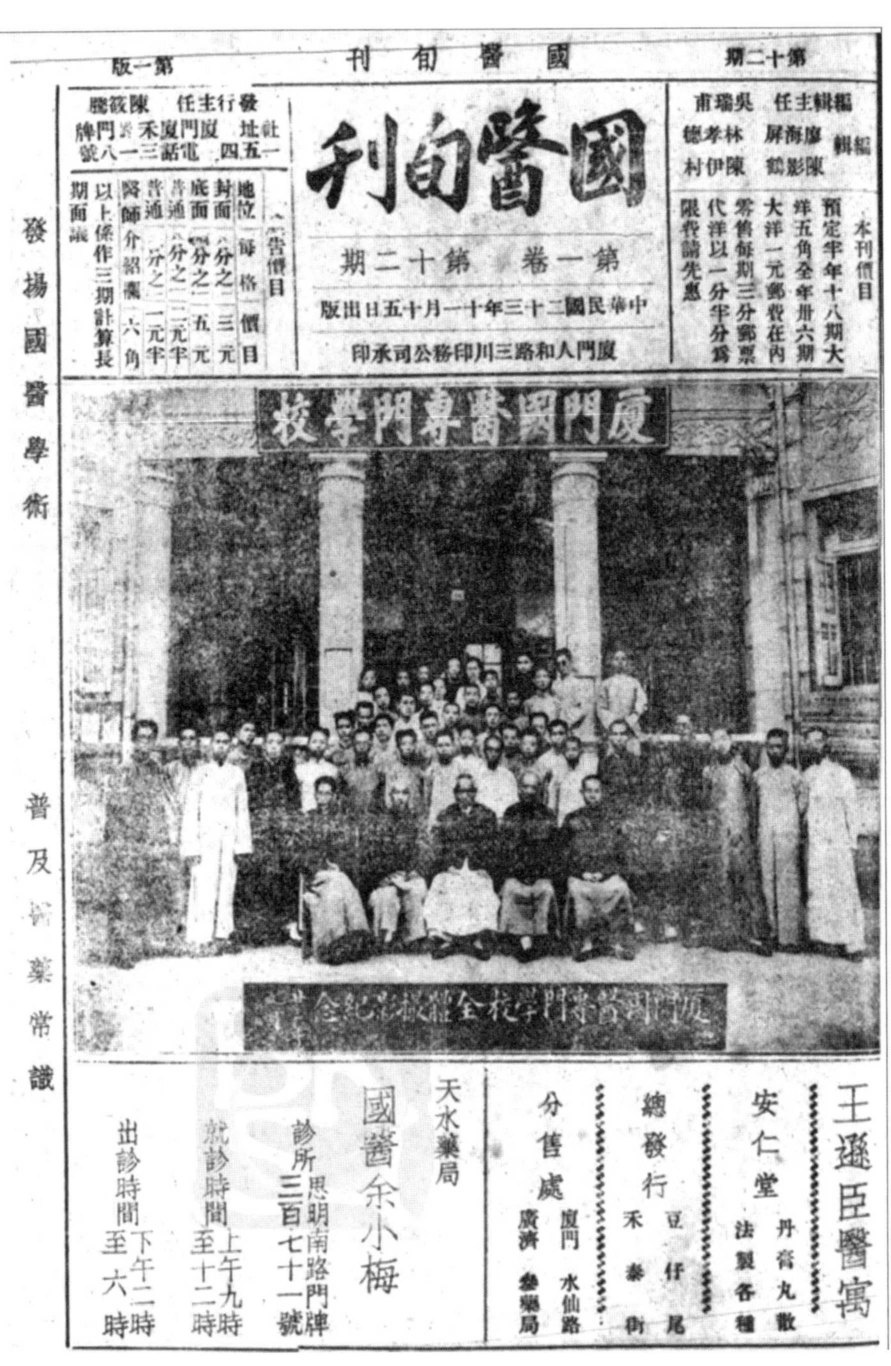

第十二期　國醫旬刊　第一版

國醫旬刊

第一卷第十二期

中華民國二十三年十一月十五日出版

廈門人和路三川印務公司承印

編輯主任　吳瑞甫

編輯　廖海屏　林孝德　陳影鶴　陳伊村

本刊價目
預定半年十八期大洋五角全年卅六期大洋一元郵費在內
零售每期三分郵票代洋以一分半分爲限費請先惠

發行主任　陳筱騰

社址　廈門禾祥門牌一五一號　電話三一八四

廣告價目

地位	每格價目
封面	三分之一　三元
底面	三分之一　二元半　五元
普通	三分之一　二元半
普通	六分之一　一元半
醫師介紹欄	六角

以上係作三期計算長期面議

發揚國醫學術

普及國藥常識

廈門國醫專門學校

廈門國醫專門學校全體攝影紀念

吴瑞甫喉科经验临床应用

吴树义口述

张泽民整理

福建省卫生厅中医处

厦门市卫生局吴瑞甫学术研究领导小组

《吴瑞甫喉科经验临床应用》

《吴瑞甫全集》序

郑　洪

吴瑞甫是近现代中医史上一个有代表性的人物。

近代中国是一个多元思想激烈碰撞的时期。20世纪头30年的中国，发生了清末新政、辛亥革命、军阀统治、五四运动、北伐战争等一系列令人眼花缭乱的事件，其间一直伴随着新旧文化、新旧医学之争。与“中国往何处去”的交锋一样，“中医往何处去”的论争也非常剧烈。东邻日本主动“废除汉医”，许多民族国家的传统医学则在西方“殖民医学”扩张浪潮下濒临灭亡。卫生行政主导者曾有意仿效他国办法以废除中医，但遭到中医界的强烈抗争。然而中医应该如何走出一条新路？这是萦绕着一代中医人的话题。

吴瑞甫可以说是时代的共情者。他早年在福建同安悬壶济世，辛亥革命前夕参加中国同盟会，策动清军官兵起义。当革命军兵临同安县城时，率绅众开城迎接，并主持光复仪式。可以说他为改变中国的命运献出了一份力量。而继之则为探寻中医命运付出了全部心力。民国时期中医界自强革新的积极活动包括抗争政府限制政策，汇通中西阐扬医理，创建新式医校、团体、医刊等，这些形式吴瑞甫全部进行过实践，活跃在探索中医革新发展的前沿。他的事迹尤其以兴办中医学校教育最为突出，先是在福建厦门创办厦门医学讲习所，1932年又发起创办厦门国医专门学校，自任校长，抗战期间远走星洲（今新加坡），支持其学生筹创星洲国医专门学校。

在近现代，中医学校教育是各种论争的中心点。由于中医药从业者人数众多，即使企图废除中医者，也不敢主张立即实行，像余云岫有关废止中医的提案，也说中医经训练后仍可从业，但却明确提出不可举办中医教育。这是釜底抽薪的策略，用意在于使中医后继无人从而自然消亡。在民国时期的大多数时间里，虽然名义上容许举办中医学校，但政府教育部门不予承认学历，不颁布课程通则，甚至不准使用“中医学校”一词，而要自称为“学社”或“传习所”。因此整个民国时期，争取受政府承认的办学权利一直是中医抗争的焦点。

兴办中医学校，就要系统编写教材，还要附设医院或诊所，同时往往也兼办刊物开展学术交流，以达到源源不断地培养人才的目的。由此可见，办好中医学校具有牵一发动全身的作用。近代举办中医教育者无一不是大家。如上海的丁甘仁、谢观、陆渊雷，北京的孔伯华、施今墨，无锡的承淡安，广东的卢乃潼、陈任枚等。而吴瑞甫则在福建承担起这个角色。为此，他编写了众多教材，又先后创办《厦门医学传习所月刊》《国医旬刊》《厦门医药》（月刊），包括到新加坡后创办《医粹》。这使得吴瑞甫留下了相当丰赡的著述。其中既有阐学传道的讲义、医论，也有为中医发声抗争的檄文宣言。这些均是近现代中医史研究的重要素材。

在吴瑞甫著作中，以往较多为人所知的是他的《中西温热串解》一书。这本书讨论的是中西医差异最为明显的热病问题，颇具典型意义。近代西医的病原学说进展迅速，对公共卫生的实施产生巨大影响。中医论治热病虽然有着明显优势，但在医疗卫生国家化的背景下，如何融入卫生行政系统是必须要解决的问题。我以前曾涉猎此书，对吴瑞甫书中一些观点印象颇深。吴瑞甫试图沟通中西医这两方面的知识，“欲使读者知我国所言之此症，即西国所言之彼症也。中西说果可互通，必重加评注，务达其所以然之妙”，“俾学者于病原之新理解，确有实据，绝不涉于笼统、含混”，立意鲜明。具体内容上，他主张应运用体温计协助诊治，目的是为中医临床服务，指出观测体温变化对了解病情进退有帮助，如疾病“将愈之时，忽起发炎，或复发等事者，必其身热有所变迁”；提出用热度表协助诊查病情，如病人身热忽有改变，或明显升高、下降，“必兆其症有变重之危”。这些可见其观念开通，乐于接受新知。吴瑞甫对中医的优势和特色也有明确认识。如说中医舌诊有优势，“热病一、二日，舌上每有厚白腻苔，此病我国名医主开泄湿痰，百试百验”，而西医并无相应理论，因此“究之诊舌大法，西疏我密，西略我详”。在治疗方面，也指出“我国治法，必须察其在气、在血，审其何脏、何腑，见何表证、里证，有无夹痰、夹食，病状如何，体气如何……”这比西医更为细致。并且敢于批评西医一些处理手段的不合理，如说西医治疗发烧，经常冰敷头部，而从中医来看，“重热证尤忌寒凉冰闭以遏其毒，致热入内故而死”。对这些中西观念相异之处，他进行逐一分析和比较。如此对后人是很有启发意义的。

基于同样的比较原则，吴瑞甫还撰写了《中西脉学讲义》《删补中风论》等。这些著作都有独特见地，不过毕竟只是专题性或针对专病的论述。从研究的角度，我们希望看到更多吴瑞甫对医学的系统论述。现在，本全集的编者整理收录了吴瑞甫的系列教材，极具价值。以往这些教材主要在学校内部使用，外界是较难得见的。仅从书目来看，有《卫生学讲义》《内科学讲义》《妇科讲义》《儿科学讲义》《诊断学讲义》《病理学讲义》《麻疹专科讲义》《伤寒纲要讲义》《四时感症讲义》《中西药物学讲义》等，几乎涵盖了基础到临床的完整体系。对民国中医教材的研究，目前开展得并不充分，研究较多的主要是上海、北京和广东等地的中医教材，其他还有很多地方的教材尚未得到整理。前面提到，由于民国时教育系统没有颁布统一的课程通则，中医界自己曾尝试过制订课程纲目，但没有强制性，所以民国中医学校的教材体系是丰富多样、各具个性的。这是考察民国时中医课程分化的基本材料，对中医教育史研究很有价值。同时名家所编的教材，有丰富的理论与临床经验作为支撑，在今天还有学习的价值。

《吴瑞甫全集》中还有一册医论集，汇聚了各种期刊等资料中的吴瑞甫文章，以及门生故旧等的追忆文字。这些是更为散在的资料，全赖编委会认真细致地爬梳汇集，使之集成一篇。如此则可以说知人论世矣。

应《吴瑞甫全集》编委会之邀写几句话，我对吴瑞甫的学术思想在认识上还不够深入，对书中一些新材料也尚未精研，故只能略谈粗见。期望此全集出版后能尽快为研究者所利用，不仅可以推动中医近现代史研究，也为探求中医发展路向提供观念借鉴。

2021 年 8 月

前　言

吴瑞甫是近代福建最具代表性的医家之一，福建省学术界很早就开展了有关吴瑞甫的研究。20 世纪 80 年代初，福建省卫生厅中医处、厦门市卫生局吴瑞甫学术研究领导小组组织编印了《吴瑞甫学术研究文选》，其后柯联才先生等人相继整理出版吴瑞甫的《外科理法》和《伤科要诀》，将吴瑞甫的研究推向一个小高潮。由于工作关系的原因，我们对吴瑞甫也特别关注，依据现有的材料撰写了部分文章，通过各种途径搜集到不少关于吴瑞甫的材料。编纂一部相对完善的《吴瑞甫全集》，是我们一直以来的夙愿。2015 年，福建中医药大学图书馆接收了盛国荣教授后人捐赠的大批珍贵文献，其中有两厚册吴瑞甫编纂的厦门国医专门学校教材，令我们非常振奋。几年来，我们多方查找中国、新加坡等地公私收藏机构，均未有新的发现。目前基本可以断定，这两厚册教材应当为存世孤本，具有重要的学术价值和文化意义。

为做好《吴瑞甫全集》的编纂工作，我们邀请了福建中医药大学附属人民医院、闽江学院、福建中医药大学图书馆和中医学院的专家学者，分工合作，共同完成这项艰巨的任务。全书由蔡鸿新、王尊旺、张孙彪担任总主编，分成七册编辑出版，具体分工如下：第一册由福建中医药大学张孙彪副教授主编，张孙彪、福建中医药大学硕士研究生吕可婕整理。第二册由福建中医药大学王尊旺教授主编，陈盛桦馆员校注。第三册由闽江学院李颖教授主编，李颖、福建中医药大学李灵辉馆员校注。第四册由福建中医药大学附属人民医院王小红主任医师主编，福建中医药大学李奕祺副教授、王小红、福建中医药大学硕士研究生杨柳、福建中医药大学吴丽君助理馆员校注。第五册由福建中医药大学孙凤茹馆员主编，福建中医药大学杨朝阳教授、王尊旺、孙凤茹校注。第六册由福建中医药大学张亮亮讲师主编，福建中医药大学硕士研究生李其芮、张亮亮校注。第七册由福建中医药大学蔡鸿新教授主编，张孙彪校注。

《吴瑞甫全集》的编纂，得到了厦门市盛国荣中医药研究所柯联才主任、盛云鹤主任、黄伟强医师的大力支持，没有他们将盛国荣教授藏书悉数捐赠给福建中医药大学，全集根本无从编纂。福建中医药大学人文与管理学院陈斯歆副教授，给我们的工作提供了很多便利，浙江中医药大学博士生导师郑洪教授惠赐宏序，使本书增色不少。最后要指出的是，厦门大学出版社薛鹏志先生不但为我们争取到福建省出版基金，更是为本书的出版付出了大量的心血，在此一并表示感谢。

最后需要说明的是，《吴瑞甫全集》名为全集，实际主要汇编了吴瑞甫的医学论著，其他如吴瑞甫主编的民国《同安县志》、吴瑞甫在新加坡与国内家族成员的通信等，由于种种原因并未收录在内。我们期盼未来能够发现更多吴瑞甫先生的论著，共同推进关于吴瑞甫和近代福建中医史的研究。

编　者

2021 年 8 月

目　　录

吴瑞甫医论集

校注说明

吴瑞甫医学著作刊刻于不同时期，论文发表于不同刊物，体例不一，部分油印本教材漫漶不清，鲁鱼亥豕之处在所难免，本次校注整理作了统一处理，说明如下：

一、原书繁体竖排改为简体横排，繁体字、异体字、俗体字、古体字，一并径改，不出注。

二、凡底本中因写刻致误的明显错别字，予以径改，不出注。

三、需校改之字词，在首见处出校记并注明“下同”，余者不出注。

四、书中表示上下文义的方位词“右”“左”统一径改为“上”“下”，不出注。

五、原书中模糊不清、难以辨认的文字，以虚缺号“□”按字数补入。

六、底本与校本有异，文义均通者，不予改动，不出注；校本义胜者，出注说明。

七、部分著作目录较为凌乱或无目录，校注者据内容予以重新厘定。

吴锡璜瑞甫先生大事年表

清同治十一年壬申(1872 年) 1 岁

吴瑞甫(1872—1952),名锡璜,字瑞甫,号黼堂。四月初一日辰时,出生于厦门同安区同禾乡石浔村,为第七世中医家吴筠谷四子。祖父吴企章"世守医道,兼理商业",父亲吴筠谷"少攻医书,深得岐黄之秘"。

清光绪十二年丙戌(1886 年) 15 岁

奉父命学医,精研历代医书,常有突出于前人的见解。

清光绪十六年庚寅(1890 年) 19 岁

擅诗律文学,进秀才,名列诸生第一。

清光绪十八年壬辰(1892 年) 21 岁

入廪。

清光绪二十一年乙未(1895 年) 24 岁

弃科举,改习医。

清光绪二十九年癸卯(1903 年) 32 岁

省试中举,任广西候补知县。

清宣统元年己酉(1909 年) 38 岁

参加中国同盟会,被推任同盟会外围组织同安青年自治研究会会长。

清宣统三年辛亥(1911 年) 40 岁

11 月 9 日,灌口革命军进攻同安县城,吴瑞甫率众士绅开城迎接,主持光复仪式。

民国八年己未(1919 年) 48 岁

在上海行医。校订刊印《圣济总录》二百余卷,分订 60 册。

民国九年庚申(1920 年) 49 岁

因抨击北洋县长纽承藩的贪渎残民,被迫离乡至厦门开元路退补斋坐堂应诊,旋被聘任为厦门回春庐医院院长。开始著书立说,汇通中西医学,先后撰述《中西脉学讲义》、《中西温热串解》、《增补中风论》等医学典籍。

民国十年辛酉(1921 年) 50 岁

上海文瑞楼刊行《中西温热串解》石印本，该书系吴瑞甫于1920年在厦门回春庐医院撰写完成。

民国十一年壬戌(1922年)　51岁

上海文瑞楼刊行《增补中风论》石印本，该书系吴瑞甫于1920年在厦门回春庐医院撰写完成。

民国十二年癸亥(1923年)　52岁

接受同安县长林学增聘任，任《同安县志》总纂，该志于1929年定稿付梓。

民国十三年甲子(1924年)　53岁

撰述《新订奇验喉症明辨》，该书系吴瑞甫在清代余泽春所编《喉证指南》基础上，融汇清代程钟龄、程瘦樵诸家学说，兼采专科善本、经验秘传各方法，并结合家传之经验秘方汇编而成。1925年，上海文瑞楼发行该书石印本。

民国十六年丁卯(1927年)　56岁

校勘《评注陈无择〈三因方〉》，该书系吴瑞甫对宋代医家陈无择《三因极一病证方论》的评述性著作。

民国十八年己巳(1929年)　58岁

举办厦门医学传习所，传习所设址于思明东路原厦埠医师公会楼上，开办两期。

民国二十一年壬申(1932年)　61岁

主持厦门国医专门学校。校址原设在思明东路厦埠医学会二楼，1933年医校扩充，迁至厦禾路154号粮油公会内。至1938年厦门沦陷，医校被迫停办。

民国二十三年甲戌(1934年)　63岁

创办《国医旬刊》。该杂志创刊于7月5日，有中医理论、药物验方、医案选登等栏目。1935年8月，刊物停办，共出版发行23期。

民国二十五年丙子(1936年)　65岁

编印各种医校教材，先后编撰《四时感症讲义》、《伤寒纲要讲义》、《卫生学讲义》、《诊断学讲义》等教材讲义。

民国二十六年丁丑(1937年)　66岁

创办《厦门医药》(月刊)。该杂志创办仅1年多，1938年厦门沦陷后，因吴瑞甫避居新加坡，该刊遂停办。

民国二十七年戊寅(1938年)　67岁

撰述《外科理法》。本书系吴瑞甫在闽南医家吕尤仙《外科秘本》的基础上，参酌吴瑞甫友人提供的外科善本整理汇编而成。

1938年5月，日寇攻陷厦门，吴瑞甫避居鼓浪屿。日寇软硬兼施，多次逼迫其出任厦门市维持会长、伪市长等职，均被其拒绝。

民国二十八年己卯(1939年)　68岁

1939年农历五月，吴瑞甫由鼓浪屿南下新加坡，此后其行医生涯在新加坡度过。积极推动新加坡及东南亚中医事业发展，在《南洋商报》、《中兴日报》、《星洲日报》等宣扬中医药学术研究，定期在《星洲日报》出版《医粹》。同时在《南洋商报》出版《医统先声》，成为新加坡中医界公认的“国医名家”。

民国三十五年丙戌(1946年)　75岁

联合门生陈占伟、曾志远、游杏南等及其他中医师23人，于1946年发起成立新加坡中国医学会，并担任主席一职。

民国三十六年丁亥(1947年)　76岁

1947年，新加坡中国医学会更名为新加坡中医师公会，吴瑞甫获推选为会长。

1952年壬辰　81岁

辛卯年十二月十七日(1月6日)下午四时四十分，病逝于新加坡，享年81岁。

吴瑞甫医论集

张孙彪　吕可婕　整理

内容提要

本集收录吴瑞甫先生从1928年至1948年二十余年间在国内外各种期刊上发表的五十余篇论文。内容涵盖有中医基础理论探析、临床经验总结、疫病防治研究、中医教育活动、医界往来信函、书序题词及各类医政建言，全面体现吴瑞甫在中西医会通、中医教育、疫病防治、中医药海外传播等方面的宝贵实践和独到思考。从这些文章中，读者可近距离感悟吴瑞甫独具一格的学术思想和热忱饱满的社会关怀。同时收集民国时期及之后医界同道对于吴瑞甫的相关评述文章，包含医界对其著作教材的商榷评议、同道祝寿唱和诗文、门人学生追忆文章等，全面展现吴瑞甫学术思想在近代中医史和福建中医学发展过程中的地位和影响。

文瑞楼重刊《圣济总录》[①]缘起

吴瑞甫

我国医学，肇始轩岐，继而伊尹《汤液经》，又继而有《伤寒》、《金匮》、《中藏经》、《甲乙经》。至唐孙思邈，始著《千金方》。王焘又类集唐以前诸方书，为《外台秘要》。徐灵胎称此书为博大精微，陈修园谓其论宗巢氏，方多秘传，为医门之类书，尚已。考其书，卷分四十，计一千一百零四门，以为博，则诚博矣。然非潜心有得，先熟于《伤寒》《金匮》《本草经疏》诸书，实未免有泛滥，无所适从之处，则是书犹非善本也。宋政和间，著《圣济总录》，书凡二百余卷，都[②]二百万言。论简而该，方博而要，大率就汉以下各方籍，掇其精华，弃其糟粕，以成此书。

今读其原序，恍然于当时之作《总录》，原以急世用而救民疾，则是书已将颁诸天下，著为今典，所惜靖康祸起，简策[③]播越[④]无存。考《内阁藏书目录》[⑤]云：《圣济总录》二十六册，不全。元大德间重校，莫详姓氏，当时未尽通行于世，已为金元所有。故虽再刊于金大定，三刊于元大德，而以山川遥隔，世界未通，卒末由藏诸御内，以垂医鉴，又何怪其湮没难稽也？洎[⑥]乎明清二代，是书尤益散失，按之杨士奇、张萱所录本，及清程林之购求残帙，仅得三

① 《圣济总录》：又名《政和圣济总录》，中医学重要著作之一，共二百卷，由宋徽宗敕编，系北宋朝廷征集民间及医家所献医方，结合内府所藏整理编纂而成。全书内容包括运气、叙例、治法及临床各科病证，涉及内、外、妇、儿、五官、针灸诸科及养生之类，共收载药方约二万首，内容极为丰富，是一部较有实用价值的方书。

② 都：总。

③ 简策：古代连接成册的竹简，后泛指书籍。

④ 播越：流亡不定。

⑤ 《内阁藏书目录》：书目名。明代孙能传、张萱等编，8 卷，分 18 部，除经、史、子、集外，增立圣制、典制、总集、类书、金石、图经、乐律、字学、理学、奏疏、传记、技艺、志乘、杂部等 14 部。

⑥ 洎：及、到。

本。后再补苴[1]缺漏，尚阙一百七十三卷至一百七十七卷。以煌煌《四库全书》网罗天下载籍，犹未免缺而不全之憾，彼医学名大家究何从得完全之书，而参互考证耶？乃知方书所引用之《圣济》方，不过如凤毛麟爪、吉光片羽之遗耳。欲得是书而博览之，亦戛戛[2]乎綦[3]难哉！

文瑞楼主人以是书为我国国粹学，不惜重资，觅之数年，始得元大德四年集贤学士焦养直所刻本，将付石印，以饷于各医界。问序于余，余惟我国医学虽非由科学而来，而经验之宏、药品之多为五洲冠，是书包罗富有，于治病各科，有条不紊，医学家得此书而习之，不难穷源竟委，为原原本本之学。则表彰是书者，其有功于医门不少矣。余研岐黄家言不下数千卷，是《总录》仍目所未睹，以散佚之书，犹得因文瑞楼之保存国粹，以广其传。盖医门之幸事，而非可以类书目之也，爰序其缘起如此。

中华民国八年　闽同山吴锡璜序于春申江上

附：上海文瑞楼《圣济总录》销售发行广告

《圣济总录》一书，为宋政和奉敕撰刊颁行天下，奉为金科玉律久矣，着为令典。书凡三百卷，文二百余万言，论简而精，方博而要。凡食治针灸、汤醴、渍浴、按摩、熨引、导引、砭石，无不兼综条贯。伤寒吐血、肺痨、儿科、妇科，尤为特色，洵我国数千年来独一无二之巨著，十三科医学最完全明备之书。惜靖康之变，版毁无存，《四库全书》收载纂要，指以未睹原书为憾，则其书宝贵可知。本庄以是书为我国、为国粹学，特不惜重资，始得元大德四年集贤学士焦养直所刻本函付石印，以飨医界。吾国医学虽非由科学而来，而经验之宏，药品之多，为五洲冠。是书包罗富有，于治病各科，有条不紊，医学家得此书而习之，不难穷源竟委，为原原本本之学。本庄又请闽中儒医吴黼堂先生详加校勘。凡有志研究之医学家及热心爱国之卫生家，无论何项疑难杂症，既可引症用药，又可却病保身，诚不可不备之要书也。兹将总目披露于后，其余子目繁富，难以备载。用上等中国连史纸精缮石印，业已出版，分订六十册，精装六函，为普及计，发售特价，定价二十八元，特价洋十六元六角，外埠函购加邮费六角。存书不多，欲购请速。

---

① 补苴：弥补缺漏。

② 戛戛：艰难费力的样子。

③ 綦：非常。

《国医旬刊》[①]发刊词

吴瑞甫

自国府汪院长有废止中医中药之议，轰动全国，指摘交加，而我厦医界、药界，犹醉生梦死，漠然无所动于中，一若痿痹不仁之病，全身运调不灵。此何以故？知识之浅，学术之疏，故步自封之萎靡不振，有以致之也。此种医药界，欲其不受天演之淘汰，其可得耶？

夫我国医药历四千余年之久，论证最多，经验亦最宏富。病之浅者固无论矣，余若奇难怪症，得善医者细心分别，药到病瘳，不可胜计。即间有论症与西医不对者，徒以历朝国例，贵重身体，未敢轻于剖割，故脏腑体质之病型，容有未尽明了之处，此无足为讳也。然究其实，则病状之分别，脉象之变幻，舌苔之发见，大小便之检查，综虚实寒热以为辨别。虽未察脏腑实质若何，而病情固已明晰，故用药大率明效大验，如操左券。盖一学术之存在，苟非精良，则自昔已受社会之訾议，何能延长至于今日耶？

自西医方面言之，舍器械别无治病之方法。闻诊筒也，检温器也，脉波计也，消息子也，显微镜也，爱克司电光镜也。一般新学，见其种种器械精良，靡不惊为设计之完备。究之，病苟在气分，无实质可以测量者，仅以原因未明四字了之。故知器械检病，仅可察实证。而病在经气神者，仍多窒碍[②]。即幸而显微镜、电光镜，备察周至，能确知其病灶之所在，而感觉于杀菌之未见实效。脏腑形质病之无良药可以消除，势不得不从事于剖割。其被剖死者，可以免论。幸而不死，其气血之损伤，不久亦足以戕其寿命，可知剖割粗工，尚非完善之法也。

日本孟津猛男之言曰，汉医药竟有不用切刀术，而实效可惊者。渡边熙

---

① 《国医旬刊》：中医学刊物，1934 年 7 月由厦门国医专门学校国医旬刊社创刊于福建厦门，吴瑞甫曾担任主编。该刊以“发扬国医学术，普及医药常识，宣传国医文化，恢复固有智能，指导卫生方法，增进健康教育，荟萃国医精华为宗旨”。主要发表研究中医理论、诊断、治疗、药物等方面的论文，同时刊登医书、医案的评介和该校及厦门中医公会的动态信息。

② 窒碍：阻碍、障碍。

学于德国，自谓学业成就以后，将大禆益于社会。比返国实施治疗，反觉西法之不敷用，转不如仲景三阳三阴之治法，不须杀菌，一退热而病菌自然消减，且深信自秦汉以来之医学为哲学医。呜呼！其然耶，其不然耶？

最近我国山西创设医学改进会、省立医院，中西并重。而其杂志中报告治病成绩，国医实占多数。曩者香港英政府欲取消中医，禁止开业，迨后分别治疗鼠疫，国医治效大胜西医。痘麻亦然。故至今在港住家，小儿患痘麻二疹，免入医院，而国医之在港，得以自由营业，无非从实地试验得来。医以救人为天职也，不论科学与不科学，能实验，便为良法美意。乃近见国人之学习西医者，得其一知半解，便与国医处于对敌地位。唾弃之，仇视之，痛诋之。立说登报，大放厥词，一若国医真为杀人之具者，不思杀人害人，西医实较国医为多。试睹病人入院，因剖割而死者，恒有所闻。疔疮忌火，有被用蒸熨而死者；有用切刀术，而濒于危殆者。肠窒扶斯，为我国之湿热证，患者颇多，西医无法治疗，以为必须四五星期，方能渐次减轻。究之禁其食，罨以冰，往往热入内攻，或虚羸而逝。昔国会议员田桐，笃信西医，患脚疾十六年，外国著名医院求治殆遍，仅有小效。后至无锡请国医王九峰医治，投以附子二两而痊愈。自述入院后，见西人治肠窒扶斯，头及胸均冻以冰，至热退，其人亦随之亡。何者？知为何菌，而无杀菌之药品，与不知等。冰罨法遏热使不得泄，变症亦多，转不若国医治疗，犹可十全七八。英嘉约翰《内科全书》谓此症华人染者较轻，死亡数较少，究之非较轻也，治法较完善故也。

仆在厦二十多年矣，凡外国医院所不能治愈者，求治于仆，屡屡痊愈，即西医所断为不可治者，亦恒治愈。此事社会中类能言之，无待仆之再赘。世界无论何学术，苟极深研几，自有独到之处。况洋派医所习洋法，对于国医，既未尝涉其藩篱，亦未曾经试验，直门外汉而已，何能知其中之奥妙何在。以不得门而入者，徒腾口说，抵排痛骂，如沪上《申报》医师栏哓哓[1]混辨，多见其不知量耳。综之，洋派医有好处，亦有坏处；国医有谬误处，亦有精到处。此事重在有学问，有阅历，有经验，弥久弥精。互相攻讦，甚无谓也。余甚愿习西医者，不夸己长，不胶柱调瑟，知其长处，尤当悟其短处。若肆意骂人，殊非学者态度也。尤愿习国医者，既勤求古训，应濡染新知。凡诊误者，正之；精粹者，开发之；有明效大验者，表彰之；与新学说可互相参订者，沟通之。如此而谓国医不大进步，不信也。所惜者，庸庸碌碌占大多数，以致国医之名而莫可收拾。夫医者，躯命所关，乃重大事业，非可苟焉已也。旷睹

① 哓哓：吵嚷、争辩。

我国，学术精到者亦恒有之，而浅率者流，稍浏览方籍，读几方歌括，便公然自命为医，甚至目不识丁，亦厕身医林。问以伤寒之病变如何，茫然不识；问以杂症之病根何在，亦无以应。诊病用药，毫无意识，犹且互相攻击，信口雌黄，无怪乎为世所诟病也。兹幸中央医药馆整理全国医药，南京市党部尤洞见各医学家症结，请中央国医馆令各处中医生，须再入医校训练二年，以求学术之进步。盖将以增进医生之学问，提高医生之位置，保障国医之信用也。

我厦国医支馆业已成立矣，医校亦经筹划进行矣，款项经董事长黄世铭先生之募捐，亦已略有机绪矣。深愿各医学界共负整理医学之责任，其有学问优长者，尽可投稿于本旬刊。本校正在征求教材，俟专门医校整理具有规模，将畀以重要之位置。其有具公德心，愿将录藏秘本饷馈于各医界，以裨益于人群者。本校将提出于国医馆，实行试验，有效时，并代为表彰，详请中央国医馆奖励，以不没人善。至于各医家，如不欲精进，故步自封，甘于任人指摘，任人唾弃，不与世界医学争存立则已。如欲力求精进，则必须入校训练，以收互相观摩之益。不可如前此医会之仅有形式，而实际处绝少也。须知国医到此时候，乃兴亡绝续之交，非具有真实学问，万不足以争存立于世界。试睹各处医报，其摧残中医之学说，诋毁靡所不至。近更用高压手段，由最高卫生署运动要人，必欲根本铲灭国医而后快。其甚者，至欲立刻停止中医营业，限期勒令药铺改业。幸国府委员反对者众耳，否则雷厉登行，医界作何感想，药界又作何感想乎？到此时机，我医药界如不力图振作，岂人情耶？势迫矣！医学说之文化竞争，药物学舶来品之经济侵略，无已时矣。本校同人为此惧，负此重大使命，是用成立《国医旬刊》，以唤醒国人。愿各医界醒诸！

——《国医旬刊》1934 年第 1 卷第 1 期

考证历代医家之名称

吴瑞甫

医重任也。考《内经》云:不通天地人,不可以为医。以医为仁术,非学术精通,经验宏富,未可肩此重任也。《周礼》有医师、食医、疾医、疡医之设,使众医分治其事,岁终则记功受禄,而总其成于医师。是医之名,乃国家制度所及,隋唐、后周皆仍之。

若泰西则立法尤严,凡为医者必在学堂毕业,官察其术业果精善,乃给以文凭,准以其技行世,始得以医自名,违者罪之。我国则不然,听医者自生自灭,自起名号,甚至在药铺卖药者,毫无学问,亦公然挂牌行医。名称之复杂,至于不可究诘。举凡商业繁盛之区,其名目有儒医、知医、世医、中医、国医、医生、医士、医师、医官等名义,并非由国家制度赋予而来,俨然有曹操自为魏公加九锡之态度。

其所云儒医者,即谚所云"秀才学医,如菜做齑"之说也;其所云知医者,即程子"事亲者,不可不知医",齐东野语[①]"知六脉受病之说"也;其所谓世医者,言以医为世业,说本诸《汉书·楼护传》。其所谓中医者,不过则于西医而言,无何等意义也。至于国医、医士、医生、医师、医官等,其命名又各有取义。考古"寿君保相曰国医,精于医者曰明医,粗工昧理曰庸医",是乃以医术深浅为定名也。今之称国医者能名称其实否,试自审之。医士之名沿用已久,考《周礼》司医、司巫,皆士大夫为之,非贱役也。故医师设上士二人、下士四人,疾医上士八人,疡医下士八人。《论语正义》曰:"巫医之士,皆能治疾,独不能治无恒之人。"此医士命名之所自昉也。医生二字命名亦有取义,《唐六典》云:医生四十人,典医二人,随太医有生一百二十人。盖肆官学以习医,故称生也。至于医师、医官,古者无甚分别。考《周礼》医师官名,天官之属,为医之长。又曰:医师掌医之政令,即医官也,是医官实始于周。若州县设医官,实自唐始。唐开元二十一年,上颁所撰《广济方》于天下,令诸

① 齐东野语:比喻荒唐而没有根据的话。

州县置医博士一人。宋、元、明继之，洪容斋笔记[①]云：神宗董正治官，立医官额，初只四员，宣和中自和安大夫至翰林医官，凡一百十七人。元《选举志》随路学校，每岁出降十三科疑难题目，具呈太医院发下诸路医学，令生员依式习课医义。明仿儒学之制，置医官，谓之医学，府正科一人，州典科一人，县训科一人。清初尚沿其例，是医师、医官、国医等非可滥称。

今也不论何人，欲医师则自称医师，欲医官则自称医官，欲国医则自称国医，名目孔多，惟人自择，医之不贵，职此之由。不思春秋六法，惟名与器，不可假人，况医虽技术，亦皆人躯体所系，不宜漫无限制，一至于此。今者中央国医馆业已成立，各医家宜再入校训练二年，以增广其学识，亦已垂为训令，尽宜切实举行，方足以讲实验而资深造。所虑我国人多系官治性质，非由行政官厅督促进行，则训练难期实现。况《国医条例》正在考虑中，尚未通过，似宜请中央国医馆函达省主席，令饬各地方官切实举行，勒令各医家于通告之日，赶速报名，入校实习，年满毕业，方准用国医名义，违者不得自署国医，以提高国医之价格。其过于庸浅及未经国医馆医校考取者，不准挂牌行医，并勒令改业以免误人。其有兼通新法，治病确能奇中者，则大加奖励。如此斯能兼中西之长，通天人之秘，医学大兴，如操左券矣。

——《国医旬刊》1934年第1卷第1期

① 容斋笔记：即《容斋随笔》，共“五笔”74卷，古代文言笔记小说，宋朝洪迈撰著。

敬告我厦各医药界

吴瑞甫

医重任也，精微之学理也。古之医圣医贤，无理不阐，无书不备，而又刻以济世活人为念，不务声名，不计货利，用能审究精详，立方切证，用药通神，治效彰彰可纪。读历代各名医类案，可知大概。今之医者则不然，涉猎几本方书，熟念几方歌诀，便公然自命为医。问以伤寒之病变若何，则不知；问以温病之种类若何，又茫然罔觉。至于察目法、诊舌法、看齿法、诊腹法，凡古人所垂训以为检症之具者，曾未闻稍稍讲肄及之。甚至诊脉于寸关尺之部位，亦全不明了，乌能辨症，恶能处方？无怪乎同一病症，前医言伤寒，后医言温病；前医言伤风，后医言伤暑；前医言外感，后医言阴虚。满口浮词，不可容诘。虽其间不无学问渊深、克自振拔之士，而病家择医无识，一见若辈之游移其词，泾渭难分，薰莸莫辨[①]，几于无所适从。于是忽而中医，忽而西医，药品杂投，杂乱无序，以至轻变重而重变死。幸而不死，亦迁延时日，颠连[②]于床第之间，以致此诋西医用药之酷毒，彼诋中医诊病之无定论。呜呼！岂真无定论哉？碱砆[③]乱玉，瓦缶雷鸣，误之也。

夫三阳三阴之为病，统系昭然，其提纲病状，又确乎其不可易，大概有有此病必宜用此方，非此方不能治此病之实际。故自汉唐以至明清，诸名大家，靡不尊崇备至，此岂古人之愚哉？药到病瘳，自不得不为其所愚者。回视吾厦各医界，能根据内、难以辨症者几人乎？能熟读《伤寒》《金匮》以为临床疗疾之谈判者几人乎？滥竽充数者，实居多数。根底不深，游移鲜据，其所诊察之病状病名，不过临时敷衍塞责，并无可研究之价值。如此而欲求信用于社会，必社会中目尽昏，耳尽聋，神气尽模糊不清，方能使大多数之议病用药毫无意识者，得以插足其间。自非然者，信用一经颓落，外来之西医，侵

---

① 薰莸莫辨：优劣不分。

② 颠连：困顿不堪。

③ 碱砆：似玉之石。

略日亟,已将取我中医而代之。危机迫于眉睫,倘犹昏庸骄恣,不知互相淬砺,克自振拔,届期政府雷厉风行,我中医中药必无立足之地,不大可畏之甚耶!而或者谓中医有四千余年之历史,社会信用有素,汤头歌诀之先生亦有时明效大验,必不至于澌灭。不思世界大通,学问之研求,日趋实际,简陋广廓之学术,万不能与世界争存立。试睹近岁西医之势力,日见膨胀,而我厦之中医惟有学问、有经验者,方足与之抗衡,而中药室之生意,远不如前。此无他,由学术之腐败,遂反被经济之侵掠。失今不图,后悔无及。愿各医界醒诸,各药界醒诸!或者又谓中医经验宏富,对症疗法,绰有余地。故谚有一味灵药,气死名医之语。不知此系一部分之病情,非普通之学理也。世界特效药,寥寥无几。以西医经几五六十年之大发明,其所称特效药,亦不过三数品,若鸡那之治疟、六零六之治花柳、加播匿酸之杀毒是也。我国特效药,虽较西医为多,徒以囿于见闻,不能发达。且从前医学无组织,纵有佳方良法,谁为表彰?况西医器具精良,已足以炫耀于庸耳俗目,而使之服从。加以近岁学堂林立,人情厌故喜新,学新学者,遂不免趋之若骛。中医之日即于退化,自属必然之事,再不振刷精神,我医界,我药界,试熟思之,其危已不犹可计日而待耶。据二十一年银行界报告,外药输入之数,由六千万增至一万五千万两,以近年来内战未已,其数当不止此。即以我厦论,西药店林立,几四百所,约略计之,每岁吸收厦门人之金钱,当在百万以上。为问我中医我中药被人侵夺如是,营业安得而不失败,生意安得不日见颓落耶!倘犹不急自振拔,从事改进,危亡之机,间不容发,愿我医界三思之!

为今之计,舍医校医报,并无整理之方法,亦无与舶来品抗衡之余地,且无以唤醒国人,为力谋补救之方法。夫无国医则无国药,故入手须以整理国医为先。近今社会所以不信仰中医者,以医非自学堂传授而来,且略一涉猎方书,便公然挂牌行医,品流之杂,信用之轻。厥为此故,南京市党部所以请求政府令各处医家,须再入校训练二年,诚为有见。愿我医药界同心协力,建设医校医院,共谋精进。其学问优长、经验宏富者,或投稿本校,或订期到校演讲,以收互相观摩之益。其学问平浅者,亦宜时常到堂听讲,一洗从前孤陋寡闻之习。各药界亦宜量力捐助,俾中医有进步,则中药日见发达,此乃营业消长之所系。诚能力谋振作,则彼西医西药,断不能夺我中医中药之席。

此蒙所敢断言也,于何见之?一则华人与洋人居处不同,饮食亦异,故微生物输入较厉害,华人则自少常与微生物接近,血质之抵抗力较强;一则洋人喜食牛羊鸡之属,故疾病时多食鸡汤不碍,蒙每比之吃鸦片人,虽食生膏，无害生命。华人食草木之实，热病时，热病时若食鸡羊，每每变症，乃西医治时感。每禁人食粥，独于鸡液牛肉汁，每怂恿病人服食，致滋他变。社会中类能言之凿凿，治病者不能察方土之宜与不宜，胶柱调瑟，与尾生抱桥而死何异。为问习西医者曾体验及此否耶？今试以严独鹤之言证之，严云某西医为人治肺病，因肺病须多受空气，乃令尽启病者卧室之窗，顾时方冬令，窗启风入，则又以室隅盛炽炉火。于是病者一面受风，一面迫于火，而病转剧。又如患热病者设求西医诊治，无论病者体质若何，征象若何，必先以冰帽、冰袋等物强迫热度，体气强者，原可奏效；体气弱者，则且因而不治。此皆医家失于体察之故。更有两种病，西医治法确不及中医远甚。其一为伤寒，伤寒症西医真无治疗之法。此说吾友庞京周君亲为吾言之，谓西医治伤寒，只能为相当之防制与准备，使之按期经过，不生他变而已，然仍须体质强者方保无碍。至于去病良方，实可谓绝对无有。庞君精于医，所言不谬也。又其一为疔毒，中医有专治疔疮者，但按成法施治，多可痊愈。西医治疔，则往往有失。其最谬之点在于割，他种外病皆可割，惟疔则一割之后，势必转剧。胡景翼之死于疔，即死于割，此事人人知之。又不独胡景翼而然，予之戚友凡生疔而经中医诊治者，其结果皆保安全，而经西医开割，以致不治，亦有数人。予固明知西医之治疗，不得其法也。蒙按严氏此论，均属阅历有得之言，而尚未浃致也。余治新填地林某内人，发热神昏，竟延陈姓西医至，陈云此症中医完全不识，若使我调治一星期，勿使中医药混杂其间，当有大效。余生平抱不争主义，劝其归一手治疗，竟医治十五天，注射四十多次，完全无效，乃辞谢病家，谓西医极有功力之药，均经用过，当系不起之症。病家乃再求治于余，察其脉，尚有胃气，口舌甚干，乃用减味复脉汤合紫雪丹，服二剂，遂热退神清。再近年肺热盛行，恒咳泻交作，西医非言肺炎，则言肠炎。鼓屿罗某之妻，咳嗽发热无痰，下利日七八十行，延某国院长诊视，谓其肺肠俱烂，万无治法，五六日必死，以化学药不能兼治，竟不用药。延余治之，先用清燥救肺汤清肺，后加银花、黄芩、黄连之属，服五日而痊愈。又李某自东洋回，年六十八岁，患中风，素笃信东医，经诊治月余，竟大发热，神昏谵语，经东医会同美医、英医诊察，均断为不治。延余诊，用景岳玉女煎治之，而俨正神苏，多怒，左肢仍废。后用龙胆泻肝汤，佐以宁风养血通络之品，月余方愈。诸如此类，不胜枚举。至于盲肠炎、肠结症，西医必剖割用手术，方有治法，否则必死。余用真设华猴枣先止痛，主以百清面，亦应手而愈，并不须用切刀术之危险。是医法孰短孰长，孰为万稳万当，将来世界必有公评之定断。学术随国运之强弱以为兴废，国弱则虽至粹至美之学术，犹不免为人轻侮。我医界而能痛自猛省，切实研求，以中国而用中药，俟国势盛强而后，必有为全世界信用之一日。拭目俟之可耳。

——《国医旬刊》1934年第1卷第2期

论中西医宜互相参究不宜作无益之争议

吴瑞甫

近期《申报·医师栏》及《泉州日报》，其诋毁中医，几于敲骨见髓，体无完肤。余谓此事殊不可必也，夫一学术之存在，其得绵绵延延至数千年之久，其间必有不可磨灭之处，必有确能实验，方能使天下后世，有永远信从之处。试观其能讲究中医者，靡不治效卓著，名噪一时，愈沉疴于顷刻，别生死于毫芒，此岂幸而致者？无他，得古人之神髓，治病确有把握故也。诋中医者，每谓脏腑经络，无一不错，证之近世剖割学，纰缪实多，不知此或秦汉以下之方士为之，必非轩岐以来之手华也。于何证之，证之于子史各书。试详言如下。

考医史，上古医有俞跗，治病不以汤液，割皮解肌，煎浣肠胃，漱涤五脏，练精易形。《列子》言：扁鹊之治鲁公扈赵齐婴也，饮以毒酒，顷刻迷死。乃剖胸探新，互为易置，投以神药，既悟如初。《抱朴子》言：张仲景之为医，尝穿胸向纳赤饼。《后汉书》言：华佗精于方药，病结内，针药所不及，先与以酒，服麻沸散。既醉无所觉，因剖腹破背，抽割积聚。若在肠胃，则断截煎洗，除去疾秽。既而缝合，敷以神膏，四五日愈，一月之间，平复。他若仓公解颅而理脑，徐子才破跟而得蛤。诸如此类，不胜投举。是西医之剖割，古之人已有行之者，特施用手术，至为危险故，后世不重其事，且秦汉后以医为小道，士大夫多不肯为之。谅此脏腑绘图，必出自方士之手，故诸多舛错。否则上世以来求既盛行剖割，始有心肝肠胃之名，何致谬误若是？故知此事改正则可，根本推翻则不可。非然者，《灵枢》《素问》，《伤寒》《金匮》，其精粹处确有为今之西医所望莫及者。精于此事者，自能领之，此非余个人之私言也。今试以实证论之，针灸家按照《灵枢》所言之经穴施治，其愈人疾病，捷于影响，为问西医能之乎？宋太祖依照血注脏腑时间，如子胆丑肝寅肺卯大肠之类，依经穴以施点断，能确定死亡之日数，并不必用科学，而实验至此，至今拳术家通晓此术法者尚多，为问西医能之乎？至于治膨胀用脐下抽水法，此等手术，我国自唐时已唾弃不肯施用。考孙思邈《千金翼方》，言有方士治肿胀，从脐下一寸许抽水，立能止胀消肿，不三四五日肿胀复作，再抽而死，不抽亦死，无药可治。至今西医尚治用其术，告毙甚多。考《医方类编》，言有一人抽至十八次而愈，此绝无仅有之事。若以余之所见，照此法治水胀，几于百无一生。此外若头面疮用蒸慰法，必走癀而死，疔疮用割，或危或死，我国医籍言之屡矣。

治病宜有学问，有本领，有阅历，有实践为主。科学可也，不科学亦可也。科学有实验处，亦有不实验处；不科学有不实验处，亦有大实验处。以彼之长，补我之短，则可。我数千年经验之良法，而舍己从人，则断断乎不可。况夫风土不同，居处饮食亦异，以彼邦剧烈之药，而施之于中国人之体质，能否有合，殊不敢知。记曰：中国戎狄，五方之民，皆有性也，不可推移。若不测方土，不辨体质，概施以舶来之药品，能切中病情与否，已属疑问。药粉药水不令人知，又属疑问，而谓此法可以通行，吾不信也。奈何此之蛊惑于详说者，将奇炫异，必欲消灭固有之国粹学而后快，则惑之甚也。昔者赵括善谈兵而不能成军，以不实践亲试也。橐驼之于树，佝偻之于蝉，蕞尔曲技，犹成于练磨之久。况读轩岐之书，通天之人奥，非经历数十年，不能知其窾要。今乃一习异说，于国医之奥妙处，尚未精练，反之遂欲以科学二字压倒数千年之文化，多见其不知量也夫。

——《国医旬刊》1934 年第 1 卷第 3 期

论考医

吴瑞甫

近读毛退之《医话》，有曰：上古洪荒之世，人心浑噩，医道昌明，精于针灸，用能起沉疴于俄顷。上不必有考医之举，医亦不敢存畏考之心，而世之疲癃疾苦，药到病除，可无夭札之患。降及商周、秦汉时代，若和、若缓，若秦越人，若华元化，若张仲景，皆神圣工巧，一时无两，用能清困扶危，登斯民于仁寿。今之医者则不然，非有聪明绝世之才，非有识见过人之智。或读书不就，改而习医；或贸易无资，藉医谋食；或始由药铺出身，或略谙单方数种。其上者，稍读几句汤头歌括及药性赋，便自诩为医。于是出必乘舆，居必华服，高其闬闳，润其衣履，岸然其道貌，莞尔其言容。间有处方用药，偶然奏效，病者不察，称为高明，医者不耻，神奇自负。于是涉猎方书，稍明寒热，便怡怡然以名医自命。其实阴阳表里，脏腑经络，何谓真寒假热，何谓假虚假实，仍是茫然罔解，一毫莫辨。此在稍有天良者，清夜自思，有不汗流浃背耶？而今之狂而黠者，更复招贴登报，拿腔作势，装门面，摆架子，戴眼镜，打官腔，假医院为立名之工具，托官署为标榜之阶梯。或诩祖传，或称秘授，或派由方外，或来自军中，或吏隐名家，或仙传寿世，谬言神效，蓄意扬名，此皆今世之所谓良医名医而目空一切者也。元元之众，有医学常识者，曾有几人，一旦身罹疾病，一任斯世之不学无术者，以人命为儿戏，以尝试为高明，几何不冤鬼夜号，病夫昼哭耶？统观以上所言，痛诋庸医，描写尽致，阅之令人鼻酸。显见创设医校，考试医学，严加取缔，实目前当务之急也。

虽然，中医纵有是坏处，为害犹未甚，何者？中医用药，多属草木之质，性味类多平和，即有错误，病家若延医学较深者，加以救误，恒易转危为安。试取古人诸方案而读之，便知大概。若西医药多剧烈，一经错误，恒至不可收拾。试言其故，日本维新之初，有人用强心剂毛地黄过量，心遂爆裂而死，载在《家庭新本草》[①]，此一证也；退热药若安知拜林之类，发汗过猛，用之不

---

① 《家庭新本草》：民国丁福保编撰，《丁氏医学丛书》一种。

当，即心停而死，此二证也；哥罗方闻吸过度，即缩舌，未经眸子，不知不动，急于开刀，因而厥死者其多，此三证也。余外能中毒之药甚多，不可胜纪。综上数端，虽极老练之医生，尚易犯此，何论其他。若夫我国之习西医者，一则器械不完全，凡检验毒菌，未能实施，凡重要之剖割，望而却步。至于用药，师以是为教，弟以此沿用，毫无活变之意趣。风土不同，治法一例；饮食居处体质之不同，治法一例。如此而欲望其救危扶倾，其可得耶？近更有在西医局日久，稍知合药诸法，尚无鉴别，以酷毒之药品而令若辈以人命为尝试，其害当较诸中医之庸者为尤甚。百姓何辜，遭此巨厄。有治民之责者，其处理尤当何如。

近阅《申报》，日本大内院长自以十余载之痼疾，经孟河费子彬治愈后，复介绍东亚同文书院教务长和田喜八夫人之十二指肠溃疡，请费医治。其病状为形神瘦弱，饭后三小时，左胸部与脊梁部作痛，同时并吐多量酸水。痛时头晕，坐卧不安，冬季痛更加重。据日本外科各医意见及岩部博士诊断结果，谓此处药力难达，必须将所患十二指肠全部用开割手术，直接除去，而在胃之一部分，设备通食口，代为十二指肠。但和田夫人怵于外科剖腹之往往致命，因决意聘费施治。经费氏用排毒化脓两剂、活血补气两剂，完全告愈。依此观之，中医法精妙乎，西医法精妙乎？

愿以告世之醉心科学化者，所虑碔砆乱玉，稗莠乱苗，病家无识，瞽夫亦足愚人。诚宜举行考试，访求世之实有师承，学问渊博，品行端方，经验宏富者，仿宋置教授之例，令其严考诸医，获取者，方许以挂牌行道。既行之后，亦复每月严课。或有学问荒疏、治法诊误者，小则撤牌读书，大则勒使改业，庶人皆以医为难事，而必孜孜以讲习。根底既深，误人自小。自非然者，牛鬼蛇神，且日施其魑魅魍魉之术，而杀人不以刃也。悲夫！

——《国医旬刊》1934 年第 1 卷第 5 期

再论考医

吴瑞甫

医学一道，难言之矣。其奥妙精深之处，非读书十年，临床十年，终无由涉其藩而窥其奥，故自古精于此道者，寥寥无几。清初亦曾考试医学，而太医院程式文字，平浅肤庸，徒事敷衍，卑无足道。自昔已然，民国后虽各地方警察厅有考试医学之议，而实行者有之，被医学家反抗而不得举行者亦有之。余谓考证医学，谓之救时之急则可，谓之根本整理则不可；谓之删汰庸腐，小益于病家则可；谓之振兴医学，大裨益于人群则不可。何者？我国医学，自明清至今，放任已久，大概由民间自行学习，政府绝不过问，以致毫无医学常识者，亦公然自命为医。一旦吾人身罹疾病，将此贵重之生命，任一般不学无术之徒冒然尝试，可危之甚！俗云先生缘，主人福，盖无可如何之语也。昔徐灵胎愤若辈之无学，作《行医叹》[①]云："叹无聊，便医学。噫！人命关天，此事难知，救人心做不得谋生计。"依此言，则无聊学医，藉医为谋生计者，自雍乾时以有此景象。不思医至重任，而可以无聊之辈为之耶？在当时徐氏已订为考医之法，特政府不重其事，故空言无补耳。以近世论，外国医学如此发明，且政府亦竭力提倡，倘我仍任若辈以滥竽充数，必至国医信用颓落，其结果亦必不能以自存，大可畏之甚也。

然仅以考为能事，则拔尤去垢，仅能使病家免受庸医之误，亦非正本清源之法。吾故谓之救时之急则可，谓之根本整理则不可也。为今之计，凡各长官及诸社会，宜公同振兴医学，辅助国医馆，奋迅举行。凡我国伤寒、温热、内科、妇科、儿科、喉科之理足方效，百试百验者，从固有之法，因其内容，类多西医见识所不及。至于病理诊断，宜多采西医学说。传染病学因须检

① 《行医叹》：清代医家徐大椿以"道情"曲艺说唱形式所写，语重心长地劝告行医者应读书明理，尽心尽力。

验细菌，除痘疹麻疹，不宜从西医外，余宜注重西法。能如此整理，将来国势振兴，我国医对于海上检疫权，必有能自振拔之一日，拭目俟之可耳。

——《国医旬刊》1934年第1卷第7期

论天花痘不宜求诊于洋医

吴瑞甫

天花一症，相传为汉时马援征武陵蛮，士卒传染而起。当时谓之虏疮，又谓百岁疮，言人自少至老，必犯痘一次也。顾我国犯痘一次者，人人皆有免疫性，从无有第二次传染者。在治疗法未大发明以前，患此症者自见点至收靥期间，几无日不在危险中。自明魏氏分顺症、险症、逆症三种，谓顺症不必治，险症可治，逆症必不治。厥后治法日渐周密，且并逆症而有治法，可救十中之二三。《种痘新书》[①]、《保赤全书》[②]因之，而治痘之法，始粲然大备。余十四岁学诊痘术于大田杨氏，杨在同安以专科名，治痘足称能手。时余年少，喜涉猎方书，追随日久，乃知杨所用法概出于《种痘新书》，而收效无穷。回忆余十岁时出天花痘，亦杨君所治愈者，始悟《种痘新书》乃治痘疹之金科玉律。若《天花精言》[③]、《治痘金镜录》，则不如远甚。

近三十年来，西医种洋痘盛行于我国，其为法尽善尽美。顾东美欧切实举行，冀可消毒，已认为绝后空前之圣法，一旦天花疫痘发生，其治法之粗疏，自可不言而喻。三十余年前，余每遇西医之种牛痘而反天花者，问其如何治法，则茫无头绪，甚且多方推诿，后余每以治天花法治之而痊愈。今读急症救治法，自称为无效药，惟有保护疗法，听其自然经过，并云发热高而头痛剧者，贴冰囊于头部，足见西医治法之疏。其夭枉小孩之命，已不知凡几。夫痘以出透为言，见点时高热无碍，至出齐热应稍退，为其毒已透出于皮肤也。灌浆时，尤宜发热，方能起浆，方能送毒外出，历验不爽。右贴以非囊，是遏热使不得出，必使毒入内攻，夭枉儿命而后快。吾故曰西医全不识天花痘，见热治热，立法殊疏。以不识治疗法，而强使临症，其不死者，幸耳。屡

① 《种痘新书》：12 卷，清代张琰编撰，刊于 1741 年。

② 《保赤全书》：2 卷，明代官橅编撰，李时中增补，刊于 1585 年。

③ 《天花精言》：清代郭铁崖撰，不分卷，共 2 册，约成书于清乾隆十八年（1753 年）。内容丰富详尽，可谓一本集天花的理论、诊断和治疗的痘科专书。

治屡死，无怪其遇天花痘，畏之如虎也。

今读西洋医急性传染病篇，有曰大多数之人体，对于痘疮，有先天的素因。此与我国医书所言先天毒无异。乃又曰本病之潜伏期，通例自十日至十四日。夫既为先天素因，自渊地一声中，已连带此病症而来。又言潜伏期只此数日，足见洋派医对于此病之原因，已毫无依据。近虽以科学讲血清疗法，究竟毫无成效，仅曰确实效验之预防法。惟牛痘接种，价值为最大。吾人生于今日，得种牛痘以消痘毒，诚为幸事。然有种牛痘时而即患天花痘者，有种牛痘后，不久仍染天花痘者，西洋医既无治法。

我国医之专门痘科，至此又寥落如晨星，势不得不以毫无经验之人，借人命以试药，其为患与西医之不识天花痘，同为害事。儿童何辜，遭此浩劫。呜呼！余欲无言。

——《国医旬刊》1934 年第 1 卷第 8 期

论三阳三阴确有实验并非玄虚之学说

吴瑞甫

三阳三阴，根本于五行六气。我国自羲轩而降，即有是说。凡四时岁序及节气，悉根据乎此，已成为一定不易之确论，即大挠作甲子，沿用至今。虽文武周孔诸圣，对于阴阳五行，亦尊崇其说，而无敢稍有异议。读《洪范》九畴及孔子系易，其颠扑不破之理解，自汉唐以迄明清诸先儒，所谓道探月窟天根里者，亦无不在阴阳五行之中。何者，自开关以来，有是理然后有是气，有是气然后有是质。举凡飞潜动植，必先具有阴阳之理，而后根本此气，以成为形质。《素问》云：天食人以五气，地食人以五味。其在《易》曰乾为天，乾阳物也。坤为地，坤阴物也。其食人以五气，即五行之气也。其食人以五味，即五行由气化以变为形质，而化生五味也。谓之行者，即以气流行于四时之中，而化生万物也。

人亦万物之一，其得天地之气为最全，初胚胎时，不过一点水耳，与万物初无少异，故《易》曰天一生水，即此义也。有此胚胎之水，何以化为脏腑，则五行之气为之也，故《素问》曰苦生心，辛生肺，酸生肝，甘生脾，咸生肾。已将气化所以生形质之由，曲曲道出。必以此为非是，试问地之生物，所以发生为五味，从何而来？设非日以暄之，风以和之，雨露以润之，窃恐草木昆虫，且不能生，而况于人耶？吾故曰有是理然后有是气，有是气然后有是形，此乃天地自然之妙用。虽以西医最精妙之器械，亦断不能测量，以求其实际。何图近世之习西医者，乃以阴阳五行为谬，则惑之甚也。

余读岐黄家言，已垂四十余年之久，阅东西各医籍，亦有十余年之久。证之以治验，都不能出阴阳五行之理。盖阴阳五行，在人之脏腑中，已无乎不该。故仲景作书，即以三阴三阳，为统辖之病症，意有在也。今即以三年最近中之流行病证之，近岁发热咳嗽，类多泄利，此即方书肺与大肠相表里之病候。夫肺在上，大肠在下，何以相表里？此非通于气化之说，断难明了。不思《内经》云：太阴之上，金气主之，中见阳明有是主气及中见，所以谓之表里。余治此病，先清其肺，佐以清肠，曾不数日，而咳嗽、发热、泄利俱瘳，一年来愈人何止千百。在厦医家。余诊症独多，试查之公安局诊断书，曾有余治此病，而致死亡者乎？若西医则忽云肺炎，倏云肠炎，治肺炎不愈，治肠炎又不愈，迁延以死者实居多数。则由其不知气化之妙，限于化学药品，无兼治之术，所以缠绵虽愈，其入医院幸而不死，延至二十多天，或三十多天，病根依然存在者，求诊于余，亦多告愈。

然则气化之说，岂惝恍难凭者乎？以今年最近病证言之，湿热症为最多。湿亦六气之一也，此症在西医谓之小肠热，谓尚无特效。然开湿透汗清热，往往痊愈，以视西医必禁其食，掩以冰，迁延日久，至羸弱告变者若何？由此以观，中医学岂玄虚之说耶？愿斥阴阳五行为虚诞者明以告我。

——《国医旬刊》1934 年第 1 卷第 10 期

拟设厦门医学图书馆以昌明医术利益人群

吴瑞甫

医学一道，难言之矣。除常法而外，其余一切难治之疾，大率非旁稽博考不为功。顾今之医者，因陋就简，稍读歌括，辄诩诩然自命为医。问以伤寒之如何传变，不识也；问以温热暑湿之病因如何，初中末法之手腕如何，不识也。甚且不谙文义，不晓药物之性味如何，功用如何，但记数十品之药名，便公然临症，以人命为尝试。呜呼！以此为医，无怪国医之信用破产，一落千丈也。虽然物极必反，剥极必复，前此医学，政府听习医者之自生自灭，毫不加以试验，以致腐败至于今日。加以东西医之讲求，日新月异，且以各国政府之实力为提倡建设学校、病院以资实验，是以蒸蒸日上。以视我国之涉猎方书，便自命为医者，实不无相形见绌之处。因愧生奋，即无政府之设施，我医学家尤当竭力以整理，俾炎黄学术，得大放光明于世界，此医者之天职也。

今者中央国医馆业经设立矣，整理国医之规则，立法院亦经通过矣，医专之学校且以次催办矣。顾各处教材綦难，且值民穷财尽之秋，筹款创设亦匪易易。凡我医界，正宜苦心焦思，推贤让能，勉尽天职，以探讨国医之实际，表彰国医之学术。除目不识丁，或文义不顺及医学无常识，应为淘汰之列者，固不必论。至于学问优长，经验宏富者，正宜一德一心，相助为理，遴选地方之优秀人才，切实传授，俾学成可为世用，则今日之急务也。

顾我国医术，自炎黄以降，则周秦汉魏，学说最精，近人于温热杂病，尤多所发明。届今医专创设国医馆，考订学术，吾人又有参加之机会。第讲求此道者，非博通群书，必难以广开风气，精进学识，则医学图书馆之筹设，在今日尤为切要之图。何者？一般莘莘学子，或囿有见闻，无从考证；或限于经济，无力购书。加以专校凡中大学毕业者，均得入此讲习。以近世中东西医学有志之士，正在极力发明，审时度势，尤宜博通中外，集合众长，俾固有医术得发挥而光大之，方足以应社会之需求。且学成之后，对于军医及海上检疫权，暨地方防疫种种善举，与夫后日之医校，应如何精进，尤非博通中外不为功。是则医学图书馆之创设，为培植完全科之人才而设，为医学家广开风气，令知世界之变迁而设，为后进之优秀人才，既通晓国医术之粹美，且得以东西各国较短絜长，以共臻于完善之域而设。则后顾无穷，振兴有日，此则本支馆筹建国医图书馆所应负之责任也。

——《国医旬刊》1934 年第 2 卷第 1 期

所望于厦门官绅商学

吴瑞甫

医非小道也，非通乎天地之故，性命之微，万不足以当此重任。以我国论，轩岐时代，以君相而提倡医术。周公制礼，设官以专理其事。唐之六典，宋之局方，亦君若相所创设以惠民者也。自宋儒以医为小道，与农卜并称，致明清以来国家不重其事，不思卜以决疑，古者事关军国，恒赖之。关于易理，岂小道哉？若农则为天下大利所归，读《月令》一篇，登谷登麦，省耕省敛，其关于劳农之典，靡不备至。至医而与农卜并称，亦可见其为生人日用之所必需，而非可苟焉已也。昔徐灵胎云：王公大人，圣贤豪杰，以一身系天下之安危，一旦身罹疾病，脱非有医者为之拯救，天下大局，或至有不可问者，医系于国家之重要如此。故近东西各国，莫不以国力为提倡，盖谓强种即所以强国也。国府诸公，审时度势，知昌明医学，亦为国家之要政，用特设国医馆，以专理其事。

我厦去年支馆专校，亦经奉政府之命令，次第设立。草创之初，诸凡未备，幸董事长黄世铭先生筹划补助，方得以次第设施。近更有设立医学图书馆及建筑医校院之议。顾我厦旧有竹仔河回春医院一所，乃邑之慈善家洪腾凯等及中医学会诸人所苦心经营而设立者，本系私人物业，煌煌契据，管理经五十年之久。曩者路政处周醒南，利令智昏，任意夺卖，欲卖与华人，华人不敢承接，乃卖与英国籍民许文才。经中医公会登报声明，而周醒南置若罔闻，又经提出上诉，至今尚未能解决。当时呈中亦均声明该院将改为国医学社，而周醒南均置之不理，胆大妄为，惟利是视，诚不解民国官吏而有此怪现象也。今者国府之注重医学，已实事求是矣，催办各省县之设立专校，亦将次第举行矣。厦门为闽南之精华所处，通商巨镇，尤为外人之观瞻所系。邑之官绅商学，宜何如合力襄助整理以为各县倡。况近岁以来，人口日多，颠连困苦，时有所闻。国医会有慈善性质，与西医之专务营业者不同，则整理尤不容缓。乃者董事长对于建筑医校、医院及图书馆，已有竭力募捐之议，所最抱憾者，回春固有之医院，被其毁折，而且变卖。本医专同人曾索全图以观，公地已被前路政处变卖殆尽，所存者仅公园中一二旷地，以之设立医校，良为适合。就公地谋公益，计无有善于此者。否则，有地而不设施，与废地等，且于人民有何裨益？窃愿为我厦之官绅商学，借箸筹之。

——《国医旬刊》1934 年第 2 卷第 1 期

论振兴医学之困难

吴瑞甫

医学一道，发端于轩岐，导源于秦汉，文词古奥，非极聪明、极智慧，兼之精通国文，勤勤勉勉，不能涉其藩篱，得其涯涘。昔叶天士不令其子习医，以其才难胜任，恐致误人，犹见先民忠厚之道。徐灵胎因阅历之深，知此事易晓难精，故有涉猎医书误人之论。夫医，重任也，人之生死所系也。涉猎医书，悟性不足，及阅历不深，尚难当此艰巨。观二公之行事及理论，可知大概。

奈今之医者，国文浅陋，在在皆是，即令其读汉唐以下诸书，尚未能有机绪可寻。至于秦汉文字，则仓皇失措，未敢寓目。以之为医，直如身历五里雾中，几无途径可寻。病情不识，依样葫芦，犹公然挂招牌名号，自称为医，问以经络之若何传变，则茫然罔觉；病情初中末之如何疗法，则暗中揣测。毫无宗旨。甚且一医一说，毫无根据，非中医学之不善也，若辈滥竽充数误之也。

近岁且有自诩国文淹通，稍习东医如余严辈者，且自诩新医，信口谩骂，甚至力辟六气之非，藉西洋学说以驳中国古时学说之误，不思无六气何以有四时？即令地球转运，人种不同，而我国地居温带，无论生物生人，都不能出四时支配之外。读《淮南子》及《月令粹编》等书，自能悟出。此无他，气候风土使然。古圣贤能通天地之故，故其学说至今莫之能易。如谓非气候风土之不同，试问白种人何以绿眼？在厦住居较久者，其生子靡不黑眼。我国人之往外国经商者，在黑种人界线，生子及孙，其皮肤多类黑种，此非气候风土使然耶？故我国人四时杂感为多，若依西人治病之法以治中国时感病，害事为多，非西人之精不及中医也，气候风土限之也。

今欲整顿医学，“沟通中西”四字几为全国口头禅，为问可能乎，不可能乎？此说一兴，甚至地方无学之辈，拾人唾余，妄编讲义，自诩新知，东涂西扯，眉目不清，以此而曰振兴医学，是所谓南其辕而北其辙。此医学之厄运，亦即生民之劫运也。此等不驴不马之论调，发源于陆渊雷，而读书无识者，翕然从风。吁！医学之前途，可设想乎。

——《国医旬刊》1935 年第 2 卷第 5 期

论今日医药界宜多阅医报以开通风气议

吴瑞甫

时至今日，科学繁兴，士农工商之事业，遂不得不大加改革，乃创设之时代，非蹈常习故之时代也。以格学日精，物产日富，遂致世界日趋于争竞，矜奇炫异。凡可以垄断营私、网罗利益者，靡所不用其极。机器学兴，而曰农曰商，都可以制伏人之死命。水有铁甲船、潜水艇，陆有坦克车、唐克车，空中战有飞行机、烟雾弹、硫磺弹、毒菌弹种种。凡诸利器，愈出愈奇，都可以制敌人之死命，侵略野心，有加无已。届今而万国经济，异常恐慌，失业者动以万计，此无他，机器夺人工，则购买力竭；积极备战，则税务烦苛，而生产力竭。倘我国人能早自觉悟，不用洋货，合上下整理农工诸要务，庶商业得以振兴，而国家之利源日拓，以修内政，以固国防，诚目前之急务也。政府诸公有见及此，励精图治，积极进行航空军政、救济农村诸要务，百废俱举。所惜农工商业仅具雏形，而医为应用科学，自汉至今，历代发明，几于无所不备。所少者，剖割学耳，乃亦欲舍己从人，以重大性命，操纵于外人之手，诚所不解。

乃者执政诸先生已竭力提倡，设国医馆于首都，各省县设分支馆及学校，亦均次第举行矣。凡我医药界之有学识、有经验者，亦均能出其所学，以其崇论闳议，阐发轩岐张孙之蕴奥，以诱掖后进。即药物学，亦有新理解之发明，是从事于医药学者，宜何如广阅医报，以增广医药之学问。独惜我厦医药界，竟置若罔闻，并不以优胜劣败为虑，岂甘受天演之淘汰耶？抑或为财力所限，未能广购医报耶？本《旬刊》订阅者，大有一日千里之势，全国医报均有交换，本年拟择尤刊载，以饷馈于阅报诸君。愿我医药界注意及之。

——《国医旬刊》1935年第2卷第6期

《厦门医药》[①]弁言

吴瑞甫

国医在今日，正兴亡绝续之时也。环顾域中，其能极深研几，上探岐黄之奥妙者，固不乏人，而一般阅文敷浅，于临证用药，毫无把握者，尤居多数。甚至略识之无，稍远方药数味，亦居然自命为医。问之以脏腑如何支配，问之以经气腑气脏气如何传变，不识也；问之以古人制方大法，若升降逆从、轻重燥涩，与夫何病宜辛甘，何病宜辛酸，及甘涩、甘寒、苦辛酸等合化之如何作用，皆茫乎若迷，莫能说其所以然之理。无怪病家延医，彼云阳虚，此云阴虚；彼云内伤，此云外感。同一病而一医有一医之病名，以致吾国医学无统系一语，不免为有识者所借口。其实非无统系也，若辈之不学无术，滥竽充数，未能审察病情，以致为世诟病也。

夫我国医学精深，非穷年矻矻[②]，□□勤劬，莫由觇[③]其崖略[④]。且审病配方，悉由周、秦、汉而来，其文字佶屈聱牙，至为简奥，非通儒不能理会。我国精于医者，代不数人，正为此故，其实医法果精，阅历果富，以之治病，其凿凿若操左券。仆于医学不过一知半解耳，为人治病，经四十多年于兹矣，已往之成效，彰彰可纪。搢绅[⑤]先生暨市井细民皆能言之凿凿，甚至在外国医院辞为不治者，经余治愈，指不胜屈。浅学如余，尚能如此收效，况当世医家其聪明才俊十倍于余者，其治病之伟效，当又不知何若？可见我国医学，将来必为世界医，可断言也。今者英德因中药之殊效，已设厂考究矣；日本大学，兼设汉医讲座；美国新旧金山，信中医者尤众。明效大验，外人且欣羡而景仰，良以其不事剖割，不用剧烈药，而可以愈大病，自然信用昭著，声誉日隆。彼习西医者如余岩辈，对于中学，甚为肤浅，乃欲极力提倡废止中医，蜉

① 《厦门医药》：月刊，创办于1937年1月，停刊于1937年4月。

② 矻矻：极为劳苦或勤勉不息的样子。

③ 觇：窥也。

④ 崖略：大略、大概。

⑤ 搢绅：古时官吏插笏于绅带间，故称仕宦为搢绅。后泛指地方的绅士。

蛴撼树，多见其不知量耳。

夫我国医学，气候病为多，治法至精至微，实非西医所能望其项背。今试略举一二以概其余，近岁时感咳嗽发热下利，一时并见之症，几于指不胜屈。此等症在西医不云肺炎，则云肠炎。民六年，余在上海，此等症甚多，外国人所创设之医院，治此病甚为棘手，三年来厦岛此症流行尤广，用西法治疗，仍缠绵难愈，以中法治之，一礼拜而可愈。良以肺肠，经气相通，肺热病借大肠为出路，疏解肺热，兼清肠热，便无余事。此乃所谓六气病，而西医攻击不遗余力者，以其不识六气，徒拘泥于形质之末，即令验痰、验血、验粪，而终不能洞察其病原。隔靴搔痒，靴愈搔而痒仍如故，甚且愈搔而痒愈急。无他，不探其原，终不能治其病，徒事检疾检血，无当也。况加以西药剧烈，其有不变症者几何？谓余不信，现此种流行病殊多，试还问之西医，能有切实把握否耶？他如盲肠炎、中风、疔疮、蛇毒、胃脘痛、咽喉病，中医多有特效方法，良由开国最早，历练最深，故能收此效果，以起社会之信用。

教部卫生署诸先生，皆习于西医者，对于国医，曾否有学问、有试验，非所敢知。仆闻其于中医学并未涉藩篱，无怪其欲废止国医不遗余力也。究之，国医万无可废，行政院诸公知之最稔，中央国医馆之创设，正为此也。不观日本变法之初，非毅然断然废止汉医者乎，然至今汉医依然存在。孟津猛男学于德，《医典》云：汉医学不必用切刀术，而神效甚然可惊。渡边熙云：用仲景法，不必从事于杀菌，而病菌自然消灭之。数子者，皆深谙中西医术，而佩服汉医学若此。中医学之宜振兴，有确然而无疑者。今者《中医条例》业已公布，是中医已处于法律地位，乃卫生署非不明知全国国医校均向国医馆立案，从未尝向教部立案，特曲意解释，俾国医之者、领证书者受无形之阻碍。究之，观人之意见事小，而影响于国医前途及立法院、行政院之威信事大。此中是何情由，诚令人百思不得其解。谓仍欲废止中医乎？则中医道已大光，世界争相考究，不惟不能废，亦无从废；谓为欲取缔中药乎？则中药品至平至稳，欧美各国经化验无毒，概得自由营业，取缔何为？本刊为改进医药学而设，因此解释关于医药前途颇巨，用特叙而论之，以求政府之明察，且以告世之留心医学者。

《厦门医药》（月刊）1937 年第 1 卷第 1 期

拟呈请国府加中馆以医政权，依公布中医条例，仍授内政部以管理权，以维政府威信建议书

吴瑞甫

（一）考证国医分科之沿革

窃医学一道，关系国计民生，至为重大。轩岐时代，君若臣互相问答，以主持医政。嗣后历代靡不详分科目，设立专官。以科目言，周四科，见《周礼》；唐七科，见《六典》；宋三科，见《选举志》。又太医局有丞，有教授，有九科，见《职官志》。元十三科，见《辍耕录》；清十一科，并成九科，见《文献通考》。科目繁多，非设官专办，莫从整理，此历代医科沿革之大略也。

（二）考证历代设有专官以主持医政之必要

周设医师，掌医之政令，而以天官为之长。秦汉有太医令丞。隋置太医署，太医有生肄官学以习医。唐置太医署，有医生及典医之制，贞观三年，各州府置医学博士。五代设翰林医官使。宋置翰林医官院，诏试医官，每试十通，以六通为合格。元置宣差提点太医院事，立惠民局，以惠平民，以……学提举司掌考校诸路医生，校勘名医撰述文字。明置太医院，设院使、院判，医术分十三，医生、医官皆专科肄业，三年一试，五年再试。各州县置惠民局，医士、医官由院试遣。清仍太医制，设院使、院判，药材出入，初由礼部，顺治十六年，归太医院执掌。医士由院考选，由礼部拔补。此我国历代设有专官以掌理医学政沿革之大略也。

（三）考证各国主持医政互有异同之概况

议者或谓“既有医校名称，自应归教部管理”，不知学校之管理，各国亦不一致。查应祖锡《洋务通考》云：法国学制，必大学毕业有成，然后专习一业，或出仕，或习医，悉听其便，捐补经费，总其权于京师教习部；德则医学归

诸专门学院,课程分六课,由国家发帑经理,初隶文教部。今查诸出洋留学者,则云已授权于专门教授,毕业后,实习得有证书,方请求登记开业。瑞奥丹□亦然。英则学制分三等,而权归数斯佛、堪比立二大学,医学教授及考试由堪比立主持。美为大合众国,医学制度规则各异,毕业后欲在何地执业,须将文凭向□□警厅核准。俄则全国分十三道,农政工医武备税务皆有学堂,而概归各主管管辖;日本变法之初,设同文馆、医学馆、工学馆三馆,而皆设官专管。后学务发达,乃设立学制,与德国大略相同。参考各国办法,可见一国有一国之法规,但国家既设立学馆,毕业后向警局请求登记,断无不核准之理由。

(四)考证我国学校原有不加入教部学制系统之规例

查中央各部附属学校,不加入学制统系者尽多:中央直接有政治学校、陆军军官学校;内政部有警官高等学校,各省民政厅又自设立警官及自治专修学校;军政部于陆军,有陆军大学及步、骑、□、工、辎、需、医各专官学校,海军有海军学校,空军有航空学校;交通部有商船学校。(见张忍庵《建议书》)是诸等学校并未尝加入教部学制统系。况国医学为国民强种所系,较之上列各学校尤重,且前此中医界屡请加入学制,而教部摒之愈力,则国府之特设国医馆,以资整理,自属切要之图。全国医校之请中馆立案,自系遵奉国府意旨,为当然有效之事实,则卫生署之解释《中医条例》,于中医学校毕业为必须向教部立案及各教育机关立案,显与国府之现行法不合,其必须请求改正,毫无疑义。

(五)建议之目的

基上各点,我国历代主持医政,既设有专官,按之各国学制,亦互有异同。即我国现行法学校制度,亦有不令由教部管理之事实,医学岂能例外?况当时国医馆之倡设,由民国十八年东医余岩在卫生署提议废止中医中药,经蒙蒋委座下令撤销。政府诸公深知中医药确有实效,且为民生国计所关,由中委提议,经行政会议通过于国府,蒙蒋委座批准,始得设立国医馆及国医学校。举国翕然成风,靡不遵命设校,请中馆立案。后经国民党中委冯玉祥等提议于五全人会,中医得设学校,经会通过。旋蒙蒋委座将立法院通过之《中医条例》公布,举国忭欢庆祝,爱护备至,民心所归向。政府所特设议案,屡通过准办,条例又公布施行,其得受法律之保障,彰彰明甚。

依我国习惯,历代医学,既有专官,考试亦由专官行之。清初,虽由礼部兼理，后以所学非所用，考试医学仍划归太医院掌理。今之国医馆，较太医院，规模尤大。依各国学制讨论，我国教部既不设中医课程，政府亦从未拨国帑归其经理，自不得与各国文教部、教习部相提并论。况中政会议，既设专馆办理备案、立案之医校，既遍全国；各医校毕业，俱呈请钤印；课本皆呈请审查。各地方医师之有学问、有声望者，均共谋整理，以辅助中馆之进行；甚至外洋各埠医分馆及医校，亦以次成立。是国府对于中医学校权限，业已划清，声教亦达于国内外，教部及各省市长官自不得任意取缔，以妨碍中央政府之威信。况以历代医制论，周以医政属诸冢宰，今之中委行政会议，足以当之；秦汉下设医官院考试医官，或令各州府置医官博士，设府正科、州典科等，而皆总其成于太医院。今之中央国医馆，足以当之。诚宜从历史上设立专官之习惯，斟酌损益，畀中馆以行政实权，令各省市县合力策进，筹费建设，于保存国学外，加设检疫、菌检、服毒及外科、绑扎各教科，期之十年或二十年，其必跃而为世界医，可断言也！

信如卫生署解释《中医条例》，以中医校毕业，谓须经教育部立案及各地方教育机关备案。试问教部于中医既不许入教育统系，去年十二月，厦校尚被取缔，可知全国从无向其立案之事实。各省教育机关既隶教部，其不受中医校之立案，断然无疑。卫生署讵有不知而竟以此公布，以不许立案者，竟作为须经立案之限制。阻碍横生，何以昭大信于天下？况国府既准中馆设立学校，蒋委座又将《中医条例》公布，若各省市县概根据卫署解释，拒绝中馆所创设而不准给证书，不但习医者望而却步，甚且中委之议案、五全大会之通过案、蒋委座之公布《中医条例》主张提倡中医为自强之道，举国上下，视等弁髦。回忆蒋委座誓师北伐，其宣言以设立强固政府为标的，强固政府，令在必行，而忽发生障碍，殊难索解。此则敝校所馨香顶祝，请国府宜畀中馆以行政权，并拟请立法院改正卫署解释错误条文，再行公布，并请依照公布案，仍授内政部以管理权，以全政府之威信者，正谓此也。卫生署又以审查医生，授权于地方政府。查我国地方政府，精于医学者，曾有几人？审查概要，名目繁多，若仅设于省府，则全省地方浩大，必有鞭长莫及之虞；若由各地方政府遍设，则现在整理医学正在萌芽，恐各科审查人才，必不敷用。窃谓此项审查，宜暂授权于中央国医馆及内政部，切实调整。缘中馆及内政部办理多年，各省市医学家之有学问、有经验者，不难按图索骥。若由中馆列单派员，咨送于内政部，俾各省长饬各市县任用为卫生医政科长，既与五全大会之通过案相符，而各地方之医学人才，当必无遗珠之憾。

（六）酌拟办法五条以备采择

一、医为性命所关，较农工技艺尤重，自应仿历代制度，设立专官，请国府通过准办之中央国医馆，主持全国医政。

二、教部既无国医课程，且非所素习，自无从整理，应划清权限，由中央国医馆主管，以省纠纷。

三、各省经设立学校之省市县，宜请国府通令该管长官，筹款设立医院，仿宋惠民药局之例，以便各学生毕业后实习，且以见政府提倡惠政，保存国学，足为民生利赖。

四、医院业经设立，诸学生留院实习，已由教授给有证书，便得向主管卫生局请求登记开业。

五、审查医生，宜请国府授内政部以管理权，并暂授权于中央国医馆，以便派员参加。

提议者　厦门国医专门学校校长　吴瑞甫

附议者　洪鸿儒　林儒光　陈清渠

余　超　洪景皓

全国国医分支馆、国医学校、国医团体、国医学家钧鉴：

敬启者，卫生署审查医生解释既与国府命令抵触，敝校正在拟具建议书，请求全国各医会、各医校征求同意。昨奉湖北专校来函，并附宣言书各件。此等关于我国医药前途至巨，自应一致赞成。并将建议书刊印，谨请察阅，如蒙采纳，或应讨论更改之处，尽可删改。并设医学总会，集中医界人材，呈请国府，请求照办。敝校自当随诸君子之后，如何诸希裁夺，并应若何进行之处，统乞福函示慰。

闽厦吴瑞甫再上言

——《厦门医药》（月刊）1937 年第 1 卷第 1 期

对于卫生署下问之我见

吴瑞甫

本年三月卫生署中医委员会成立，以陈郁、彭养光、刘通、张简斋、随翰英、丁济万、张钟毓、茅子明、黄谦诸先生任委员，余甚韪之。就职后，欲求国内外各医药专家，各抒卓论，为集思之功。一、中医设立学校，应如何明订标准，列入教育统系。二、中医设立医院，如何建立轨范，普遍群众安康。三、如何使中医适用器械，完备现代科学效能。四、如何使中医稔练人才，参预地方卫生行政。五、成药种类，如何使之统一而免参差。六、药材制造，如何使之改良而切实用。兹六者，均为目前当务之急，洵足为研究之价值，惟设立学校，明订标准一端，尤为重要。盖学校一经整理，则关于医药诸大端，以次设施，自不烦言而解。不揣固陋，窃愿以一得之愚，贡于我国医药界。曩者我国教部，不许中医学校列入教科统系，此教部之失也。推原其故，皆由教部衮衮诸公多系留学生，见外国医院剖割之精，器具之良，设备之完整，目眩神迷，遽为所惑，而不知此仅物质文明之学，非医法之善者也。我国医学，肇自轩岐，必参天地人之故，而后又以得其真际之所在。故中法之审病在神机，西法之审病在器械，中法之治病在药物之配合，西法之治病在药物之原质。各有经验，即各有特长，必强为附会，则差之毫厘，谬之千里，于病家必大有不利，可断言也！

议者动云以科学整理重要，不知中西法之来源不同，相隔几不可以道里计！西人治病多单方，以化学物品宜专用，一用他药参用则变质；中法治病有主药，有辅佐药，正如淮阴[①]将兵，多多益善。故有一病，而初中末加减去取，具有巧思，活泼泼地，随机应变。若拘于此化学物质，病体略一变迁，遂不免穷于所用，况中医治病，在以轻药愈重病；西法治病，在炫其剖割之特长。鄙人生平治病，颇为公众所许可，其间有入外国医院，断为宜于剖割，不剖割则死者，经余手治愈，不可胜数，至今社会，独能言之凿凿。故知科学仍

① 淮阴：汉初军事家韩信。

有窒碍难行之处也。如以为中法无统系，今试问伤寒之三阳三阴，非统系乎？温热病之分四时病机及六气治法，非统系乎？若以为无病理，《灵枢》《素问》非病理乎？若以为无诊断，审色、问声、诊舌、切脉非诊断乎？特值此医学大发明之候，正宜集思广益，宜于中则中，宜于西则西。兹值中央行政院卫生署下问之期，谨先略摅所见如上，惟兹事体大，应条陈管见之处，不厌求详，俟脱稿后，再求明教可也。

——《厦门医药》（月刊）1937 年第 1 卷第 3 期

振兴医学之我见

吴瑞甫

一、我国医学,发源于《灵》《素》《难经》数书。通天人之奥,达性命之微,玄妙幽深,愈读而愈有味。第所言脏腑,证之西洋剖割学,多未符合。是宜取西法互勘,以之阐发脏腑病情,必尤确切。

二、仲景《伤寒》《金匮》,理足方效。西人谓伤寒即小肠坏热症,锡璜临症考验,确属非是。盖小肠坏乃传染重热症,伤寒乃六气总书,于经气腑气传变各大纲,精切不磨。《金匮》治杂病虽精,而简略未备,殊不足以应无穷之变,如脑脊髓炎、肝脏炎、肝胃毒瘤、心体变膏等,皆中医所未言。仅能读我国方籍者,遇此症未免束手。是宜大加研究,临症方不致误会。

三、治疫病,中医实较有经验。即以喉疫论,我国秘传方法,分治甚精,尽可药到病瘳。人第见西医用血清疗法,一二日足愈白喉,其黏液过多致喉塞者,用切开术,立可起死回生,遂叹为绝技,而不知仅一部分治法耳。至分科治法,则中法尤胜。锡璜《喉科明辨》[①]一书,在上海正在印刷。至各种疫疠,《松峰说疫》一书,言之最详。其他若猩红热、痘疹,西人所甚畏忌者,我国但视为寻常之症,以经验宏富,多足起死回生也。鼠疫近则多所全活,所少者地方未举行检疫避疫方法耳。是则各处医会,宜协同警厅格外注意。

四、我国近世温热盛行,四时杂感,尤多此等症。初起无不发热,仅用西医安知拜林、弗那摄精镢、葡酸别蜜、腊童等退热药,断不足以治愈此症。因四时杂感,病原颇多而复杂,且并有风土不相宜者,未可执一定之药,以治复杂之症。是宜博考《时病论》、《四时病机》、《温热经纬》、《感症宝筏》等,以之临症,自能措之裕如。

五、眼科为专科,病原尤多歧异。锡璜尝见延西医疗治者,除起翳目蒙用手术剖割,及热眼用退炎药水有效外,余病点药,每致目盲。此科我国善本颇少,专家密法,亦有效有不效,尽宜于审视《瑶函龙本论》、《一草亭眼

① 《喉科明辨》:《奇验喉证明辨》,4卷,清代寄湘渔父编,吴瑞甫增订,刊于1924年。

科》、《不尘子目经》数书外，再行登报，广求秘法，由各医院逐细试验，方有把握。未审明者，以为何如？

六、我国内科即杂病也，方籍最繁。学医者苦无执简御繁之法，如《图书集成医部全录》、孙真人《千金方》、王焘《外台秘要》、宋政和间《圣济总录》，明王肯堂《证治准绳》、孙一奎《赤水玄珠》，清张石顽《医通》、沈金鳌《沈氏尊生》，非不皇皇巨著。然持以查症，尚多缺略，如近之神经系病、血行器病，每欲查治而无由。锡璜于临症时，每举以问同道，辄模糊不得其解。盖习医者通本国之书，犹畏繁杂，遑言参究外国之书耶？取外国学语以勘中医，有可融会贯通者，有欲融会而不得其解者，是宜集中医之中外互参有学问、有经验者，互相讨论，以收研究改进之效。

七、我国妇科，精粹者良为不少，如沈尧封《女科辑要》、《何西池妇科》、《女科经纶》、《宁阃集》、《女科约旨》、《广嗣金丹》，皆卓卓可传。然对于胎产学暨子宫病，尤不及西医之明确。盖经带崩漏及产后，从中医均可百试百效。胎生学、子宫病，中法未经剖验，未免有涉模糊。所宜兼习西医，以补中医之缺。

八、我国幼科，如《颅囟经》、《幼科准绳》、《幼幼集成》、《指南车》、《万氏医贯》，审症用方，类多切中。美医豪慈儿科学，调理在未病之先，尤足补我国所未备。近顾鸣盛在沪虽编《中西儿科学》，而非从实验着手，与编辑类书何异？锡璜正在择尤选粹，务期于将护审症处方，确有实验，以为改良幼科学之一助。

九、看护法、卫生法，我国诸多不讲，宜斟酌中西各法，以资仿效。

十、外科方法，如剖割、绑扎、洗疮、止血、涂布等件，西医洁净精微，最堪取法。第于杀毒防护霉菌，确有实效，而分门验症，实不如中法之精。我闽外科法，精深奇效，秘本甚多。鄙意杀毒洗扎，可仿外国法，而用药处方，则中法药到病瘳，最宜搜集。

——《绍兴医药月报》1925 年第 2 卷第 2 期

论中医为国粹学

吴瑞甫

中华以四千余年古国，医籍未经秦火，兼之历代名贤根据阐发，人数众多，病情亦奇变，药品出产，取多用宏，直驾五洲而上，盖极完全之国粹学也。《内经》《伤寒》多以六气传变立论，说似笼统，而辨症用药，界限谨严。经方效如桴鼓，久于其道者，靡不交口艳称。此乃世界公论，非一人之私言也。浅识者流，动辄谓中国医学无定论，其实乃市上摇铃辈，胸无墨沈[①]，故人自为说，著述家又各分别门户，炫异务奇，故议论常有不同之点。倘知穷源竟委之学，则一病有一病之主名，一病有一病之主方，安在其无定论耶?

鄙人生长海滨，家藏中国医书千余卷，东西洋书数十种。勤求古训，梳栉[②]今书已三十余年，于兹乃悟中国医学大略分为三派：王焘《外台金坛六科》，李时珍之《纲目》，沈再平之《尊生》，博而寡要，仅可作医门之类书，可无论已。若程云来、魏荔彤、张令韶、张隐庵、柯韵伯、徐灵胎、陈修园、成无已、黄坤载、俞嘉言辈，皆从《伤寒》、《金匮》研究而出，为医门之正法眼藏[③]，后人称之为伤寒派。谅哉！其为国粹学也。外此又有温病派，则叶氏[④]倡之于先，章虚谷、王孟英、吴鞠通、吴坤安、邵步青、雷少逸辈相继阐发于后。此一派，南方多用之，盖时病均要之书也。疫病则张凤逵之《暑疫全书》，戴麟郊之《广瘟疫论》，吴又可之《瘟疫类编》，刘松峰之《说疫》，孔以立之《医门普度》，虽略有混温于瘟之弊，而独得处正复不少，统谓之温热派可也。金元四家，各自为说，而非鞭辟入里[⑤]之书。至薛立斋、赵养葵、张景岳、冯兆、张与夫、傅青主之男科倡为补阴补阳之说，陈修园、黄坤载颇恶之。此一派虽采

---

① 墨沈：学问。

② 梳栉：梳理。

③ 正法眼藏：佛教用语，借指事物的诀要或精义。

④ 叶氏：叶桂，字天士，号香岩，清代著名温病学家。

⑤ 鞭辟入里：形容言论或文章说理透彻、深刻。

择繁富，仅可节取其长，若以之治外感病，未有不杀人于俄顷[①]者。此盖源流不清，聪明误用，名山著述转为祸世之阶，未可以是为中国之医学病也。

夫中国之医，通天地而参气化，故精于此道者，大率能辨生死于指端，起沉疴于俄顷。自汉迄今，名医辈出，其治病也，药到病瘳，历历可数。盖国粹之学，如日月经天，江河行地，一入精微之奥，便可操之纵之，惟所欲为而又界限分明。辨症处方，备极精细，且有时以和平清淡之品，愈人奇疾，超妙入神，不可思议。此无他，我国医学最古，人民最众，试验最多，成效最著，故能见信于社会如此之深且切也。世人不察，动谓东西医学近十年来之进步，一日千里，遂据天演优胜劣败之例，谓中医必日就式微[②]，不思西学即甚东渐，而中医之国粹学必依然存在。盖中医之衰，乃国家不提倡其事，故虽毫无学问者，仍得悬壶市镇，无怪其为人所轻视。至若学习既久，体认[③]独真，以愈疾病若操左券[④]。故医学未振兴不足惜，而徒知长他人之志气则可惜；药物未精良不足惜，而使外洋药物学输入以益中国之漏卮则可惜；参用东西医不足惜，而不急早合全力以整理，反使中国人民生命尽操纵于外人之手则更可惜。古语云：众擎易举，独力难支。凡我同志须抱保存国粹之心，急起直追，虚怀采纳，博古通今，讲求秘法，删古籍之繁芜，吸中东西各学说之精华，共相厘订。书成请政府颁行，以贡于我国医界，此则仆所有志而愿与深于医道者共勉之。

——《神州医药学报》1923 年第 2 卷第 3 期

---

① 俄顷：片刻。

② 式微：衰落。

③ 体认：体察。

④ 若操左券：比喻很有把握，稳操胜算。

厦埠医学公会会长兼神州医报编辑主任吴锡璜上教育部总长请中医学加入教科书

吴瑞甫

呈为医学关重，请将中医归入课程，切实整理，以保国权事。我国医学，肇始轩岐，自汉以下，名医辈出，起沉疴，愈痼疾，成效彰彰可纪。西医晚出，挟其药物之酷毒，器具之精良，因我国内景诸图说，偶有一二谬误，遂不免寻瑕诋隙，有睥睨中医之势。不知我国开国最早，四千余年之阅历经验，久印在吾人脑髓中。法奇方效，通变灵活，已为全国医学名大家所宗仰。其所以脏腑绘图略有错误者，因自古无剖割人体之例，脏腑无从亲见，此无足为讳也。若言其功用，则《素问》《灵枢》诸学说，西医皆不能出其范围。考现代山西杨百城所著《素灵生理新论》及锡璜所刊《中风论》脏象注解，可知大概。以西人悉心剖割，诩为独得之奇，而我四千年之经论，已该括无遗。然则我国非医学废坠也，国家未设专科，而真能以医学名家者之不多见也。今且以中医学之宜加入教科者，为我大部一一陈之。

一、医学为国权所系也。西人医学，乃国家首重其事，竭力提倡，精益求精，故对于卫生、检疫各方法，纯以国权行之。总而言之，不过发明霉菌学耳。霉菌，关于时疫之传染及花柳、肺病、皮肤病之媒介，此虽中医所缺，然苟地方创设医校，有显微镜以资考证，自不难收划一整齐之效。若论时疫治法，则西疏而中密。麻疹、天花痘、赤痢、肺炎咳、温热病中之肠窒扶斯，用中法施治，效逾西法，可无论矣。即以最近之百斯笃论，自香港发生，蔓延数省，港中医梁建樵与西医同在医院治疗，收效实胜西医，故至今中医得在香港挂牌开业。据西医学说，谓百人中愈者不过二十人。锡璜在厦门回春医院订方救治，多所全活。院董周殿薰、黄征庸以活血解毒汤，熬膏施送，十愈七八，届今犹口碑载道。中西医法，孰短孰长，无难立辨，此中医之宜加入教科课程者一也。

二、中医为全国性命所关也。迩年以来，外国商务膨胀，海上权、国税权多为外人所包揽，然此不过吸收利益耳。今若中医不加入教科，而全注重西法，势必以四百兆民命，尽操纵于外人之手。税权为所包揽，已足致中国人死命，若医药亦为所包揽，且并危及中国人生命，以中国生殖繁庶，即急起直追，就习惯之中医法，切实讲求，犹恐不敷所用。西医正在试验时代，信如学部章程，仅知注重西医，是不特抛弃国权，且恐削足就履，以神明裔胄①，供他人作试验品，不大可哀之甚乎！此中医之宜加入教科课程者二也。

三、中国人之用中医，为信用习惯所关也。中医学经数千年之久，社会久已信从，如以为陈迹不合时用，何以今日华人之信中医，犹胜西医万万。况中西之血质不同，地方之水土各异，考《素问·异法方宜论》云：东方之域，治宜砭石；西方治宜毒药；北方治宜焫灸；南方治宜微针。同在亚洲，按症论治，尚有不同之点，而谓一舶来品，逐可推行尽利，虽极简陋知识，亦知为窒碍难行。矧据西医论症药物未能痊愈者，每云改换水土，则疾病之风土异治，昭然若揭。此按之信用习惯，中医学之宜加入教科课程者三也。

四、中医药之灵验，为世界所公认也。西人用药，每分毒药、剧毒二种，即非毒药，而化学品功用过大，用偶不中，害亦随之。我国昔时亦喜用毒药，故《周礼》有毒药治病，十去八九之文。自汉以下，医学日有进步，试验日精，往往能以轻药愈重病。玩徐之才轻可去实之义，可知大概。清叶天士擅长此法，在江浙遂大著盛名。锡璜行医近四十年，于此道亦颇有体验。况考患病者十人，大约六七人可轻药而愈，一二人宜慎重用药方愈。间有一二难治或不治者，虽用药未必能愈。微论中西治法，大抵皆然。锡璜阅历多年，又见有中医不能治，请求西医而愈者，有西医断为不治，用中医不数日而愈者。日本汉医而请求西法者也，其医院有一呕吐症，用西药最有力量之止吐药，四十余日不愈，后用小半夏汤立愈。盲肠炎，欧西概用切开术而多危险，甚至顷刻丧命。野津猛男学于德国，竟反对切开术，先用戊己汤，后用桂枝加大黄汤，愈至数十人，每艳羡中医，逾分叹服，谓不用切刀术而可痊愈。锡璜对于此症，先用没药止痛，后用五香丸常服，不数日而告痊。其他杂症，经外国医院辞不治者，再为治疗，每每获愈。厦门社会中，类能言之凿凿，明效大验如此，以见古圣相传之心法，至精至粹。此中医之宜加入教科课程者四也。

五、诊脉法足为全球之冠也。查西人诊脉，每用脉波计法，所引以察病，仅曲线之高下，及指下所分之大小疾徐，得粗遗精，本不足道。读德贞脉法

---

① 裔胄：后代。

及东洋汉医之《丹波廉简》一书，其远逊于我国脉书，讵可以道里计。不知诊脉以神不以迹，其中曲折细微之处，精于脉学者，自能别有会心。我国老医，遇有重病，辄能辨生死于毫芒，此道得也。考脉书若李《濒湖脉学》、张石顽《诊宗三昧》、郭元峰《脉如》，大抵卓车可传，据以断病，每每切中。若以我国脉学为本，而更辅以腹诊、听诊、打诊及察病各方法，必尤精实。此中医学之宜加入教科课程者五也。

六、药物之试验日精也。查西医药，每取剧烈之品，谓其功用颇大也。我国药品，草木尤多，制方大法，大抵本天时气候，及人身脏腑体质之偏胜逆从以立法，类能吻合切中，不可思议。盖人身之病，除疫症、梅淋、炎肿外，大率由脏腑体质之有偏胜者而起，以草木秉性之偏，治脏腑体气之偏，巧思隐合，自然所投辄效。若西人则注重霉菌，而以杀菌为治。其以显微镜检查未悉者，则曰原因未明，不知病尚在气，菌于何有？专事杀菌，欧氏内科学且以为非善法，谓一病而或检胃液，或验血质，或抽肺水，或察脑浆，纵病菌明了，而其人已困顿不堪。况我国习西医者，器具未必完全，则检病动忧简略。就令查得何菌而用杀菌之药，病仍愈发愈重。锡璜曾与习东洋医之最有经验者，共同临症，见其所检病菌，确有证据，意以为必能愈病。比服药，竟至苦况不堪，再用中法，乃以次痊可。则霉菌学虽精，转不如屡试屡验者之确有把握。此就药品经验言，中医学之宜加入教科课程者六也。

七、外科之经验宏富，足资博考也。查外科自剖割、绑扎、塌洗、消毒外，西医多不及中法之精。我厦陈邦荣，昔以外科名，欧西万医生与之友，叹为绝技。过玉书在上海，凡外国病院调治不愈者，经其诊治，虽危重亦多就痊。考西医治肿疡，或用草菊麦麸，煮热蒸熨；或用剖割，以泄脓血。收效恒多，然一遇疔毒，每每伤其生命。盖我国治疗，最忌用火，即刺割亦多贻害。锡璜曾见一陈姓，于脑后鬓角发毒，延外国医至，用麦麸熨之，面大肿，额上皮肤遂起泡，发热神昏，一夜而死。厦商某额角生小疮，请外国医至，仍用熨法，漫肿发泡之形，令人望而生畏，越日遂亡。盖面部忌熨，疔毒忌火，我国外科书言之最详。其他若蜂窝发崩砂流注，西医所视为困难者，照法施治，按日可瘳。其他种种灵验，不胜枚举。此中医学之宜加入教科书教程者七也。

总此七端，皆锡璜等数十年阅历经验，方能确知其真际。我国医学名大家，其学问优长，贯通中西者，所在恒有。即其间有抱尊中抑西之见者，有一习西医，遂谓中医数十年后，宜淘汰无余者，先入为主，殊非正论。夫三教九流诸学说，入主出奴，尚诋排异己也，何况医学？锡璜自少习医，恒荟萃中西学说，悉心体会，且时常与西医讨论，今临症几四十年矣。见夫中西医法，互有短长，如伤寒温病，用中法则取效较捷，西医谓必须三四周期方愈，此未及中医也；牛痘能消天花毒，然一遇天花，则束手无策，坐以待毙，此未及中医也。白喉至恶涎闭塞气道，必须用切刀术，方能救死生于俄顷。若用中医，必至贻误，此不及西医也。然一遇喉癀、喉蛾、喉疔、喉蝶，西医仍束手无策，此不及中医也。胃痛、盲肠炎，西人用安脑，暂快一时，或用切刀术，诸多危险，而中医能以药治愈之，此不及中医也。肺积水、肝瘤、胆石，用中法则全然不效，且不识为何症，此不及西医也。肾囊病，西医治法最精，然遇肠坠，则除剖割疗治外，无完全治法，而中医能以草药愈之，此不及中医也。产科学，西医手法灵敏，而中医调理胎前产后各症，亦见精妙。跌打伤骨，甚者西医锯其骨，遂成废人，而中医绑扎敷药，可使复元。总此数端，中医学之宜归入教科，当无疑义。

今者各省中学毕业日众，专门之学，医科亦其一也。宜由大部提倡，集全国有学问、有经验之大医家，先以编辑讲义为入手办法。锡璜前曾寓书于浙江何廉臣，请其邀杨百城、张寿甫、张寿颐诸先生，共同讨论，分门汇辑。书成，请大部审定，以作课本。其霉菌学、产科学、绷带、电气疗法等，一概采用西法，自臻完善。际兹振兴伊始，敢请钧部令行各省，由地方官饬由医会，切实推举中西淹贯之人才。查其有著作者，谕令缴部察阅，并公同厘定医学，分若干门，为编辑先行呈部察核。其编辑人数，甄别觇列，设通讯处，俾得互相考证。举凡卫生检疫，与内科之对病疗法及外科各灵敏手术，切实研求，其进步当未可限量。案关整理中医计划，于国权大有关系，谨就管见所及，陈请钧部，统祈采择施行，于医学前途，不无裨益。此请教育总长章。

——《绍兴医药月报》1925 年第 2 卷第 11 期

对于用施德之神功济众水者之感言

吴瑞甫

方药以治病也。方药而有一奇效者，则社会欢迎，嗜用者众。然因盲从而受其害者，亦更仆难数，此其中有原理焉。盖既名为药，必有偏性，吾人体气有偏，然后气候发生之邪气，得而中也。邪气者何？即西人所谓秽，所谓毒菌是也。一病有一病之体质，即一病亦有一病之毒菌，是故同一病情，同一霉菌，有以屡试屡验之方，用之此而效，用之彼而全不效者，此无他，体质方土，有不同故也。夫以古方经数千年之试验，兼历代名医之考求，同一病情，同一药物，尚难操必效之权，而谓一著名之药品，遂可观觍列病症，无乎不治，不特欺人，自欺实甚。况卖药者未必知医，不过取药品之能提神、能安脑、能去皮肤毒者，藉广告以极力鼓吹，其中必有一二病之确有效力者，方得盛行于世。人因其一二病之有效力，见其所列治症，遂并其不合用者而亦用之，以致死者接踵，良堪浩叹。

去年上海《中医杂志》曾有禁止便药之议，盖有激而言也。夫特效之药，一药只能治一二病，从无有一药而治数十种症者。我国京师大药房，所刻药目，概遵古法，即方下标明治症，具有统系，毫无夹杂。西洋医亦不乏著名之药品，若清血毒，若解肠秽，若治淋浊，若补心、补胃、补肾、润肝，除肺肠、结核，大率皆有主治。间有兼症者，亦由其受病之何脏何腑之所兼见。盖药品之效能，仅仅有此。况脏腑之功用，截然不同，体质之偏阴偏阳，亦随人而异。仅举一症，尚难必所投辄效，而谓一药可治数十症，讵非昧心之论耶？

施德之济众水，黼堂于数十年前曾取其药，尝其气味，辛冽透发，口舌俱麻，亦赞为有功力之药。虽未知其制法，然意其中必有樟、羌、白兰地、薄荷冰之属，故能治种种痧毒，有止呕、止痛、止泻之神功。第有发热者，则不但无效而益加重，历年试用如是，故知未可执方治病也。夫以痧毒吐泻，对症效药，堪称累验。一遇热霍乱，尚且不合，而谓可以治各种杂病，又将谁欺？忆五六年前，余堂外甥女病热疟时，黼堂适他往，延本地薛医生视之，断为瘴疫，投以济众水一二滴，顷刻遂二目上吊，周身热炽。医来坚谓该药水确能治惊风，须再服方醒，复投之，周身躁扰不安。比黼堂至，欲投以解热剂，而已无及矣。后于临症时见他病家误服，凡属寒热、瘟疫、中风、中痰、中暑、吐血，误服之，其害立见。乃觉市上便药，其所列治症，多不足信，真所谓杀人不以刃也。

今且就其胪列各种病情而研究之。伤风、感冒，表症也，病性在肺鼻；水肿、水鼓、鼓胀，里症也，病性在心肝肾。天下有一药而能表里俱治乎？诸色臌胀，分各脏腑，用对症疗法，尚有效、有不效，甚且有宜施剖割手术者，而谓此药可以总治，有是事乎？伤寒为大症，传变甚速，虽极老手名医，尚有困难之感。考仲师论：病且分三百九十七法之多，乃明目张胆，标明伤寒两字，足见售便药者之断非医家，已不烦言而解。况其所列各症，标明寒痢，可知此药之涵有热性。又云醉时盐汤解，又可知此药之确为麻醉剂。今乃云可治四时瘟疫及鼠疫，得毋助热添病？又云饮酒过醉，得毋欲令昏醉几死耶？黼堂前见厦门服胡文虎万金油之害，曾研究发言，恨不得取其药而焚之。今于济众水之贻害，亦从事驳议。盖为活人计，万不获已也。惟此水用之于各种急痧及霍乱吐泻，确有奇效。又当不没人善，以告世之用济众水者。

——《绍兴医药月报》1925 年第 2 卷第 7 期

中央国医馆《整理国医药学术标准大纲》[①]商榷书

吴瑞甫

顷读钧馆标准大纲，大端悉备，足为我国改良医学之前途庆。但其中尚有宜商榷者，如学术标准甲条，欲以科学方式解释医药，此事颇难着手。盖病情有合于近世学理者则有之，若药物，则彼为化学核取原质所造成，我系色香味所配合。彼微生虫学居多，我则觍列数味配合成方，须需复方而功用始著。今欲以科学方式解释，似不无削足就履之虑。方合数药而成，功用可言，而原质则难明了，祈即商之。

乙条，我国方术有实效而理论欠明者，最多如胆矾针砂之治黄疸，西法亦为主量。而我国之淫热，西法云胆管被塞，致胆汁不能入胃，由胆汁溢于周身而发黄；痢疾，我云淫热肠垢，彼云肠炎正疟；我云少阳症，用仲景小柴胡汤有效。疟则名目颇多，大率以清热化湿主治。而近世新学说则谓疟由蚊嘴微虫传染而来，只可引证，难以沟通，不如黄疸痢疾，一经解释，便明了也。

丙、方术，有实效而学理为近世所无，此类最多。因我医理合于道家，其实效已如天经地义，不可磨灭。历代名医发挥义蕴者不少，特加保存，良为得法。

丁、古方，有效有不效，理论不合科学方式者尽多，无实效应以何者为标准。或原因未明，或病状类似，致滋错认，处方自难应验。即外人所谓特效药，或气体不对，或水土不同，亦难得心得手。仆尝与外人合诊，外候已检查明确，显微镜核取霉菌亦对，而用药竟全然不效，甚至症尤加重，所谓实效甚难依据，似当以大多数医生考证者为合。

戊、方术，有实效为我国成方所无，考之欧氏内科学，此类最多。此事非

① 《整理国医药学术标准大纲》：1932 年由中央国医馆公布草案并向各界征求意见，1937 年 12 月 19 日经中央国医馆学术整理委员会会议通过。

实地练习，无徒下手，徒采用学说以补充，如何施治，如何用药。鄙人读西书十余年，西药既非素习，用量又难记忆，甚至有一变新药，旧药品遂无从采取者，此中甘苦备尝。徒言补充，恐非善法，窃愿与诸先生商榷及之。

分科大纲

子、解剖生理，此条至稳至精，能中外互证为佳。

所列器官分类，甚为周匝，但谓肝有代表神经系全部之义，则未敢赞同。《内经》脑为元神之宅，精明之所属也，明明指脑为神经，为问肝有主精明与否？况脑前主直觉，后主运动，为问肝能赅括直觉及运动否耶？据《金匮》谓邪入于腑，则不识人，是明明已扰及神明，何以不言肝而言腑？盖因肠胃燥热，上干于脑也，以阳明急下症论之。《伤寒》：目中不了了，睛不和，大便时难时易，无表里症者，大承气汤主之。注家以此病为直冲脑髓，亦不言肝气上逆。即金匮肝症门言因症龂齿，痉似从筋急得来，《内经》肝主筋，亦属类似。然龂齿不休，由第五对脑筋牵引而来，死里求生，惟大承气汤一法，仍不从阳外明着手。今谓肝可代表全部神经，未免太过，惟叶天士肝风门及《崇实堂医案》[①]所言肝病多系脑病，此仅一部分之证状为然，岂足代表神精全部耶？

丑、卫生学，依此编辑佳。

寅、病理学，依此法编辑亦精当。

卯、我国诊脉法在神机，望闻问在学理，与近世之器械检查相距甚远。惟闻症简之，听心声有无停止，与我之诊促、结、代三脉均同。若望色闻声，则均与科学原理不合而均有实用。删汰似觉费手，商之。

辰、药物学，依此分类，是国医旧法。因草木繁多，欲以化学该取原质最难，且我国自唐以下，方法药味颇多，则核取原质更无从起。即近世《万国药方》、《西药大成》，取用中药，亦未足尽。中药之真效验，欲以科学解释，亦岂易事。

巳、我国古时医学因证可以处方，就方可以知证，其配合具有精义原文。谨云性质相同，功效确实，似仅就药论药。汗吐下温清和即属分类序述之法，似宜以药症合参，指定是何功用较圆到。

午、医学史，依史学通例编辑，自属精当，所惜源流不多耳，商之。

未、应用科学，照此分类，较古时十三科为正。

---

① 《崇实堂医案》：医案著作，清代姚龙光撰著。以内科杂病为主，间有妇产、儿科治案。分析病因、病证较细致，但其叙述又过于烦琐。现存稿本、初刊本及《三三医书》本。

子、内科学之热病皆伤寒之类，语本《难经》，自汉以下，未之能易，然谓含有后世传染病之总名，则尚未妥。盖近世传染病如百斯笃、猩红热、脑膜炎、痘麻疹等类，皆汉时未发现之病名，惟小肠热与阳明病颇合。至杂病，则确宜照原定标准，以器官分类，较为秩然有序。

丑、外科学，须以人体部位为标准，不但宜加以消毒手续，即溃脓后调理、托毒收口诸门，尤宜注意依近世科学方法，疏漏殊多。

寅、妇科学、经带各论可以照旧，惟胎产学须亦采近世新法。

卯、儿科，除初生门，宜采外国保护养诸法，以其饮食起居善于照料也。余概宜从中法。缘近世化学药品诸多酷毒类，非儿科所宜，况婴儿诸若发热、咳嗽、泄泻、惊痫、麻痘多由四时杂感诸流行性而发生，与大人流行痘同治，自然奏效。若依科学方治疗，胶柱调瑟，不足道也。渡边熙谓儿科不宜用西药，正为此故。

辰、我国眼科方法精微者绝少，所谓生理手术器械以趋重于西法。此科允宜参酌古今以尽其变，特非实地练习不可。

巳、喉科，古设专门科，西洋医学除白喉血清及切刀术外，无他良法也。此科我国秘本最精，经验亦最富，其分类不下数十种，辨别寒热及症状，尤顷刻不容忽略。古所云走马看咽喉也，须广求辨症大法及灵验方术，其从前出版诸书若《紫珍集》等亦有效，有不效。徒恃西法，竟有告变甚多者。

午、齿科，在近世牙医各处通行方法甚佳，但如走马牙疳及牙痈、牙疔各类，似须佐以中法方为完善。

未、针灸学，主张极佳。

申、按摩法，有极效者，亦有不效者，以治关节筋肉及神经诸病颇佳。若近人治痧毒用揉捏法，摘起筋肉，功用在针灸服药之上，医学家亦不可不通是术，以之调和血脉及施治急症，殊有功用。

酉、正骨一科，须先精通拳法，乃有大效。西洋解剖及手术，其治疗竟有远逊我国者。

戌、花柳科，我国方法有极神验者，若近今六零六之法，名为特效，其实乃暂时压毒。每有遗患，广求灵验法乃可。

——《国医公报》1933年第1卷第4期

论鼠疫之预防及其疗法

吴瑞甫

鼠疫一症，读师道南[①]及俞曲园[②]集，群谓患者多死。盖疗治之无方法，已百年于兹矣。两年前厦门此症盛行，回春医院董事开议，嘱锡璜研究防疫及治法，以付各医家试验，竟多所全活。所拟条目列下。

预防方法

一、养　猫

疫核之起，以鼠为传染媒介。与其因传染而身家性命，均受其祸，何如于未传染之先，养猫食鼠，先事而为之防。查西医尝就患疫死鼠，以显微镜检之，见鼠身有无数疫虫。吾人患疫，靡不由疫虫传染而来。则欲正本清源，当以扑灭鼠族为第一方法。

二、捕　鼠

养猫食鼠，而鼠不能净尽，则尤宜于捕鼠。鼠性最黠，用此器捕鼠，为他鼠所见，则相率而竞相畏避。故捕鼠之法宜多术，则捕鼠之器尤宜博采。吾人须知捕鼠为公众安全所系，即为自身性命所关。疫症未发，捕鼠当不遗余力。即疫症既发，捕鼠又当不遗余力。良以鼠日就减少，则此种毒疫，亦日就减少。惜吾人多不肯实行，无怪鼠疫之蔓延不已也。

三、贮藏食物

食物之足为鼠粮者，宜以瓦器固密收藏。恐鼠一盗食其物，即接引微

---

① 师道南：清乾隆年间著名诗人，曾目睹云南赵州鼠疫流行，撰写《鼠死行》一首。

② 俞曲园：俞樾，字荫甫，自号曲园居士。清末著名学者，《清史稿》有传。

虫，而为疫症之种种关系。

四、杀灭衣虱及跳蚤

病人衣虱，死鼠跳蚤，为疫症传染之两大原因。发明此种传染者，系度尼司城巴司徒所考得。试验之法，将患疫者之血种于猴，以衣虱噬之，复噬别猴，果发此症。可知衣虱、跳蚤，实为传染之确据。况鼠疫流行期间，在疫鼠跳走中可觅出疫鼠微虫。人被咬而致病，检查其血，亦多此种微虫。则衣虱、跳蚤，尤宜加意杀灭。可断言也，西国于防疫方法，凡疫者衣服被席，须用汞绿强盐水灭其疫毒。即病者死后，其室内墙壁，须全以白灰垩之。所有器具尽行迁出，以灭疫毒药水洗之。如有死鼠发现之家，亦须照此法办理。因慎重人命，不得不严防也。其以西国臭水洗衣洒地者，亦即为杀灭虱蚤及疫虫之方法。

五、安置死鼠

人家偶发现死鼠，即宜将多量臭水洒满鼠身，因此足令跳蚤及微虫一切死灭也。其死鼠仍须掘土埋之，以免秽气传染。

六、清　洁

睡房与衣服床被及身体，皆须随时洗洁。食器食品，尤宜加意，庶免沾染疫毒。病室之布帘地毡睡衣，及一切应用物，除应需用外，概宜另置别所。既免障碍，亦免日久成为留疫之具。有时不得已须入病室，宜先食物，令体魄强壮，免染其毒。勿吸其气，勿咽口涎，既离病室，用灭疫水洗净口鼻为要。

七、住　居

住居以宽敞通风，及日光得以射入者为佳。一切地板门窗等件，皆宜随时洗刷。墙壁扫生石灰水，不可逾时不净，愈勤洗则愈妙。不可聚处多人，欲多得清净故也。沟渠渗井水槽等处，皆须小心察看，勿使渍积。其有秽物浸渍者，亦宜留心整理。秽物迁移时，一切人等皆应速避，或先以消毒水洒之。

八、迁　避

凡疫症流行之处，居民最好迁避，以免传染。

九、隔绝

凡鼠疫发生，无论何处，皆宜隔绝行人来往，迂道以避为宜。疫地人家，勿以庆吊宴集宾客，庶免陷入危险。

十、淡　食

时疫流行，以食蔬菜为主，肉食犹须谨慎。余乡近有猪瘟病肿项，未死时周身毫无红点，屠户于初病时杀之，见其项腐烂，割去之。人食此猪肉，多发疫病。奉劝有警察之地，宜实力检查。即乡僻未设警察，凡社会中人，尤宜实力调查，播告，禁食，以免传染。

消毒方法

一、熏蒸法

我国习惯，用硫磺固闭窗户焚之，以消毒而杀虫。于法亦通，但用焚不如用熏，药力较久。今拟用硫磺鬼箭各酌量为末，以小烘炉起碳火，置瓦片炉上。然后下前药末，加热令出烟。将窗户紧闭，务使药烟无处不到，方能尽杀其毒。但所有丝质及绸缎，宜收固，勿触其烟以致损坏。

二、洒地法

西医臭水最能杀虫。以臭水洒地，令虫虱净绝。并洗器物，及衣服，亦消毒之方法也。

三、日光消毒法

鼠疫菌对于干燥，非常薄弱，晒于直接日光下三四时后必死。故衣被器具，宜常晒曝。房屋能引日光透入，便能消毒于无形。

四、皮肤消毒法

鼠疫菌易于侵入之处为皮肤，表皮偶有损伤，即能为害。又附着于指尖及衣类等，不知不觉，随皮肤搔擦而入。故疫症盛行之际，肌表慎防损伤。指尖各处常洗消毒药水，以免感染。

救济方法

疫菌既染，危险万状，大略分为腺鼠疫、肺鼠疫二种。其为症也，先犯心脏，使心力衰弱。凡脉搏如丝，即为疫毒侵犯心脏唯一之确据。其次体温速升，头痛眩晕，或作呕吐，渐渐意识朦胧，陷于昏睡谵语，状态痴呆，步行蹒跚，眼结膜强度充血，舌带白色，如石灰撒上，或污紫如熟李，头腺腋窝大腿上近阴处，起肿胀，疼痛剧烈者一二日即死。其神气清者核每作痛，亦迁延数日而死。寻常用方有效，有不效，兹将历试有验者列后。

初起用王孟英治结核方合神犀丹，多服累效。

银花二两　皂角刺一钱五分　蒲公英二两　粉甘草一钱

呕者，去甘草，加生刮竹茹一两。大便秘热重者，加锦纹三钱，水煎，和神犀丹服。

如呕仍不止，用真熊胆二分　藏红花二钱　水煎服，即止。

此方用蒲公英、金银花、角刺合神犀丹，不但解毒，兼解血热。以蒲公英为疮毒发汗之良剂，神犀丹为解血毒之圣药也。若白泡疔本方去角刺加白菊花一两，有效。兼黑痘用神犀丹、紫金锭间服，均效（神犀丹见温热）。

核毒初起，以宣透秽毒为第一妙法。梁君达樵以此法治疫，愈者不下十万人，兹照录之。达樵云病者发热头痛，四肢倦怠，骨节禁锢，或起红点，或发丹疹，或呕或泻，舌干喉痛。间有猝然神昏，痰涌窍闭者，此系秽毒内闭，毒气攻心，宜用芳香辟秽，解毒护心，辟秽驱毒饮主之。

西牛黄八分（研冲）　人中黄三钱　九节菖蒲三分

靛叶一钱五分　忍冬蕊五钱（鲜者蒸露亦可）　野郁金一钱

水煎，泡牛黄服。

如见核子或发斑，或生疔，加藏红花八分　单桃仁三钱　熊胆四分

大渴引饮汗多，加犀角金汁。神昏谵语，宜用至宝丸或安宫牛黄丸，开水和服。先开内窍，按此方乃透秽之良剂。

疫核虽重病，初起不可即下。审其口燥神昏热炽有下症者，先辟秽解毒，然后议下，每每获效。下法用大黄三钱泡紫雪丹五分良。此症初起忌燥烈壅补，致助其邪。忌早用大苦大寒，以致冰闭。忌食米谷，宜以绿豆小粉菜燕等代粮。

再按近时脑膜炎盛行，有日用紫金锭十余锭磨水服而愈者，亦是辟秽解毒之意。脉道阻滞，形容惨淡，神气模糊，恶核痛甚者，用解毒活血汤。

连翘三钱　柴胡二钱　葛根二钱　生地五钱　当归钱半
赤芍三钱　红花五钱　桃仁八钱(去皮打碎)
川朴一钱(后下)　甘草二钱　苏木二两

轻症初起每六点钟服二剂,危症初起四五剂合煎熬膏,每六点钟服四五剂。以愈为度,稍愈不可停藥药。鼠疫初起即服随愈,若迟半日,药必加倍,迟一日必加两倍。宜急用缓,宜多用少,必无效。疫起时膏宜预煮备用,因煎剂药汤过多,药力不足胜病也。头身痛加竹叶、银花各三钱,热加大青叶三钱。汗渴或吐血加石膏八钱。芦根汁一杯和膏和,并多服羚羊汁犀角汁。孕妇加桑寄生一两,黄芩一两,略减桃仁、红花。热退病渐愈,额微热,加玄参、麦冬、生地各三钱。黑痘斑疹加大青叶五钱。

热甚,口燥无津,脉象洪数,唇焦大渴者,用清瘟败毒饮,方见《温热经纬》。肿项者,俗名蛤蟆瘟,普济消毒饮多服必效。吐红涎,生芦根取沥和服。便秘加大黄三钱,方见《温热经纬》。

敷核良方　大浮萍　白菊花叶　六角英叶　共捣烂　入黄糖少许　正冰片五分和匀厚敷恶核上点,零钟换一次,可清凉止药。

经验涂核散　为疫核主药,并治疔毒及小兒生疬、白泡、黄水疮等。

上冰片二钱　真蟾酥二钱　山慈菇八钱　庄大黄五钱　木别仁八分　紫地丁五钱　老雄黄五钱　飞朱砂五钱　共研末。用小磁瓶分装,溶蜡封口。用时以清茶调涂核上,如意油调涂尤效。

——《绍兴医药月报》1925 年第 2 卷第 5 期

传染病之源流

吴瑞甫

《史记·历书》:尧立羲和之官,明时正度,民无夭疫。《周礼·夏官》:方相氏以索室驱疫。所谓疫,即传染病也。《月令》、《吕氏春秋》俱云民大疾疫,足见传染病之沿门阖境相同也。《论衡》云:春秋之时,败绩之军,死者蔽草,尸且万数,温气疫疠,千户灭门。魏曹植云:建安二十二年,疠气流行,家家有僵尸之痛,室室有号哭之声。或阖门而殪,或覆族而丧。以见传染病之可畏。吾人不可不讲求扑灭之方法也。

我国检疫方法,自昔国家不重其事,死亡枕藉,良堪浩叹。晋咸宁元年十一月,京都疫死者十万人;元至大元年春,绍兴、庆元、台州疫死者二万六千余人;明永乐六年正月,江西建昌、抚州,福建建宁、邵武,疫死者七万八千四百余人。八年冬,邵武大疫,死绝者万二千户。正德元年六月,湖广平溪清凉镇远遍桥四卫,大疫死者甚众。传染病之酷虐如此,以见检疫杀毒,固国家应有之权力,而医学家又有当负之责任也。人民愈繁庶,则传染亦愈酷虐。

考吴震芳《谈往》云:崇祯十六年八月,京城内外病疙瘩,贵贱长幼,呼病即亡。有一民家合门俱殂,其室多藏,偷儿二人,一俯屋檐,一入房门,将衣饰叠包递上。在檐之手,包积于屋,已累累下。贼擎一包托起,上则俯接引之,上者死,下者亦死。手各执包以相缔,以此见传染病之确有媒介,触其毒无不立毙也。清道光间,京师大疫死者,至无棺可敛。届光绪甲午,鼠疫发生于香港,嗣后各省多所传染,死者甚惨。人民无防疫知识,医学家又无成法可以仿治,则振兴医学,尤国家与人民均有应负之责任也。

——《绍兴医药月报》1925 年第 2 卷第 7 期

新编急慢性传染病之商榷书

吴瑞甫

余于去年应上海文瑞楼主人之请，编辑十三科，分审症、处方、集验三大端。今春三月适编传染病，忽奉绍兴名医何廉老以书来，谓将与兰溪张寿颐、泰兴杨如候、盐山张寿甫诸先生，同编急慢性传染病讲义，俟书成请教育部存案，为医校之课本。嘱锡璜开始建议，登《绍兴日报》，以与全国诸名医共相讨论。锡璜自问学浅才疏，深恐未能负荷，然事属创举，应竭绵力以随诸君子之后，谨言之。

传染病害人最速，病原亦最多，我医界宜竭力提倡，以引起人民普通之新知识。第我国旧说，若《松峰说疫》《瘟疫论》《广瘟疫论》《寒温条辨》《暑疫全书》《晰微补化》《醒医六书》等书外，论疫者仅散见于各书中，而于急性慢性所以传染之来源，蒙混不清，不可谓非我国医学之缺典也。窃尝考之《素问・刺法论篇》，黄帝曰：余闻五疫之至，皆相染易，无论大小，病状相似。张仲景《伤寒序》云：余宗族素多，尚余二百。建安纪元以来，犹未十稔，死亡者三分有二，伤寒十居其七，足见传染病流行已久。汉唐以降，生殖愈繁，疫毒愈酷。届今而铁路轮船，交通神速，疫疠之传播，愈无已时。则欲编传染病者，当先考疫病之源流及中外各地方互相传染之酷虐，使人人知所以警心惕目为第一义。

传染病必有媒介，我国旧说仅委诸天时气候。若东西之发明微生物学，似更确切，盖欲检疫，舍此无确凿之证据也。一八四六年赫黎之新学说曰：凡传染病及接触病，皆由微生物之传播而发。古弗氏又发明细菌学，确定为某微生体，可以酿某疾病，且以微生体培养种于他人，可以酿同一之疾病。故此微生体，为传染病之原因，已为世界医学家所公认。嗣是而衰勃尔斛夫扣发现小肠坏菌及结核菌，来弗列尔发现烂喉痧菌、真霍乱菌，傅兰克发现肺炎重球菌，尼奇兰尔发现破伤风菌，尔伯弗发现流行性感冒菌，言尔性北里确定鼠疫为百斯笃菌。以极细微之植物性触染素，一经传播，遂使世界蒙其大害。则欲编辑传染病学，当以参考各疫病之细菌学为次义。欧西之检疫也，遇疫病发生之后，杀毒预防各方法，不遗余力。盖为公众之术生，不得不尔。我国素抱放任主义，一经传染，辄经数月、数年而无有已时。虽国例不同，不能全行规仿，而参酌中西以变通尽利，尤医学家之责也。则欲编传传染病者，于消毒弭疫各方法，尤宜致意。

传染之学说，有编为八大纲者，细绎之，似未尽完善。盖急性病之重要者，原不止此也。兹谨分为急性、急慢性、慢性三种，若鼠疫、烂喉痧、吊脚痧、猩红热、麻疹、风疹、丹毒、小肠坏、流行性脑脊髓膜炎、毒热性黄疸、天花痘、破伤风、颠犬咬等，概名之为急性传染病。若霍乱、赤痢、流行性感冒、气管炎、继发性肺炎、肺痨、疟疾、白虎、历节风，症有急有缓，应名之为急慢性传染病。至于类虐之黑热症、瓜仁虫之伏匿症、梅毒、麻风疫、眼疥癣之缠绵难愈症，概谓之慢性传染病。

兹且先考究急性传染病。吾国人种，甲于全球，则传染病亦握全球之大多数，而其传染最多，害人最速者，莫如今之鼠疫。此病由鼠疫菌传染而来，鼠死而人不知消毒方法，则受其毒者不但身死，而且灭门，可畏之甚也。去年锡璜在厦回春医院，曾讲求消弭方法及治法，收效颇众，曾印刷布告，以贡于我国医界，自应首列于篇，以救世急。

烂喉痧传染最速，东西医谓之宝扶垤里，旧作时疫白喉，博医会作痹症，《西医全书》谓之喉生假皮。近虽蔓延渐减，苟为腐败性之传染病，或致有危险之出血者，往往濒于危亡。我国喉科本属专门，似应择其最危急者，依类编次，以资察识。因此症治法具有伟效，恒有东西医所不能者。

吊脚痧，西法名之为欧罗巴虎列刺，与霍乱相似而实不同。我国道光辛巳始起此症，其症吐泻后即两腿抽搐，或手足弯挛。痛最甚，抽愈甚，顷刻肌肉尽削，眼窝落陷，周身冷汗如冰，六脉全无。或半日死，或日发夕死，侍疾问疾者或传染而先死。西洋与霍乱分治，我国或名为寒霍乱，似宜另立一门，以清眉目。余如羊毛痧、黑硃痧、黑斑等，均属急症，应附于吊脚门中，以广见闻。

猩红热，我国方书谓之斑疹，为急剧之传染病，二岁至七岁之小儿多患之。此症每于秋冬之交，随气候之热病而发生。病状：疹先发于颈部，次蔓延于腕与腿之内侧、关节、手足等，头面发者颇少。

麻疹，多起于小儿，有强烈之接触传染性。其发现也，先于颜面之前头部、颊部及耳后，而于二十四时间三十六时间以内，蔓延于手足及足蹠。我国旧与痘症列为专科，此症一经传染，或咽痛声嘶，咳嗽频发，烦渴殊甚，亦急剧之传染症也。

风疹，与麻疹相似，虽热度轻微，而接触传染，流播颇广。

丹毒，即大豆瘟之属。重笃时，皮肤往往发生大小水疱，其甚者皮肤过于紧张，每发现坏疽之黑色状而至于死。其蔓延头部而波及于全身者，又为游走性之丹毒。小儿之赤火流丹，即其类也。此症每发生危急之状况，故宜列之急性传染病。

小肠坏，西医作伤寒，今名为肠室扶斯，博医会作瘾症，且云伤寒范围甚广，似不应专指此症。锡璜读《欧氏内科学》，亦甚主张此说。总之，即我国温热病之重热症也。此症在西医，每谓三星期内大抵不能轻减，即延医治之，亦无效，必俟三星期后，乃有天然自愈之能力。其病状最为险恶，初起头重身倦、骨痛、恶寒发热、唇皮干燥、大渴索饮，胸腹部发蔷薇疹，盲肠部雷鸣，或便秘，或下利，不眠不食，两耳重听，意识昏懵，时发谵语。或摸床撮空，或状态发狂。在四周内者，往往虚脱而死。诸热病是症之传染，最居多数。此症中法虽有特长，似应加入西人看护等法，较为周到。

发疹肠室扶斯，博医会译为温热，其实即温热发斑发疹之类。复发之热症，东西医均另立一门，乃食复、劳复之类。此二症，我国列诸温热附属症。窃以为温热百年来大有发明，似宜仍华医旧例，编入简要之温病中。

流行性脑脊髓膜炎，我国方籍旧无此名，察其病状，即痉症也。此症患者起神经障害，发不可耐之头痛，其最要之症候，为项部强直。每欲令头部屈曲于后方，昏睡时颜面颦蹙，且起号叫，病重时脊柱全弯曲于前方，渐至全躯专凭后头骨及荐骨而支撑，下肢亦发强直性痉挛，全显角弓反张之状态。下腿膝关节屈伸运动，亦觉困难，甚至全不能运动。牙关紧急，作龂齿声，其异常性之最要者，又分三种。（一）当流行时，起头痛眩晕及呕吐，无他病状，一二日后，诸恙完全消失。患者每每嗜卧或头汗出，不久即濒于危亡。（二）身体健康时，猝然发生疾病，每至猝倒，神识全无，少顷即死。西医谓之电击性脑膜炎，剖尸体验之，仅见炎症之初期。（三）突然丧其神识，起半侧之麻痹状，与中风相似。以上各症，在西医无必效之治法，即用腰椎穿刺法，排出脑脊髓液，而病者呼号痛苦，不堪名状。幸而头痛稍缓，神识稍明，不过暂时小效。稍后则脑脊髓液再潴留，患者之疾苦仍然不改，甚至腰椎被刺，而两足瘫痪者。锡璜前年遇此症颇多，有多服紫金锭而效者，有用大承气汤而效者，有用减味复脉汤，照解儿难加整块琥珀等而效者，然不效仍多，无切实之把握，尚乞海内各名医，大加研究，增补治法，为活人计。此锡璜所馨香祷祀以求之者也。

毒热症黄疸，西人名为怀伊尔。传染者多为壮年男子，每起突然之战栗，旋发高热。患者每全身倦怠，头痛增剧，间发恶心呕吐，起筋痛及关节痛。发见第二日，皮肤即起黄疸，粪便脱色，甚至秘结。小便混浊而深黄，肝脾脏均肿大。病重时则全身益苦，意识朦胧，时发谵语，病重者恒气力消失而濒于危亡。此症乃急性传染病，不知者每误谓黄疸。锡璜曾屡遇此症，似应与急性症并列，以免误认。

天花痘，古名虏疮，因病原未澈之故。此症有极强急剧之传染性，近虽牛痘盛行，而再染其毒者，时有所闻。去年厦岛尤盛，甚至老人亦发蛇皮痘，已出天花至面麻者，复发天花痘，闻所未闻，见所未见，殊堪怪异。细查其故，乃因接种牛痘。习天花专科者，绝无仅有，以致失治而死，恒所不免，良堪悯恻。此项危险症尽多，似宜于按期疗法之中，编辑简明危逆症，以资救济。

破伤风，博医会命名为痉症，近世医学以为即古之刚痉，非也，我国所列痉症，大都由外感病传染而来，谓之热病而兼扰神经则可。若破伤风，旧说不过列于跌打门，未便牵扯。究之，此病乃由创伤部分传染杆状破伤风菌之毒素而起，其毒素吸收于血中而达于神经中枢，则发起可恐之中毒状。况脊髓被侵害，则起强直性之痉挛。此破伤风菌或由竹木片及针之刺伤而入，妇人流产分娩时，由阴伤部而传染，初生儿脑部之创伤亦能引起感染，以目不能见之伤纹，亦能侵入而起此症。尽宜于见症之异同处，细心分别，以免与温热症之神经病混淆。（颠狗咬伤，此症可照山西杂志汇录）

次宜编急慢性之传染病学，何谓急慢性传染病？如真霍乱为急性传染病，假霍乱即为慢性之传染病，热痢频迸为急性传染病，休息痢及缠绵日久之赤白痢，即为慢性之传染病是也。是症必必须互相对照，以其有急、慢二性，故名为急慢性之传染病。

霍乱，西名虎列剌，有译为瓜瓢瘟者，非是。是症也，有前驱期，有剧烈期，有绝脉期，有恢复期，而总以泄泻递增，吐泄米泔汁样之水为急性。病剧烈时，眼窝突陷，手足冰冷，声音嘶哑，口唇爪甲变紫蓝色。若早治，则不发生剧烈症状，可渐治愈。假霍乱，来势颇缓而轻，其胃肠中不侵入霍乱微生物，总由饮食不卫生或感冒等而起，症状与霍乱相似而较轻。其与真霍乱之区别，则吐泻物均带黄色，无米泔汁样，结果良，死甚少。夏秋之交多患之。

赤痢，古名滞下，博医会谓之雀痢。我国以为湿热，西法以为由大肠杆状菌而传染也。强剧之赤痢，发热，便意紧迫，一日上圊七八十次或百次，为急迫之传染症。其坏死性者，体力极易衰脱，上圊虽不甚频，往往于少时间而毙命。此等症须一二周治愈，否则移成慢性赤痢。每至数月或年余者有之，甚至有一年一发，得对症疗法而时发时止者。其重笃复发症，肠管紧逼，诱起便通之不整者恒多，可分为急性、慢性二种。

流行性肺感冒，又名肺伤风，西名格鲁布性肺炎，博医会名印夫恩萨。此等症流行最广，初起显鼻涕状，寒颤发热，头与全身皆痛，咳短而干且痛。痰极稠黏，略有血色。病重者，多见昏谵，故又名曰血系性肺炎。此症在春、秋二季，感冒尤多，热退后往往成慢性肺嗽，似应归诸急慢性传染病中。

气管肺炎，我国名肺热，分原发性、继发性二种。原发性肺炎，常侵无恙之小儿，多在二岁以下。继发性肺炎，常继白喉、肺伤风、天痘、猩红热、小肠热、风温等传染症而起。如在小儿，则为此等传染症之危险加杂病，且由此危险加杂病，而致命者恒多。二岁下之小儿患此，为祸尤烈。以上各传染症，倘为小儿症者，其气管炎又常继之而起。是故患气管炎者，多在小儿，传染颇急剧，加以鼻扇，死期尤速。若成人则由热症起者常罕，且恒藉咳嗽为热邪之出路，惟老年则常因患疾体弱，而为继性染，缘此遂成慢性肺炎，及数种急性症、缓性症之加杂病。此二种似应列诸急慢性门。

肺痨，名肺结核，博医会谓之瘰症。

百日痨，初起即微寒热，嗽声重浊而无痰，且时常咳血。病初起即见弦数脉，不及百日即死，是为急性传染之肺痨病。瘰疬，由肺体先有肺痨病菌，而后耳项下结核，初起不甚显肺病，比末期则咳嗽多痰，寒热自汗，咯血羸瘦，俗呼为瘰疬损。此瘰亦有在痨症末期而发见者，是为慢性传染之肺痨病。肺痨病之急剧者，初期当与肺叶炎相同，颇难辨别。其最急者，三星期内热度甚高，每见昏谵舌干，体质消瘦，精力丧失。病者出汗寒颤，死期最速，亦有延至八星期后病势渐退，发热减低，全身病状渐次消失，而必为慢性者。亦有咯痰带血，行动发喘，而无寒热出汗等坏症者，是谓慢性传染肺痨病。

疟疾，此为急慢症传染之一大症。恶性疟，热势披猖，血含水质甚多，脾常变大，肝肿热赤，则昏谵、呕吐、寒颤，死期颇速，乃急性之传染病也。其缠绵日久，体质衰败，面色无华，血亏睛黄，脚踝水肿，稍劳动则气促，脾极肿大。热度极升时，每每危险，治之得法，或数年，或数月，疟始愈而脾始逐渐收小，是为慢性传染之疟症。

白虎历节风，西名关节偻麻质斯，近始查出为传染症。此症有急性、慢性二种。我国列之杂病门，近世确定为传染症。发病后，关节运动甚剧痛。其急性者，周身关节无不被其侵袭；其慢性者，关节炎多徐徐而起，渐次肿大。气候变换时，症尤加剧。

又次宜编慢性传染病学。

类疟之黑热症，西名热带体衰症，又名热带脾大症，乃慢性之传染症。此等症，每肝脾变大，发热稽留至数月，或有升降，或无升降，或竟不降。每二十四小时，热度升降各二次，且有一日间升降数次者。鼻及龈每出血，皮下显瘀点。晚期则肌肉消瘦，随处水肿无定，血贫有暂时之关节痛，或脑神经痛。所有外候，皆我国温热病中所恒有。考其原因，乃云由臭虫而传染，服鸡那霜全然无效，以其血无疟菌也。此等热，恒稽留，故列诸慢性传染病。

地方咳血症，西名瓜仁形虫病。所显病状，多为慢性咳嗽，而晨咳尤甚，痰显铁锈棕色。此症与寻常肺炎略同，而肺部之痰，无结核性。瓜仁形虫之在肝者，常匿居于胆管。其为症也，黄疸时发时退，泻症亦然。肝常变大而硬，或痛而不发热，病已二三载。病腹水及皮下水肿均甚显，久则增剧，缠绵不愈，以至于死。其在肠者，病状为间发泻，血亏瘦弱等。此症虽由虫传染，而累人不甚，故为慢性。

梅毒，分白浊、疡症、疳瘩、梅疱数种。由不洁之交合而起，每缠绵难愈，故入于慢性门。

麻风，由传染顽固性血毒而发。亦慢性之一种，治法颇繁。

疥，传播甚多，愈期甚延。即愈，亦多复发，故为慢性。

——《绍兴医药月报》1925 年第 2 卷第 4 期

鼠疫消弭及疗法

吴瑞甫

我国鼠疫，自清咸同时代早已发生，读《洪北江诗话》[1]及《俞曲园笔记》，可知大概。此种疫疠，染之者，或一日或两日即死，当时医者皆束手不能处方。光绪季年，流行尤剧，蔓延至今，未有底止。去年厦回春医院讨论治疫三法：一预方，二消毒，三救济，嘱锡璜为之主稿。后医学家按医法施治，竟多痊愈。谨录如下。

预防方法

一、养　猫

疫核之起，以鼠为传染媒介，与其因传染而身家性命皆受其祸，何如于未传染之先，养猫食鼠，先事而为之防。查西医尝就患疫死鼠以显微镜检之，见鼠身有无数疫虫。吾人患鼠疫，靡不由疫虫传染而来，则欲正本清源，当以扑灭鼠族为第一方法。

二、捕　鼠

养猫捕鼠，而鼠不能净尽，则尤宜捕鼠。鼠性最黠，用此器捕鼠，为他鼠所见，则相率而竞相畏避。故捕鼠之法宜多术，则捕鼠之器尤宜博采。吾人须知捕鼠为公众安全所系，即为自身性命所关，疫症未发，捕鼠当不遗余力，良以鼠日就减少，则此种毒疫亦日就减少。惜吾人多不肯实行，无怪鼠疫之蔓延不已也。

---

① 《洪北江诗话》：清代洪亮吉撰，共六卷。

三、贮藏食物

食物之足为鼠粮者，宜以瓦器固密收藏，恐鼠一盗其食物，即接引微虫而为疫症种种关系。

四、杀灭衣虱及跳蚤

病人衣虱，死鼠跳蚤，为疫症传染之两大原因。发明此种传染者，系度尼司城巴司徒所考得。试验之法，将患疫者之血种于猴，以衣虱噬之，复噬别猴，果发此症，可知衣虱跳蚤实为传染之确据。况鼠疫流行期间，在疫鼠跳走中，可觅出死鼠微虫。人被咬而致病，检查其血，亦多此种微虫。则衣虱、跳蚤尤宜加意杀灭，可断言也。西国于防疫方法，凡疫者衣服被席，须用汞绿强盐水灭其疫毒。即病者死后，其室内墙壁，须全以白灰垩之。所有器具，尽行迁出，以灭疫毒药水洗之。如有死鼠发现之家，亦须照此办理，因慎重人命，不得不严防也。其以西国臭水洗洒地者，即为杀灭跳蚤及疫虫之方法。

五、安置死鼠

人家偶发现死鼠，即宜将多量臭水洒满鼠身，因此足令跳蚤及微虫一切死灭也。其死鼠仍须掘土埋之，以免秽气传染。

六、清　洁

睡房与衣服床被及身体，皆须随时洗洁，食器食品尤宜加意，庶免沾染疫毒。病室之布帘、地毯、睡衣及一切应用物，除应需用外，概宜另置别所，既免障碍，亦免日久成为留疫之具。有时不得已须入病室，宜先食物，令体魄强壮，免染其毒，勿吸其气，勿咽口涎。既离病室，用灭疫水洗净口鼻为要。

七、住　居

住居以宽敞通风及日光得以射入者为佳。一切地板门窗等件，皆宜随时洗刷。墙壁扫生石灰水，不可逾时不净，愈勤洗则愈妙。不可聚处多人，欲多得清净故也。沟渠渗井水槽等处，皆须小心察看，勿使渍积，其有秽物浸渍者，亦宜留心整理。秽物迁移时，一切人等皆应速避，或先以消毒水洒之。

八、迁　避

凡疫症流行之处，居民最好迁避以免传染。

九、隔　绝

凡鼠疫发生，无论何处，皆宜隔绝行人来往，迂道以避为宜。疫地人家，勿以庆吊宴集宾客，庶免陷入危险。

十、淡　食

时疫流行，以食蔬菜为主，肉食尤须谨慎。余乡近有猪瘟病肿项，未死时周身毫无红点，屠户于初病时杀之，见其项腐烂，割去之。人食此猪肉，多发疫病。奉劝有警察之地，宜实力检查，即乡僻未设警察，凡社会中人，尤宜实力调查、播告禁食，以免传染。

——《医学杂志》1925年第26期

消毒方法

一、熏蒸法

我国习惯用硫磺，固闭窗户焚之，以消毒而杀虫。于法亦通，但用焚不如用熏，药力较久。今拟用硫磺鬼箭，各酌量为末，以小烘炉起炭火，置瓦片炉上，然后下前药末，加热令出烟，将窗户紧闭，务使药烟无处不到，方能尽杀其毒。但所有丝质及绸缎宜收固，勿触其烟，以致损坏。

二、洒地法

西医臭水最能杀虫，以臭水洒地，令虫虱净绝，并洗器物及衣服，亦消毒之一法也。

三、日光消毒法

鼠疫菌对于干燥，非常薄弱，晒于直接日光下，三四时后必死。故衣被器具，宜常晒曝。房屋能引日光透入，便能消毒于无形。

四、皮肤消毒法

鼠疫菌易于侵入之处惟皮肤，表皮偶有损伤，即能为害。又附着于指尖及衣类等，不知不觉，随皮肤搔擦而入。故疫症盛行之际，肌表慎防损伤，指尖各处，常洗消毒药水以免传染。

救济方法

疫菌既染，危险万状，大略分为腺鼠疫、肺鼠疫两种。其为症也，先犯心脏，使心力衰弱，凡脉搏如丝，即为疫毒侵犯心脏唯一之确据；其次体温速升，头痛眩晕，或作呕吐，渐渐意识朦胧，陷于昏睡谵语，状态痴呆，步行蹒跚，眼结膜强度充血，舌带白色如石灰撒上，或污紫如熟李；颈腺、腋窝、大腿上近阴处起肿胀疼痛剧烈者，一二日即死。其神气清者，核每作痛，亦迁延数日而死。寻常用方，有效有不效，兹将历试有效者列下：

初起，用王孟英治结核方合神犀丹，多服累效。银花（二两），皂刺（钱半），蒲公英（二两），粉甘草（一钱）。呕者，去甘草，加生刮竹茹（一两）；大便秘热重者，加锦文（三钱），水煎和神犀丹服。如呕仍不止，用真熊胆（二分），西藏红花（二钱），水煎服即止。此方用蒲公英、银花、角刺合神犀丹，不但解毒，兼解血热，以蒲公英为疮毒发汗之良剂，神犀丹为解血毒之圣药也。若白泡疔，本方去角刺，加白菊花（一两），有效。兼黑痘，用神犀丹、紫金锭，间服均效。（神属丹见《温热经纬》）

核毒初起，以宣透秽毒为第一妙法。梁君达樵以此法治鼠疫，愈者不下十万人，兹照录之。达樵云：病者发热头痛，四肢倦怠，骨节禁錮，或起红点，或发丹疹，或呕或泻，舌干喉痛，间有猝然神昏、痰涌窍闭者，此系秽毒内闭，毒气攻心，宜用芳香辟秽解毒护心，辟秽驱毒饮主之。西牛黄（八分，研冲）、人中黄（三钱）、九节菖蒲（三分）、靛叶（钱半）、忍冬蕊（五钱，鲜者，良露亦可）、野郁金（一钱），水煎泡牛黄服。如见核子，或发斑，或生疔，加藏红花（八分）、单桃仁（三钱）、熊胆（四分）。大渴引饮汗多，加犀角金汁；神昏谵语，宜用至宝丹或安宫牛黄丸。开水和服，先开内窍。按此方乃透秽之良剂。疫核虽重病，初起不可即下，审其口燥神昏热炽有下症者，先辟秽解毒，然后议下，每每获救。下法用大黄泡紫雪丹五分良。此症初起，忌燥壅补，致助其邪；忌早用大苦大寒，以致冰闭；忌食米谷，宜以绿豆小粉菜燕等代粮。

再按近时脑膜炎盛行，有日用紫金锭十余锭磨水服而愈者，亦是辟秽解毒之义。脉道阻滞，形容惨淡，神气模糊，恶核痛甚者，用解毒活血汤。连翘（三钱）、柴胡（二钱）、葛根（二钱）、生地（五钱）、当归（钱半）、赤芍（三钱）、红花（五钱）、桃仁（八钱，去皮尖，打碎）、川朴（一钱，后下）、甘草（二钱）、苏木（二两）。轻症初起，每六点钟服二剂；危症初起，四五剂合煎熬膏，每六点钟服四五剂，以愈为度，稍愈不可停药。鼠疫初起，即服随愈。若迟半日，药必加倍，迟一日，必加两倍。宜急用缓，宜多用少，必无效。疫起时，膏宜预煮备用。因煎剂药汤过多，药力不足胜病也。头身痛，加竹叶、银花各三钱；热，加大青叶三钱；汗渴或吐血，加石膏八钱，葛根汁一杯，和膏服，并多服羚羊汁、犀角汁。孕妇，加桑寄生一两，黄芩一两，略减桃仁、红花。热退，病渐愈，额微热，加玄参、麦冬、生地各三钱；黑痘斑疹，加大青叶五钱。热甚口燥无津，脉象洪数，唇焦大渴者，用清瘟败毒饮；项肿者，俗名虾蟆瘟，普济消毒饮，多服必效。吐红涎者，生葛根取汁和服；便秘热甚，加大黄三钱。（二方俱见《温热经纬》）

救核良方

大浮萍、白菊花叶、六角英叶，生捣烂，入黄糖少许，正冰片五分和匀，厚敷恶核上点，一钟换涂一次。可清凉止痛。

经验涂核散为疫核主药，并治疔毒及小儿生疠白泡黄水疮等。上冰片（二钱）、真蟾酥（二钱）、山慈菇（八钱）、庄大黄（五钱），共研末，用小磁罐分装，溶蜡封口。用时，以清茶调涂核上，如意油调涂尤效。

——《医学杂志》1925 年第 27 期

论交通便易传染之酷虐

吴瑞甫

古时闭关而治，人民老死不相往来，所谓传染病者，仅只一乡一邑，今则履垓埏若户庭。海有航路，陆有铁轨，空中飞艇，在在有一日千里之势，而所谓传染疫病，直不啻载以俱来。盖轮路大通，按期可至，朝发昆仑，夕被南海。暂息亚东，倏逮欧美。蔓延广而流行速，未有如今日之甚者也。

综传染病之所由事，一由人民染受之有潜伏期，一由货物运输传递之感触。其疫毒之微生体，至微至渺，为人目力之所不能者，见因舟车便利，此微生体之传染于人，遂于无形中媒介之。于是因一隅而达十数行省，由一人而戕百万生灵。长吏乏补救之术，医师穷治疗之方，风声鹤唳，刿目[①]怵心，噫嘻岌岌乎，其可危哉！

是故鼠疫之传染，昔仅在俄罗斯土伦地方，今则弥漫大地而不可收拾矣；霍乱之病，昔在我国最为剧烈，今则欧西亦多患之矣。至于肺结核之由嘟吡咖叻而传染者，今则全球医学家皆研究防护之术矣。白喉，昔惟欧美最多，今则我国亦屡发见矣；肺叶炎，昔由希腊发生，今则全球布散甚广矣；脑脊髓膜炎，昔在欧美每间数年，必流行一次，今则我国亦多染之矣；浪状热（病状热，反覆似浪，多汗，酸痛，关节炎，脾大），由山羊乳之传染而来，昔惟盛行于地中海，今则为印度、中华、小吕宋之风土症矣。一切传染病，皆由于病原体之增殖。有由人之传染，因饮食物、衣服、寝具而媒介者，有由蝇等之昆虫，体附带病毒飞集各处而传布者，有由汽船、汽车等之交通机关，及河流等而为运输传染病毒之具者，故商业愈殷盛，交通愈便捷，适足增疫毒传布之机会。此消毒法、预防法之所以为必要也。

——《绍兴医药月报》1925年第2卷第7期

① 刿目：触目。

《四时感症》[①]绪言

吴瑞甫

自《礼记·月令》有“四时行令不常，则民殃于疫”之说，可知寒暑灾祥不得其正，即为时感之原因。自西洋医学有改换水土之议，可知水土不合，难用对症疗法，终无切实之治验，故不特时令有乖，易于感受疾病，即山岚瘴气，南北异宜，一方有一方之疾病，乃气候风土使然。近世各大医家所以对于温热、温毒、疫疠，多所发明也。夫四序愆期，即为感症之所自作。谷果非其时而种植，尚无蕃秀之望，此无他，气候为之也。鼠化鴽也，爵化蛤也，雉为蜃也，鹖旦之不鸣也，其随四时之气化而变幻如是。其他若登谷、若登麦、若登黍，皆不能乖于时令。故易曰“天地储精，万物化生”，宋朱晦庵曰“天以阴阳五行化生万物，气以成形”，可见我国所谓阴阳五行，其初皆以气言，至有形质可见，犹属第二问题。考《天元纪大论》云：黄帝曰“天有五行，御五位以生寒暑燥湿风”。张隐庵曰：“天有五行，丹黅苍素玄之五气也。”五位，五方之位，地之五行也；寒暑燥湿风，天之六气也。盖天地之五气，经于十干之分，十干之气，以化地之五行。地之五行，以生天之六气。此即我国医者言六气之所自祖。故孔子曰：天何言哉，四时行焉，百物生焉。曰行曰生，何非先有气而后有形乎？鬼余区曰：五运阴阳者，天地之道也。万物之纲纪，变化之父母，生杀之本始，神明之府也。故物生谓之化，物极谓之变，阴阳不测谓之神，神化无方谓之圣。其言阴阳五行，何等确切。孔子之系易也，曰一阴一阳之谓道。又曰知变化之道者，其知神之所为乎？其以阴阳五行而谓之道，谓之神者，言其体用兼该，无所不备也。经曰：道生智，玄生神。又曰

① 《四时感症》：全书共 33 篇，以《内经》《难经》《伤寒论》为理论基础，分别论述温病、湿热、泻痢、疟疾、伏暑、秋燥、冬温等四时病证，参考各家注解，并附作者临床实践心得。本书系评注类讲稿，先后援引吴鞠通、喻嘉言、王士雄、陆九芝、叶天士、薛生白、雷少逸、何廉臣等医家论著二百余条，共鸣处赞同之，存疑处商榷之，创新处发明之。本书现存三种版本，关于各种版本具体情况，可参看陈盛桦撰《吴瑞甫医学著述考》，《中国中医药图书情报杂志》2019 年第 3 期。

神在天为风，在地为木；在天为热，在地为火；在天为湿，在地为土；在天为燥，在地为金；在天为寒，在地为水。故在天为气，在地成形，形气相感，化生万物。惟由生而化，故万类无能出阴阳五行之外。惟其由道而神，故众妙无能越阴阳五行之理。其在《易》曰成性存存，道义之门。《中庸》曰万物并育而不相害，道并行而不相悖。谓之育、谓之行者，道为之也，气为之也。从知品类虽万殊，而得天地真元之气则一。故《素问》曰：六合之内，其气九州九窍。言天地之气，弥满六合，人非此气，则无由以生以育。我国谓之真元，西人谓之空气，其理一也。天地数五，火热居三，可见天地间热多与寒，火倍于水，而人之病化，即可类推。

我国治外感病，必溯源于六气者，乃至精至微之学，非粗心人所能领悟也。西医晚出，于四时杂感，专注重于形质之学，故显微镜之检查病菌，至为详悉，不知病菌亦随时令而发生。试观麻疹、痘疹多发于春间，霍乱多起于炎夏，痢疾多在夏秋之交，湿热症多在秋冬之交。其病症类多沿门阖境相同，则其病菌之由四时不正之气而生，昭然若揭。东医渡边熙学于德国者也，其言曰伤寒杂感，但依仲景之三阴三阳治法，寒热一退，不必从事于杀菌，而病菌自然消灭。可见我国医学，乃从天时气候精研而出，溯其源，探其微，为理足方效之学。杀菌之治法，犹落第二问题。故知西人之拘拘于形质，其治法不及我国之远甚。今试以实验言之，我国四时杂感，无不发热，辨症纷繁，大率随气候以为施治，而方土次之。就诊察论，南北尚且异治，何论其他？故春温、夏热、秋暑、冬温，有确定之认识，即有确定之治疗，成效彰彰可纪。今乃以数万里外气候不同，起居饮食不同之认病大法，谓可施诸我国，且以舶来品之退热药，其功用甚剧烈，若安知拜林、阿司匹灵之类，寥寥无几，不过五六种，而一概热病，无症不用。窃恐治病断无如此简单，况剧烈药发汗过甚，大率心停，以华人血质薄弱，能否任受，所不敢知。我国四时杂感，言伏邪为多，在气宜清气，在血宜清血，在营宜清营透热，其间又有五兼十夹之分、寒疫热疫之异，自不得偏举温热二字，印定后人耳目。兹特订为《四时感症讲义》，先溯源于《内经》，次总论风寒暑湿燥火及在表在里之辨，三分别四时病机，庶学者见病知源，临症时可无炫惑[1]之虑。是则瑞甫所私心异幸者耳。

——《国医旬刊》1934 年第 1 卷第 6 期

① 炫惑：疑惑。

《疹麻专科》绪言

吴瑞甫

余自十四岁时，先君子以医为世业，嘱璜读岐黄家言，俾世代衣钵，相传勿替，谨志不敢忘。因麻痘两科，未得要领，遂习业于大田县杨氏。见其察症治法，悉本《种痘新书》，时先君子适阅是书，璜朝夕侍奉，以该书木版多舛，问难考稽，亥豕鲁鱼，诸多订正。届年余而诊察痘科大法，颇觉明了，独惜此书于麻疹一门，多未完备。后得吾闽邓旒先生麻科读之，细微精切，一字一珠，若《麻疹活人书》、《麻疹臬成》等，皆不及也。余细读是书，于治麻各法，颇能举其大要。窃谓麻初见点，以出尽为吉。其不吉者，出未尽故也。欲其出尽，非重加散发不可。麻后以火清为吉。其不吉者，火未清故也。欲其火清，非重用寒凉不可。缘麻乃火毒，出麻时有一分未透，即麻后必留一分之火，以发生他症。与其治之于麻后，不若治之于麻前。当其见点时，咳嗽眼赤，流泪喷涕，审知确系麻而非痘，仅可用麻葛大加发散。痘惧发散，麻不惧焉，发散透则麻必尽透。麻出这则里自无热，必然理也。又方书每以鼻扇、鼻干、胸高、气喘为不治，不知此病若在麻后，用清肺解毒，频频灌之，亦有愈者。若在见麻时期，切须发散。盖麻后透至手足，方能转危为安。恒有延至七八日始发透者，未可以常法论也。倘用轻剂以治重症，亦鲜能有效。此又本集中所见不到之处，用特揭出，以为治麻症之难治者为先机之导。

——《国医旬刊》1934年第1卷第12期

《诊断学》绪言

吴瑞甫

喻氏言:先议病,后用药。言医者必确知其病之所在,而后医药得随症以施疗法也。夫治病莫先于议病,近观西洋医学,诊断病症,不厌求详,其大要悉本于五神。五神者何?视神、触神、听神、嗅神、味神是也。吾人既具此五神以为媒介,更赖器械试药之协助,遂得洞悉种种疾病之本性。其间有别为视诊者,凡形状、色相、位置、运动之能否,皆属之。且有显微镜之检查,有眼喉镜、耳鼻镜、膀胱镜之检查。若夫血液、尿、咯痰、胃肠内容物,则以化学为检查;心尖搏动,上腹搏动,肝脾脏肥大,及腋水腹部储蓄游移者流,则以指头或掌心触诊为检查。其由于内部器官,所含有空气之量者,则以打诊为检查;其由于身体内部所生之音响者,则以听诊为检查。此之谓西洋诊断学,而我国医者除望闻问切四诊外,每有检查未周之处,读张仲景序言云,相对斯须,便处方药,慨吾国医者诊法之疏也。

考《灵枢·经脉篇》,有诊阳络阴络之色,其《经别篇》亦分十二经脉之部,各有经气,则各有其症别。隋太素杨上善又著诊络、诊皮、诊筋、诊骨诸编,则诊断学固我国旧有之国粹也。近代以来,医学家日益求精,诊腹、诊舌、察目、验齿、检二便,辨症亦至详且备。精于医者,合脉法外候以为诊察,每每切中病情,善愈危症,惜真能辨症者寥寥无几。自汉以下,各方籍又多家自为说,学医者未能抉择,入主出奴,互相攻讦,病家延医,诊断分歧,莫衷一是。此言何病,后医一至,否认随之,以致有议者讥为无统系之学术。呜呼!灵枢、素问,金匮玉函,微言大义,昭若日星,岂真无统系之学术耶?夫家自为说,我国方书之大病也,然敢笔之于书者,大半由阅历经验而来,故虽陈述病原,不免有舛错之处,而苟病状脉候,有所规仿,其收效也每每恒有。所惜诊断学不讲,举凡推阐病原,往往模糊影响,为世诟病,以致习东西医者,动辄讥我国医学为理想,大率由诊断学之不讲也。今欲成一有统系之学术,俾临症得衷一是,不涉虚浮,则讲求诊断学,实为当务之急。试类诊断学条目如下:

一、寒温之辨
二、伏气症
三、通常症
四、特异症
五、既往症
六、现在症
七、诊经络大法
八、诊皮大法
九、诊腹大法
十、诊筋大法
十一、望色大法
十二、闻声大法
十三、问症大法
十四、切脉大法
十五、察目大法
十六、看舌看齿大法
十七、察气病
十八、察血病
十九、触　诊
二十、打　诊
二十一、听　诊
二十二、呼吸器之诊查
二十三、血行器之诊查
二十四、消化器之诊查
二十五、泌尿器之诊查

——《国医旬刊》1935 年第 2 卷第 7 期

《儿科诊断学》序言

吴瑞甫

阎季忠序钱仲阳[①]书，谓六岁一下，黄帝不载其说，盖难之也。余尝读《灵枢·经脉篇》有诊络脉之大法，《论疾诊尺篇》有鱼上白肉之说，《邪气脏腑病形篇》有鱼络血诸说；《素问经络篇》分别阳络阴络常变诸色，《皮部篇》则以浮络而分五色。皆为儿科诊虎口诸法之所自祖。谓为黄帝不载其说，岂正论耶？余尝谓诊法古疏今密，历代医学名大家，每有补前人所未备者，如诊腹法，《难经》微露其端。今则中东西各医籍，多以此而审病原。诊舌法，昔惟吴坤安[②]《伤寒指掌》最详，今则《感症宝筏》、《广温热论》，尤为精致。十年前余读何廉臣先生编辑各书，千里神交者久矣。先生医法，本诸叶香岩，而所著各书，体例峻整，则非香岩所及。今春又以所著《儿科诊断学》见视，凡八章三十五节，审病辨症，不厌求详。每一浏览，正如游山阴道上，有应接不暇之势。又如历罗浮俩山，步步引人入胜。真儿科善本也！

余家藏儿科书，若师巫《颅囟经》、钱仲阳《小儿药症直诀》、鲁伯嗣《婴童百问》、王肯堂《幼科准绳》、万咸宁《万氏医贯》，邓乐天《指南车》等，计不下四十余种。虽其间见到处尽多，经验处尽多，而诊察病情，仍有略而不详之弊。盖见闻所限，非其时其地，纵极神智，无可如何也。

今则五洲通市，医学一端，甚为注重。东西各国，大有争相雄长之势。考儿科学，尤以美国豪慈为最。曩者余觅其书阅之，大率调理在未病之先。夫儿科古名哑科，于未病时而维持调护，以绝受病之原，见地诚高。然不幸而寒暑灾祲，为造化小儿所苦。非辨别至精至密，用药不中，害即随之。缘小儿脏腑娇嫩，疾苦又不能自言，非多方审察，保赤诚求，讵能洞见症结耶？

---

① 钱仲阳：钱乙，字仲阳，我国宋代著名的儿科医家。其一生著作颇多，有《伤寒论发微》五卷、《婴孺论》百篇、《钱氏小儿方》八卷、《小儿药证直诀》三卷。现仅存《小儿药证直诀》，其他书均已遗佚。

② 吴坤安：吴贞，字坤安，清代浙江归安县人。清嘉庆元年(1796年)撰《伤寒指掌》六卷，刊刻于世。近代何炳元曾删订此书，易名《感症宝筏》，重刊于世。

余绍兴老友何廉臣[①]先生，积数十年之阅历经验，著《儿科诊断学》一书。其哲嗣幼廉、筱廉二君，过庭鲤对[②]，尤见家学渊源。其书于四诊之余，更加以按诊、检诊及辨症纲要。其四言则简而弥精，其合参则博而扼要。披读之下，每觉赤子之一颦一笑，悉为医学家审病精神之所自出。有先生以启其端，而又有先生之哲嗣参互考证以通其变，树义至精，立言至碻[③]，乃觉旧诀之察五色、诊三关尚涉于沉闷之一境，而犹未足以推行尽利也。先生其真有慈幼之婆心哉！

考古俞嘉言治症，每曰先议病，后用药。议病于成人尚易，若小儿患病，但凭神机外候以为诊察，揣测不合，夭枉立至。故知非读书多，临症熟，不足以言诊断。非博通今古，统汇中西，尤不足以言诊断也。

吾国医学坠诸茫茫，而何氏《儿科诊断学》乃能于剥复乘除[④]之交，迎机而出。盖以光炎黄之统系，非徒为慈幼津梁也。学者得此书读之，有不眉飞色舞，心应手得者，岂人情耶？抑锡璜更有进焉者？锡璜先祖亦精于幼科，其所传口决，有诊察耳筋一法。言以指捋之，耳筋之血易于感觉流动，旋即复原者，血活而病轻，反是则血不活而病重。又有诊大肉一法，言病人虽骨瘦如柴，其大指次指后，有肉隆起者，病虽重可治。若他处肉尚丰，而此处无肉，转见平陷，便不可治。是皆阅历有得之言，爰特弁诸篇首，以为土壤细流之一助。

岁在修诹旦月，厦门回春医院监院吴锡璜拜序

——《绍兴医药月报》1926 年第 3 卷第 8 期

---

① 何廉臣：名炳元，号印岩，浙江绍兴人，清末民初中医名家，“绍派伤寒”代表人物，曾创办《绍兴医药学报》。一生勤于诊疗和和著述，校订、编撰、撰著之医书颇多，总计约 30 余种，如《增订通俗伤寒论》《重订广温热论》《感症宝筏》等。

② 过庭鲤对：接受父亲的教诲。

③ 碻：同“确”。

④ 剥复乘除：剥复，《易》二卦名。坤下艮上为剥，表示阴盛阳衰。震下坤上为复，表示阴极而阳复。后因谓盛衰、消长为“剥复”。乘除，比喻自然界中的盛衰变化，此消彼长。

吴锡璜先生来函

廉臣[①]老先生道鉴：

五年前读阁下《感症宝筏》[②]大著，深悉医学湛深，景仰之至。近阅贵处《(绍兴)医药月报》，意在振兴中医药，且对于新颖学说备极欢迎，益见虚怀若谷，融治中外学说于一炉，泰斗医家，夫何间然。弟读书临症三十余年矣，家藏医书颇富，除诊症余闲，每寝馈乎。此计四十余年来朝夕孜孜，未敢稍忽。届今年近六旬，仍自视为勉学时期，未敢云行医时期。生平志愿，甚欲以东西洋学说为我国各方籍之注脚，所编《中风论》及《中西医脉学讲义》，谨奉上两部以求郢政。自念我家由前明到今，世代皆医，家藏验方以千计，每于神州分会医药报按期登录，谅已上尘清睐。去年又编辑《喉科明辨》，在沪正在印刷，现又编辑《十三科审症处方实验大全》，悉根据中西学说而参以家传已验秘方，大约明年便可脱稿。弟学浅才疏，举凡中外各医书，未能择尤采择，是以无论何名著，虽重资购求，亦所不惜。我公主持医政，振靡起衰，万流共仰，新旧出版之书，谅必星罗棋布。如有书目，胆烦由邮赐示，交厦门洪本部谦丰后楼交吴瑞甫处，便可收接，方好汇款。向购《广温热论》[③]，烦寄一部，《绍兴医药月报》烦自第一期自何期止，一并寄来，自当作速汇资奉赵，决不有误。

抑璜更有鄙见，近今编辑医籍，确须中西互勘，较为精切不磨。辰下我国医学人才，自我公以外，惟兰溪之张寿颐、盐山之张锡纯最为贯通中外，透辟精深，似应会合同志，千里神交，于改良医学必大有裨益。查各处医校林立，敢乞我公介绍于二张，详分科目，共同编纂医学讲义，俾医校得以实习，

---

① 廉臣：何廉臣(1861—1929)，1908 年 6 月与绍兴医界同仁一起组建绍兴医药研究社，创办《绍兴医药学报》，担任副总编。

② 《感症宝筏》：八卷，刊行于 1912 年。此书乃何廉臣根据吴坤安原著《伤寒指掌》重订，并分段加按语编著所成。

③ 《广温热论》：即《重订广温热论》，二卷。此书乃何廉臣在戴天章撰、陆九芝删订的《广温热论》基础上，参考前贤著作，综合印证、悉心重订的一部伏气温病学专著，是中医温病学在清末的一项重大发展。

庶将来医学校有统系。就眼前论，似应联合全国医会、医报为入手办法，俟书成，公请政府鉴定，且于沪上通讯设编辑部，为全国机关。是否有合，诸希裁酌，并附振兴医学管见一纸，奉上典签。顺候道安，并乞鉴别，登录与否，概听尊裁。（下略）

——《绍兴医药月报》1925 年第 2 卷第 2 期

廉臣老兄先生有道：

日前奉到医月报、十三本《广温热论》，全部各照收。弟竭两昼夜之力拜读，巨著于辨症，疏栉窾要[①]，洞达病情，已足入吴坤安之堂，而腐其胾，尤为温热症确当不易之善本。至讲求诊舌及分类审症，处方精切入微，确系从临证、阅历、实验研炼而出，尤足压倒戴麟郊、张凤逵、周禹载辈更不足言矣。然先生仍归美于戴、陆二公，浑厚精明，两擅其胜，真令人钦佩无既。读来函有云集合同志编辑讲义，实出贵意之所同然。贵报开章宣言，书经有言，及惜弟未之见谬，以为请耳。承示不弃，欢慰何极，此后如有疑义，应即驰书请教。大著除《感症宝筏》、《广温热论》外，尚有其他之出版书否？张寿颐先生《中风斠诠》，笔锋犀利，言皆深入。自此书外，尚有再出版否，恳教我为幸。至云家传秘方寄刊，贵报固所甚愿，弟现正编辑十三科，所有验方多觇列其内，敝会后月又拟刊发杂志，兼之弟纂修敝邑县志瞬将完成，日间诊症，几无暇晷[②]，夜间又从事笔墨，合五洲医学说，大加厘订。愿长力短，无足为讳，编纂余闲，倘有新知，应即备论说及验方寄上，藉以附骥[③]，即弟亦大有荣施。未审尊意，以为然否，专此先行奉复并叩著安。

弟吴锡璜肃复

再者，编纂医学讲义，非读书多、临症熟，万难当此重任。我国医学繁难，非读书十余年，临症十余年，具有学识经验者，难资熟手。锡璜才力钝拙，勤勤勉勉近四十年，造就亦仅有限，倘就此时集合海内最高之医学人才，研究体例，分门纂辑，书成又互相参考折中，以求其确当，则后起习医者成材较易，造就正未可量。阁下以老成硕望，似宜出执牛耳，锡璜虽简陋无文，亦

① 疏栉窾要：窾要亦作“窾要”，关键、要害。

② 暇晷：空闲时日。

③ 附骥：谦词。依附名人而出名。

当竭绵力以随诸君子之后。彼西法以劫药治病，累用酷毒物质者，当不能与我争衡，然乎否耶？商之。

锡璜再上

——《绍兴医药月报》1925年第2卷第3期

廉臣老先生道鉴：

月前承命编《急慢性传染病商榷书》，经于月杪由邮递上，谅蒙察纳，登诸报端，以就正于如候寿颐、寿甫、思潜诸先生矣。似此分门，是否有合，先生必能周行示我也。所寄贵报十四五两期均收到免介，此后尤望接续寄来为幸。本拟速汇报资，因近日敝友叶青眼君阅贵报甚为惬赏，嘱弟介绍，报资已交在弟处。此人乃清之廪贡生，其阅报将由今年正月算起，其住址可写寄：厦门镇两关佛化青年会转致叶青眼先生，便可收接。厦地他医亦有到弟处借阅贵报者，或再订购，亦无一定，后期定即报资汇晋也。

杨如侯先生《素灵生理新论》，下语精实，见地超卓，足可谈医。兄前书所言之高思潜君，聪明颖异，卓卓不凡，但其立论，偏重西说，将来编辑时，如能中西并重，以中医学为主体，以西医学为参证，则妙论精思，足树一帜，益令弟佩服弗尽。愿先生向其参酌可耳。读贵报如候先生函曾云鼠疫古无是症，将仿紫阳补经之例补入。锡璜意以为紫阳补经为其错简耳，如疫症大抵随气候为转移，古无今有，并非阙略。又专用补者，吴又可及刘松峰书与乾隆间《急救奇痧方》，其症类皆方书所未有，但叙述源流便于体例有合，无所谓补也。即以鼠疫，《论奇痧方》有老鼠痧一症，其形黑唇、紫肿疼、咽喉痛，与西人言百斯笃为黑死病大略相类。考赵州师道南《天愚集》云：赵州有怪鼠，白日入人家，伏地呕血死，人染其气，无不立殒，即道南亦以怪鼠病死。可见此疫发生在我国已近百年，但不甚耳。《俞曲园笔记》云：同治初，滇中有大疫，疫将作，其家鼠无故自毙，或在墙壁中，或在泳尘上，人不及见，久而腐烂，人闻其臭，鲜不疾者。病皆骤然而起，身上先起一小块，坚硬如石，颜色微红，扪之起痛。旋身热谵语，或逾日死，或即日死，医不能治，得活者千百一二而已。此症云南人谓之痒子瘟，或谓之疙瘩瘟。究之，疙瘩瘟见于吴又可书及《薛氏医案》，但不言先期死鼠，恐未为合。由上各书考之，则鼠疫自昔已有，不始于香港传染，已昭然若揭矣。杨君为医界中之博雅君子，料通信时不过随笔抒写，倘加以考察其缜密处，诚非锡璜所及，用敢略陈梗概，以为考证之一助。至璜《传染病商榷书》，不过匆匆草就，甚愿海内各医学大家讨论而驳诘之,俾得体例竣整,则感铭五内矣。

总之,我辈为振兴国学计,探索研究,不厌求详。现下我国医学人材虽所在多有,然群花异卉中定有幽兰奇草,璜意须由我六七人发起成立全国广医学会,则彼此互相讨论,当不少奇才异能奇共赏而疑共析也。然乎否耶,祈先生教我为幸,并叩道安。

弟乃泉州同安籍,介绍《脉学》竟写台湾两字,烦改正。至盼。

——《绍兴医药月报》1925 年第 2 卷第 4 期

吴锡璜先生致本会第二书

（上略）月前由敝院奉到贵会惠函一件，杂志二十三本、《灵素生理新论》两厚册，经由邮发付收条，谅经呈送典签矣。捧读数书，杂志则内容丰富，《灵素生理》则沟通中外，精切不磨，佩服之至。弟所以迟未答复者，因匆匆回梓，由敝院理事人代为收存。比来厦展诵大教，谆谆焉以编撰课本为勉力改进之图，具保存国粹之苦心，起振兴中华之宏愿。正欲稍舒胸臆，发狂夫之言以备采择。旋读绍兴何廉老书，谓已邀杨如侯、张寿甫、张寿颐诸公，共编《急慢性传染病讲义》，委锡璜先行发表意见。以绍报乃初间出版，于是竭四昼夜之力，编成商榷书，赶速提前邮寄，方好登载报端，藉以就正诸有道，以便汇集众长，成为有统系之学术。此弟所以对于贵处迟迟裁答之原因，并非自甘稽懒，谅亦可蒙鉴亮。

来书谓当年编纂金鉴，为千载一时之盛事。鄙意谓以西人剖割之学术，为我国医经之注脚，尤我辈千载一时之盛事也。若以地处一隅人才缺乏为憾，璜以为辰下邮筒便利，数万里，按期可至，垓埏之间若户庭焉。若彼此同志，千里神交，正不啻聚名流益友于一堂，又何必高朋满座，乃可赏奇析疑耶？以病情论之，方土异宜，南北异治，尤宜互相讨论，愈益动中窾要。贵会登高一呼，万山皆应，举凡医中翘楚，胥为夹袋人物。倘能于群花齐放之中，拔出幽兰奇草，以之采纳众芳，广灵异卉，则瑶草琪葩，悉属天壶世界所有。较诸昔年吴谦编纂时代，不且驾而上之耶？璜力短愿长，与贵会所主张，不啻心心相印，处此天演淘汰、互争胜负之期，若不奋发精神以为轩岐生色，则千秋绝业，道脉谁延？用特驰书于何廉老，恳为主持，屡接覆函，谓已邀贵会杨、赵二编辑并二张等共同编纂。私心窃慰，以为得附诸君子之后，何幸如之！望值此升沉绝续之交，奋力前进，尤所馨香寿祝以求之者耳。承示谓脉首重肺之呼吸，此即《脉书》所云“一呼一吸，脉来四至”，亦即《金匮》“肺朝百脉”之义，立说固较弟著尤精。然璜乃据《内经》“心之合脉也”“其营血也”二句，谓与《体用十章》西说论脉相符，故舍彼而从此。究之，肺主气，心主血，二者为人身重要机关。脉所以能诊察病情者，在此一著。即人身所以握生死之关头者，亦在此一着。西人每谓我国诊脉难凭，正未悉此中精微之奥耳。敝书奉上，意在抛砖引玉，藉广学识，乃承过奖，弥益颜厚。又拟聘璜为名誉理事，自愧谫陋，又何敢当。第此后苟于贵会有应效力之处，亦当稍献刍荛，以为土壤细流之一助。（下略）

——《医学杂志》1925 年第 26 期

本会覆吴锡璜先生书

山西太原中医改进研究会

（上略）昨由敝会会长发下惠书一件暨大著三种，交会研究奉覆，遵即遍示会友悉心讨论，谂知先生教学渊深，中西融贯，持论则不偏不倚，著书则可法可师。济世利人，伟功硕德，至佩至感。振兴医学数条，深合敝会宗旨，特敝会地处一隅，人才缺乏，每抱心有余力不足之感想，亟应登诸报端，俾海内同人勉力改进。近年各省设立中医学会者日益月增，而细察其困难处，总由经费不敷，不能萃集多数名医于一室，专一研精，分科编纂课本，互证中西，借宾定主。盖中医之不振，由于无统系，欲有统系，必须分科，而一科之中，讨论草创、修饰完美，断非一二人所能胜任。一科如此，十数科谈何容易乎？缅想当年纂辑《医宗金鉴》之盛事，千载一时，惜彼时西学尚未输入，毋亦述古有余，启新不足。今则解剖组织，披图烂然，往日诸注家疑虑不敢断定者，试一为推测，与我国《内经》如合符节，此又千载一时也。往者力有余而时未至，今者时既至而力不逮矣，可胜慨哉！先生脉学一书，首先发明动脉即经，静脉即络，微丝血管即孙络之论，确切不移。盖中学论脉，首重肺部之呼吸；西学论脉，注重心脏之发动。其理则一，而浅深高下，微有不同，识者自能辨之。（肺脉起于中焦，中焦受气取汁，为血液之本原。化赤奉心，心之合脉也，而张弛跃动，悉随肺之呼吸，则心脏发血，乃第二义矣）《中风论》归重脑部，与张山雷君《中风斠诠》一书互相发明；《温热串解》准今酌古，互证中西，惨淡经营，洵推国手。敢拜嘉贶，置诸会中，以供同人玩索，并拟聘请先生担任敝会名誉理事，遥相赞助，匡其不逮。嗣后大著陆续出版，尤望寄下，奉缴价值不误。（下略）

——《医学杂志》1925 年第 26 期

《厦埠医学公会传习所[①]试验月刊》之宣言

吴瑞甫

医非徒重文字也，然文字为事实之母。世界艺学之日有进步，虽由格致之精，然必藉文字之流传，斯讲求弥日臻于粹美。我国医书，精粹者甚多，其所以留贻至于今日，为医家之所取资，社会之所信仰，断非文学不为功。

清道咸后，为欧西医学说灌输于中国时代，学东西医者，每鄙我国医学为陈羹土饭。甚至六气之说，古圣贤所以通天地之故，极深研几，谓于人身有极大关系者，亦被驳斥无遗。即风为百病之长一语，尤任意讥弹，不留余地，而惟藉显微镜以考察，谓人身为病，确系微生物所为。不思形质之学，已属第二义。不观《淮南子》及《月令粹编》之言气候乎，五日为一候，凡动植物，多随其气候而发生。微生物亦动植物二种耳，但因其有毒素，故能传染于人而为病，究之，亦气候病也。故中医言气化，乃以探病之原，非肤廓语也。

今即以风言之，风字从虫，已含有微生虫在内。《伤寒论》有风木化虫之病，益征微生之为气候所化，更无疑义。彼徒执微生菌以傲睨中医，多见其不知量也。况微生物学，我国子书亦有言及，如庄子之言触蛮，列子之言么虫，黄帝容成子之以神视以气听，皆发明微生物之鼻祖也。近世大医家杨百城、赵意空又有说矣，曰古医经所云贼邪虚风，即微生物之代名词也。何以言之？所谓风者，由空气鼓荡而成者也。人无一刻可离乎空气，空气鼓荡成

---

① 厦埠医学公会传习所：吴瑞甫邀同厦门地方上热心社会公益事业有识之士，于1928年创办厦门医学公会传习所(1928—1931年)，“本埠传习所之设，原欲使已习医之人，就其经验丰富，使精益求精，意至善也”。传习所办学地点设在厦门市思明东路，原厦埠医师公会楼上。前后共举办两期，每期两年，安排在夜间上课，学员共百余人。该所招收学员为本市开业中医师，年龄不加限制，故当时不少钦慕吴瑞甫学术医风之开业医师，纷纷投至门下。传习所采用之教材，均吴瑞甫亲自编撰，并由其上课进行讲解。每一教学单元之后，传习所出题考核，严格评卷，选取成绩优良者十余名，将文章刊登于《厦门医学传习所月刊》上，印发给众学员讨论切磋。

风。何以遽名曰贼？贼之者，必其空气中含有毒素也。毒素者何？微生物也。风即微生物所自出也，在《易》山风为蛊，《左传》注：受虫害者为蛊。然则害人之风，即害人之虫，犹如蟊之伤苗，故曰贼也。知此义，则知先有气化，然后有微生物，有断然而无疑者。言微生物，而不推原于气化，不揣其本而齐其末之论也。中医学至今，垂四千余年于兹矣。日本初亦从中法，孟津猛男以中医而习西法者也，其言中医，亦谓奇效卓著，有不须用切刀术，且有不可磨灭之性质者。可知中医之价格，未可轻视也。

本埠传习所之设，由巨绅大商组合而成，原欲使已习医之人，就其经验宏富，使之精益求精，意至善也。或曰医学重经验，不重文章。今之试验，一似注重于文义，似非完善之法。余应之曰：科学舍文字，何从传授？且所试验者，均系研究医理，厦埠各医员临床实验已久矣，以学说互相观摩，进步便未可限。兹将第一期试验等第列于前，以试验成绩各文字，择尤类列于后，非敢谓淹通医学也，藉以就正有道云耳。

——《厦门医学传习所试验月刊》第1期

厦埠医学公会第一期试验月刊

评阅者　吴锡璜

题　目

中医重气化，西医重形质，治病均有实验。其优劣若何，能详言其故欤？

第一期试验取列名次

廖海屏　周少云　颜梯瀛　周寿臣　王宽甫　林孝德　蔡长寿
吴文英　高世荣　孙禄铭　王逊臣　吴树萱　林志生　许汶滨
吴拱磻　卢景同　吴秀峰　汪玉堂　陈庆云　康善述　林元勋
彭春江　张典宝　傅如川　伊明德　傅璧山

第一名　廖海屏

吾国医学，视欧西发明特早，故自岐黄灵素仲景伤寒之书作，历代医家，莫不奉为准绳，而知必要之目的则在于气化。气化者，非仅指六气而言，即天地阴阳四时五行之气，亦配合人身之营卫经络脏腑而变化无穷也。考之《经》曰"春气病在温，夏气病在脏，秋气病在肩背，冬气病在四肢"，又曰"春伤风，邪气留连，乃为洞泄。夏伤暑而秋痎疟，秋伤湿而发痿厥，冬伤寒而春必病温"，是明明以人生疾病。关于气化使然，且推而言之，则六经有正气、邪气、本气、客气之分，有子气、母气、胜气、复气之别。其变化也，有风寒化燥，燥之化火，暑之化湿，湿之化热化寒；其疗治也，有取标取本，取标本、取中气有逆取正治，从取反治，迥异西医之泥守形质，此中医最优之点也。海禁大开而后，西学东渐，所重者形质而已。试略言之，如伤寒曰肠室扶斯，霍乱曰虎列刺，烂喉曰实扶的里，皆为霉菌之传染。吾国虽不从霉菌主治，而结果功效以内治言，从未有逊于西医者。至伤寒则西医无法可治，尤必让中医以专美矣。他如彼所谓呼吸器病、消化器病、循环器病、泌尿器病、神经系病、运动器体质病，皆就形质以治疗，亦不能驾我国之气化而上。平心而论，西医之优点在解剖学耳，此外别无良法，况其所用多剧药，在华人气体，又往往不合乎，从知治病之实验与否，无论中西，总在学之精与不精，不然寸有所长,尺有所短。吾愿业斯道者,专心研究,衷中参西,择善而从,万不可谓彼优我劣而自弛其学术也。

评　语:于气化二字,理解特清,于中西学派之实验处,亦了如指掌,非深于医道者,不能道出。

第二名　周少云

论治病者,辄以为中医精于内治,西医精于外治。吾以为中医重气化,凡脏腑标本,节气胜,复无所不通,西医重形质,凡血液循环,筋骸功用,靡不精究,宜乎治病均有实验。夫中医学说,上终天气,下毕地纪,非徒言形质也。即以形质论,凡经络脏腑及百体,各运其精深,循血脉以尽流通之妙,其言曰"三而成天,三而成地,三而成人",实为中医言气化之所自祖。西医则不然,言神经系,言消化器,言循环器,言泌别器,重形质之功用而气化则不讲。以治病言之,中药多煎剂,即丹膏丸散,其功颇缓;西药多化学质,且缝纫解剖,其效最速,似西医优而中医劣,不知论特效则中药为多,《伤寒》《金匮》《千金》各书特效者不少,非若西医之鸡那治疟,六零六治花柳,寥寥无几也。且中医本气化以治病,常能以轻药愈重症,西医则喜用剧药,如热病之罨冰裂,轻热或可速退,重者转以冰毒,欧氏内科学已自言之。至如安知拜林等退热药,常致汗出心停,不若用中法较捷较稳,此则中医较优而西医较劣也。要之,中医取法四时,滋养其气血,殊能赞参于造物;西医卫生大法,护持其形质,犹管车者保卫其汽机。各有所长,未可偏废也。夫华人气体,南北强弱不同,施药亦当各异,洋人形体,东西燥湿迥别,服药亦贵从宜,乃知在天为气,化生万物,中医大有裁成辅相之功;在人成形,伐肠洗髓,西医实有洁净精微之法,特不如纳形质于气化中。一曰治神,二曰知养身,三曰知毒药为真,四曰制砭石小大,五曰知腑脏血气之真,夫斯之谓宝命全形。

评　语:实能于中西医法洞澈本原,乃经验宏富之作。

第三名　颜梯瀛

病有新旧之分,药有重轻之异,而医有中西之别,何也?中医重气化,西医重形质,所重虽殊,而实验则一,然其中不无优劣之点存焉,请申论之。气化者何?如少阴君火,太阴湿土,少阳相火,阳明燥金,太阳寒水,厥阴风木之类是也。形质者何?如脑部、心部、肝部、腰部、肺部、腹部、大小肠部之类是也。中医之气化,与西医之形质,表面上虽截然不同,而究其内容,则有互相结合者。譬如同一咳嗽也,中医则曰手太阴病,而以从风从火、从寒从湿、从暑从燥分别佐治，虽未必所投辄效，而咳嗽多应手而除，此根据气化之明证也。西医则直指之曰肺病，间虽分肺痨、肺炎、肺伤风、肺包膜积水等证，而究其原因，肺痨即中医之言痨病；肺炎，即中医之言肺热；肺伤风，即中医之言伤风嗽；肺包膜积水，即中医之言水饮干肺是也。第西医徒根据形质为有异耳，窃尝考之，中医之言气化，实始于“天以六六为节，人以九九制会”二语。人何以言九九制会，由人之九窍九脏，以会合生五气三之数也，以此三气三而三之，以成天之六气、地之六气，而即以化生人之六气，亢则害，承乃制。是以人迎一盛，病在少阳；二盛，病在太阳；三盛，病在阳明。气口一盛，病在厥阴；二盛，病在少阴；三盛，病在太阴。一部伤寒书，无不根此立论，自汉以来，未之或改，以之治病，成效彰彰可纪。以视西医头痛医头，足痛医足，脏腑何处受病，或用药，或剖割，虽自诩器具精良，手术灵敏，大抵愈而复作。此无他，气化能该形质，形质不能该气化，所以手腕虽工，而察病治病，恒不免拘于形体之末。明乎此，而中西医优劣之点，大致昭然矣。

评　语：其语意根据《素问》确凿言之，均从大处落墨，“气化该形质”二语立说，尤为精谛，是读《内经》而有得者。

第四名　周寿臣

近代医学，日益求精，中西学说，各行其是，互相訾议。盖中医以形质为凭，西医以形质为准，虽取义不同，而治病均有实验，然趋新者辄云西医功力捷速，有识者则称中医效用稳健，孰优孰劣，殊费定评。要之，精者自优，粗者自劣，谨就管见而平心言之。夫以风寒暑湿燥火之六气，乃天地阴阳升降出入之气，气始而生化，气终而象变。风者，天地之动气，能生长万物，亦能消杀万物，人与万物生于天地交气之中，人身生死之机，则倚伏于阴阳变化之气。气和，则经络脏腑运流适合而病不生；气逆，则内部血脉呼吸停滞而诸病生。如水气不足，则源流涸竭，阳土胜之。从火土而化，火气衰微，则光明之气不升而君火受亏；从金水而化，金气失序，则火气胜之，而金气受克；从木火而化，木气不充，则火气不盛而精深痿顿；从土金而化，土气滞弱，则化气减少，不能周传四方。从水木而化，我国历代医家著作皆根据阴阳六气而施治，无不药到病痊，立起沉疴，此中玄理，非细心研究，殊难心得，是气化治疗乃我国医家最精奥纯粹之学说也。自欧风东渐，西洋医学盛行，昧于人身关乎天地阴阳自然之气化，诊病状则偏重形质，用显微镜以检查病菌，用喉眼耳鼻各式镜以视察病实，或用剖解，或用听筒，凡此数种，皆欧西医家诊病之法，其中颇堪取法，以为诊病之参考。究之人身内部之病，有脏腑六气之别，十二经脉之分，各有依据，望闻问切四者之外，尚有视舌、验眼、察皮、按筋、诊腹、考齿诸法，各有依据，合脉象外候，考究病情，既准且中。西医诊内部，只凭听筒打诊，其切脉不过兼之形式上耳。似此，则我国医学对于内部各症之辨别，实驾诸西学之上矣。

评　语：熟于内难等书，故下语均能探原立论，不必于中西医优劣处琐分，但略为轩轾，自能言外见意。

第五名　王宽甫

处今日中医学与西医学战争之时代，非改革于前，万不能保存于后。改革者何，即会合中医之学说而贯通之也。中医重气化，西医重形质，均有实验，果孰优而孰劣？重气化者，重三阴三阳之病症，如伤寒一日，太阳受之；二日，阳明受之；三日，少阳受之。三阳经络皆受其病，未入于脏，故可汗可和而已。四日，太阴受之；五日，少阴受之；六日，厥阴受之。三阴三阳，五脏六腑，皆受其病，营卫不行，五脏不通，则死矣。其不两感于寒者，及六经病衰则病自已。中医之重气化，莫不从三阴三阳而转运之，有是病必有是医，其临症则了如指掌，其实验则药到病瘳，此固彰彰可效者也。如西医之重形质，即身体脏腑是也，其对症疗法，所用药品，有一定之方，所施手术，有一定之法。头痛腹痛，仅安脑以立止其痛，而病之原因不问也。虽各种类似之病情，亦能直抉其异同之点，下精确断语，以定其病名，此实西医所优，而活法变通，则似不及中医之灵妙。

今试综其大概言之。若传染病之肠室扶斯即伤寒、实扶的里即烂喉痧、虎列刺即霍乱、麻拉利亚即疟疾等，为流行性传染者，凡二十三种；呼吸器篇，如鼻加答儿即鼻之流涕、喉头加答儿旧译作声管炎、气管枝加答儿旧译作气管炎，即咳嗽、咯血即咳血、肺结核即肺痨等，为自鼻孔气管而至肺脏之疾病，凡三十种；循环器病篇，如心脏内膜炎，旧译作心房炎、神经性心悸亢进，旧译作心跳证等，得自脉管以至心脏之疾证，凡十七种；消化器病篇，如胃病即癌毒瘫、腹水即水膨、肠结核即肠痨、胃加答儿即胃炎、食道狭窄即膈证、耳下腺炎即痄腮、肠管内寄生虫即腹内虫证等，为自口腔食道肠胃以至肝胆之疾，凡三十五种；泌尿器病，如遗尿即小便不禁、膀胱炎即膀胱热证、尿道症状旧译作尿毒入血等，为肾与膀胱之疾，凡十六种；运动器体质病篇，如腺病即瘰疬证，旧译作颈胸吸核胀、贫血即血虚、血友病即出血不止、蜜尿病即中消病、关节麻木质斯旧译作风淫，古名痛痹等，关于全身之疾病，凡一十九种；神经系篇，如癫痫即羊癫疯、脑出血即中风、脑膜炎即惊风、神经衰弱旧译作脑筋失力、歇私里的旧译作烦惋善怒等，为髓脊之疾病，凡三十种。均以形质立论，其开刀及所用手术，皆不能不就受病之处而施治，胶柱调瑟，效者固多，而愈而复作者亦不少。不思人之有生，受气于天，天有气化，而人身应之，故通天为生之本。西医所谓空气疗法，即天气也。《生气通天论》云“六合之内，其气九州九窍”，盖言人身之气化，即天地之气化也。人无气化则无以生，而谓气化为病，有不从气化以实施其疗治，有是理法乎？西洋汽学精矣，其医学一道，于人身之气化，独不言及，偏重形质，无怪其于气化病，则曰原因未明也。夫病有气化，即有形质，偏重气化，于形质少所发明，此为中医之劣处，无可讳言；而偏重形质，于气化为病，亦未能探原以立法，故手法虽良，而究非善治。明乎此，而中西优劣之点，涣然冰释矣。

评　语：引证详明入浚，从气化形质说到互有偏处，自是正解。

第六名　林孝德

中国医学，自岐黄以迄仲景，其治病均重气化，如三阴三阳，分六经以明六气，生五气三，而百病千变万化，总不外此，其治法条理井然，对症用药，效如桴鼓，岂西医之专重形质者，所能望其项背乎？夫西医之治症，重形质而略气化，人身以血气为本，历考西医书，从未有言气病者，此西医之劣点也。窃思脏腑肌肉有形者也，气化无形者也，无形可以该有形。观于《生气通天论》，有圣人服天气而通神明之说，及针家治病，有曰“见其乌乌，见其稷稷，从见其飞，不知其谁”，是所治虽在形质，而察病已在气化之微，以有形而概无形，可知西医但识其形而未悟其理也。

今试略举一二以证之。如毒热即伤寒，西医无特效治法，必待三、四周期，方能自愈，中医治伤寒，一用汗吐下温清和，按经气施治，便可去病，此非中医所优乎？又如虎列刺即霍乱病，西人注射食盐水，即能止转筋而回其厥冷，中医用刮痧法、蒸熨法、暖脐法，亦能起死回生于俄顷，非中西医之各有优点乎？惟止血、塌洗、涂布、剖割及绷带新法，则又西医所优，是又在中医能实地练习，以补我学术之缺，若固步自封，则非求学之道也。

评　语：较短絜长，确有见地，末路教人须实地练习，留有余不尽之意，尤能为医学家痛下针砭。

第七名　蔡幼中

自欧风东渐，西医多悬壶于我国，都人士慕其机器之巧，并信其医术之精，彼亦顾眄自雄，竟斥中医之重气化，其治病如摸索五里雾中，何其言之悖耶！夫我国医学，发明最早，而讲求亦最精，如阴阳六经，皆重气化。以治伤寒，可瘳厥疾，移治杂病，立起沉疴，岂专重形质者所可同日而语乎？今试略举中西治法而互证之。如肺结核、脑充血，皆有形质之病也，而西医治法，或杀菌，或用泻剂，以减其血液，愈者绝少。中法治痨病，则分上损下损，治中风，则辨在络在经，审其阴阳，察其传变，随时而消息之，多有愈者。他如虫样肠病，西医舍剖腹外无良方。小肠坏病，西医除静卧外无良法，转用中医施调血调气以止痛，投或温或凉之方以解热，治痊甚多。故不得以白喉用血清，疟疾用鸡那，以一二之稍优者，遂信其可驾中医而上也。由此观之，气化形质，虽各重于中西，而孰劣孰优，不已昭然易辨耶？

评　语：伤寒言六经传变，故可愈杂病，虫样垂病、小肠坏病，中法实胜西法，近世医学家从阅历得来，均有定论，文虽寥寥，语已能见到。

第八名　吴文英

阴阳二气，化生万物，气以成形，体质具备，此化工自然之构造，可合验，不可分观，讵得任意偏重哉？我国自轩岐发明医药，《灵枢》《素问》《内经》《金匮》诸书，推阐阴阳气化之源，以五行分配五脏，以六气证明六经，条分缕析，精确不移。凡有形有质，至于微芒者，靡不直穷底蕴，真相了如。从主气客气，推究寒化热化，穷揭病情，标明纲领，或汗或吐或下或针或灸，按证施治，功效如神。盖气化精通而形质洞澈，合本末为一贯，未尝有轻重于其间也。秦汉以上，见道者代不乏人，迄晋唐后，渐失真传，业医者多高谈气化，不复察形质受病之由，积久沿讹，凭空臆想，纰谬日多，中医遂为外人所讪笑。泰西自秦汉以下，医学日益研求，加以剖割审视，实验病躯之经络，精益求精，如消化器、呼吸器、循环器、生殖器、神经器等，确能道出情状，药到病瘳。独惜西人轻本重末，详言形质，不进求气化之精，询以脏腑之本气、标气、中见气，俱未之知。告以手从足化，子从母化，辛甘化阳，酸甘化阴，彼亦不信，曷怪治外多中，治内或贻误耶？今者世界大通，新理日辟，设能实事求是，国界莫分，以我国医书所未详者，再参西法，益知形质之微；以西人智巧所未逮者，博考中书，近窥气化之妙。以此所劣，求被所优，一炉共治，行见至微，秋毫在目，合人形于阴阳四时，即有客气为病，必无遁情。昔岐伯先师有言"先度其形质肥瘦，以调其气之虚实"，非气化形质俱重之一证欤？

评　语：从气化形质不宜偏重处立意，尤为圆到。

第九名　高世荣

自二十世纪以来，欧风东渐，西医遂挟其器具之精良，药品之剧烈，以衡于我国，世之论者遂以为中医无系统。不思中医之言气化，即统系也。读《内经》及《伤寒》两书，内而脏腑，外而形体，以及气血之生始，经腧之会，通神机之出入，阴阳之变易，六气之循环，五运之生制，上下之交合，水火之相济，大概本气化以立言。所云南北政及三阴三阳，举天之六气，以该人之六气，何等精粹！如以天地阴阳立说，为涉于沉闷之一境。姑举杂症之淋病而言，如小便滴沥涩痛，欲行不行，欲止不止，在西医佥谓花柳之患。其一部分非花柳毒者，中医则根据经旨，谓“膀胱者，州都之官，津液藏焉”，气化则能出矣。又云“三焦者，决渎之官，水道出焉”，如滴水之器，闭其上窍而倒悬之，滴液不能下也，须服药开启上闭而水自通，并以手探吐，病遂霍然，此即我国医学重气化之实验也。而西法则不然，因遇是病，每施手术，用小树乳管通涤尿窍，以清毒质，症虽畅快一时，越后仍再痛楚。又鼻血不止一症，中医每用清肺及釜底抽薪之义，而西法亦施手术，用棉球以塞鼻孔，致瘀血壅塞鼻窍，苦闷难当，而又云一时不可取出，恐有性命之忧，须俟其血络之膜坚实，候七日方可取出，此乃西医之偏重形质而窒碍难行也。其间各有所长，各有所短，治验优劣，未敢妄断，而究之中医气化之说，实探原以立论。考《藏象论》云“心者，生之本，通于夏气；肺者，气之本，通于秋气；肾者，主蛰封藏之本，通于冬气；肝者，罢极之本，通于春气”，可见人身之气化即天地之气化。故四时病机，每按气候以调节，靡不确中切要，其视西医，实较为活泼泼地，此中医之优点也。况又有言气化而兼言形质者，如所云“形气相得，谓之可治；形气相失，谓之难治”，则有参色脉及四时以察生死之故，精妙处又难以言传。呜呼！微乎微矣。

评　语：气化二字，根据天人以立说，乃自《内经》研究而后段引经义，以气化质合参理义，尤为国足。

第十名　孙禄铭

我国六气，为病最多，六气者，风寒暑湿燥火也，治之之法，概本气化。气化者何，三阴三阳从寒从热化是也。夫人身欲病之先，必各现端绪于其部分。肝热病者，左颊先赤；心热病者，颜先赤；脾热病者，鼻先赤；肺热气者，右颊先赤；肾热病者，颐先赤。此略言中医之实验。若西医每重诊察实据，以显微镜查察病菌，以体温表测验体内之热度，以听诊器按听心肺之音，又以打诊器轻击体腔外面，辄发各种之音响，因而得明内部器官之状态何如。更有检查病理上之现象，如咳嗽、咯痰、咯血、衄血，皆属呼吸器病。如食欲减少或亢进、剧渴吐血、下痢下血，皆属消化器病；如关节痿麻质斯、神经痛、痉挛性，皆属神经系病；如诊查泌尿器、肾脏炎之糖尿病，若非用试验法，则未易明其确据，故西医偏重形质之有实验者即此也。究之中医精于理，能补人之不足，西医精于法，善去人之有余，中西两医，各有所优。如六气病，则中医为优，西医为劣。读《内经·五运行论》云"从其气则和，违其气则病，不当其位者病，迭移其位者病"，历代名医本此，乃审六气优胜，复以治病。迄今而治时感，大法昭如日星，此岂西医所可及乎？西医书未尝言气病，而治四时杂感，仅用弗那摄精、安知拜林等少数之退热药，胶柱调瑟，不足道也，此非中医所优乎？中医于形质之学，影响模糊，缘前此国家未开剖割之例，无从实验，对于骨骼之部位、血脉之循环与夫绑扎之处理，多不讲求，未免相形见劣耳，诚能以彼所优，济吾所劣，医学有不蒸蒸日上乎？

评　语：能再讲求身体学，便更上一层楼矣。

第十一名　王逊臣

中医气化之说，不止言六气也，徒凭六气以论治，在西医以为茫无实据，可断言也。今即以实据论之，人身之气，非通于天地之气者乎？人无空气即无以生，是故在天为空气，在人即为宗气，《内经》言苍天之气清净，顺之则强固，乃人所以吐故纳新，出入五脏，以养神机者也。脾气化精，上输于肺，谷气入胃，以奉生心化赤而为血，浊气归心，淫精于脉，是《素问》三说，非气化之实据乎？舍气化而言形质，已非根本之治疗，故尝有外科因剖割暂愈，旋即复原者，此无他，拘于形质，不能探原施治故也。夫气化以神不以迹，气在身体，无形无质，显微镜不能窥也，理化学不能考也，气藏于人体，既生活于气中而无不适，斯其神机亦生活于气中而无所碍，故古圣尝百草以为药，必本乎四时节气之化生，以治人病，非理想也，乃气化与神机之作用也。五官百骸，具有知觉运动，言其粗，虽在形质，言其精，则气化之神机为之也。明乎此，而中西医之优劣判然矣。

评　语：言气化，亦能发明实据，且举脾肺心胃之化精化血以指证之，理解尤高人一招。近世余云岫学于东洋，竟痛诋中医言气化之非，读此，应废然思返。

第十二名　吴树萱

气化之说，原于《内经》，而《月令》《淮南子》于“五日一候，三候一气，所化生之品类”，亦凿凿言之，盖通天地人之学也。自汉以下，若《元和纪用经》《圣济总录》，概《医宗金鉴》司天在泉之说，皆洞见本原，湛深经旨。医者本此以断病处方，每每切中病情，效如桴鼓。《灵》《素》《伤寒》均以天地之气化，阐发人身之脏腑功用，透辟精深，不可磨灭，历代名医辈出，凡有学说，无不涵盖其中，洵我国最优之医学也。西医晚出，若合信氏之《全体新论》、柯为良之《全体阐微》、德贞治《全体通考》、哈士烈之《体用十章》，详于血液之循环、骨节脏腑之构造，博大昌明，得未曾有。近世显微镜学兴，以动物菌、植物菌为人生百病之所从出，其治法亦能取效一时。究之我国“风木化虫”一语，已足包括而有余，则形质之学，犹落第二义，转不若以气化治病，为效较著、为说较优也。

评　语：篇幅无多而融会群书，于中西医法了如指掌，末路从气化所以包括形质处，切实道出，方觉动物菌、植物菌亦从气化而生，真乃湛深经旨之语。

厦埠医学公会第二期试验月刊

评阅者　吴锡璜

取录名次

林孝德　颜梯瀛　蔡长寿　廖海屏　周少云　王宽甫

孙禄铭　吴文英　高世荣　吴拱磻　吴树萱　伊明德　许汶滨

周寿臣　康嘉善　林志生　傅如川　傅璧山　汪玉堂　张典宝

题　目

伤寒从足经入,温病从手经入,何以《伤寒论》言太阳病发热而渴,不恶寒者为温病,则又明明以温病属之足经,手经足经截然不同,能辨析其异同,阐发其义蕴欤?伤寒误下而成结胸,温病误汗而成结胸,寒温不同,汗下误治又不同,何以皆成结胸?能分析其病因欤?寒温初感异治,至阳明及三阴症则有同、有不同,大旨安在,试详言之。

吴瑞甫拟作

伤寒从足经入,温病从手经入,自吴鞠通本叶天士而为此说,后世宗之,而不知此指初感而言也。伤寒初感,以足太阳为表症;温病初感,以手太阴为表症。若由伏邪化热,则不谓之伤寒症,而谓之温热症。谨案《灵枢・论疾诊尺篇》曰"冬伤于寒,春生瘅热",《素问・生气通天论》曰"冬伤于寒,春必病温",《金匮・真言论》曰"藏于精者,春不病温",是明明指伏气内发之温病而言,且明以不藏精之必病温者,指少阴之伏邪而发,从知冬伤于寒者,正春月温病之由,而冬不藏精,又冬时受寒之由。读仲景《伤寒论》自序,为撰用《素问》九卷,则知其以温病仍属之太阳者,原其受寒之始,仍在太阳,而别无中风伤寒之外候,自不得率用麻桂等方,致滋他变。故特揭之曰太阳病,而不言伤寒,以见随时而发者为伤寒,其病自外而入内。若太阳病久伏而发者,则为温病,其病自内而达外,从知温病伏邪,原自足经而来,与叶天士所谓"温邪上受,首先犯肺",为随感随发之温病。一在手经,一在足经,原因本自不同。故伤寒论此节,“太阳病”三字当另读,乃推原病因之所自出。其“发热而渴不恶寒”七字,正寒邪日久化温之的证也。窃谓温热即伤寒之类,手经足经,虽截然不同,但见手经证,即从手经施治,见足经症,便从足经施治,斯为合拍。是说也,证之《难经》而益信。《难经》云“温热之脉,行在诸经,不知何经之动也,各随其经所在而取之”,良以温病邪伏三阴,随气而动,流行诸经,或乘经气之虚而发,或挟暑感之邪气而发。其发也,或由三阳而出,或由肺胃。最重者,热不外出,而内陷于手足厥阴,或肾气虚,不能托邪,而蟠结于少阴。病情错出,随症可发,初不能指定为何经,与伤寒有一定之传变。及至阳明不传,自然歧义耳。其尤异者,则伤寒误下而成结胸,温病误汗而成结胸。汗下不同,而何以皆成结胸,则以暴病之伤寒,卫阳被遏,但用辛温助阳以发其汗而邪解。若未曾入腑化热而遂下之,则邪气内陷,上逆而为结胸。若温病则邪郁久而化热,里热炽盛,阴液被烁,此时宜相病之轻重,或清解,或急下,病气自衰。若以辛温误发其汗,则阴液愈烁,热邪愈炽,引煎熬之涎沫而固结膈间,结胸之病所由来也。此症虽主治皆用陷胸汤,而寒温初感之所以异治,亦可悟出。或曰伤寒初感异治,是则然矣,而病至阳明及三阴,何以有同、有不同?曰伤寒病在阳明为中传,而温病则为初传,伤寒由三阳而三阴,为入深之候;温病由三阴递出于三阳,为由里出表之候。此病情之不同也。伤寒重在误下,温病重在误汗,在《伤寒》除三急下症外,下法亦迟。温病误下,尚无大害。此治法之不同也。仲景《伤寒》一书,为治六气之总书,凡湿温、风温、暑热,无不概括其中。陆九芝精于伤寒者也,而其言温病内燔,只有阳明、经府两症。今且依伤寒法考之,伏温由少阴外达三阳者为顺,三阳以阳明为总纲。论云三阳合病,脉浮大,上关上,但欲眠睡,目合则汗,此节即少阴温邪外达三阳之的证。邪在少阴,尺脉必大,由内达外,而浮大见于关上,故曰上关上也。少阴症以但欲寐为提纲,今病虽出于阳位,而少阴之源未清,故犹有但欲眠睡之病候。春温症本目合则汗,不似伤寒化热之大汗不止,此即仲师示人以伤寒温病之病情不同处。论又云“三阳合病,腹满身重,难以转侧。口不仁而面垢,谵语遗溺,发汗则谵语,下之则额上生汗,手足逆冷。若自汗出者,白虎汤主之”。此见三阳合病,须以阳明为总纲,仍从阳明白虎汤治法。热邪弥漫,误汗为一逆,误下为再逆。一逆再逆,病必不治,惟不因误汗误下而自汗者,尚为可救也。全伤寒阳明病与温热之达阳明者,治法本有同有不同。论云“太阳与阳明合病,喘而胸满者,不可下,宜麻黄汤”,此病之由外传内,误下即变症,仍宜以麻黄汤温散寒邪,而喘与胸满自止。温病则无此病候也。论又云“食谷欲呕者,属阳明也，吴茱萸汤主之。若脉浮迟，表热里寒，下利清谷者，四逆汤主之”，此寒邪化寒与温病之热邪烁阴者。病情治法，大有区别，惟所云心中懊侬，舌上苔者，栀子豉汤主之。渴欲饮水，口干舌燥者，白虎汤主之。伤寒脉浮滑，此表有热，里有寒，白虎汤主之。太阳少阳合病自下利者，黄芩汤主之。此则伤寒与温热，治法皆同也。若夫邪在三阴，据张石顽《伤寒讲义》，以为凡温病发于三阴，脉微足冷者难治，此即《素问》温病虚甚死之义。盖温病因邪热披猖，阴液消铄者，最居多数，全赖三阴气盛，得以鼓邪化热而出。若脉微足冷，三阴真气虚馁，则邪机冰冷，每有半化半伏，欲达不达之症。如热势炽盛，已见昏谵痉厥，而少阴伏邪，尚有未经化热，仍留滞于阴分。此时就热象论，已有热扰厥阴之险，用凉泄则邪机愈滞，用温化又虑抱薪救火，辗转之间，邪热蒙闭，阴液干涸，迟一二日，便不可救。此症在温热中为最险恶，喻氏《寓意草》仿少阴治例，用麻黄附子细辛汤，以透邪外出，加生地以育阴扶正，用意颇为切当。此温病在厥少二阴，治例略同之点，惟伏邪在太阴，每见脘闷、呕水、舌腻等症。此症若身体发黄，用栀子柏皮汤；若湿热化燥，用苍术白虎汤。与伤寒治法大概相类。即发汗后之腹胀满者，用厚朴生姜甘草半夏人参汤。湿温症偏于湿重宜宣化者，间可采用。独桂枝加大黄证、理中丸证，此为伤寒寒邪在太阴者而设，若温病则有未合，究之温热深郁于太阴，漫无出路。其症或发黄，或腹满肢肿，或溏泄，或便闭，或呕恶，或小水赤涩，至伤及脾营，则舌底绛，或腻苔带灰黄而不甚燥，非温运，则湿无出路。但温运则增热，清解则助湿，虽投以苦泄，胃热下行，病势亦可一松。第所泄者，胃府之标热，而太阴蕴遏之热仍未透达，故病虽暂减，而越日复炽，屡伏屡炽，止气不支，遂成坏症。此症病势不易分解，即对症发药，亦难得手，病家每因投剂不能速效，屡次更医。后医见前医治之无功，改弦更张，杂药乱投，驯至不救。治此者，必须从太阴之湿与少阴之热，孰轻孰重，有无挟痰积瘀滞，细意分析，取《温病条辨·湿温门》及薛生白《湿热篇》，悉心体会，治法自面面周到。因其与仲景太阴篇不同之点尽多也，至厥少二阴之症，在伤寒每用温法及苦辛温合法，若四逆汤、白通汤、真武汤、乌梅丸，则其治也。而在温病，则宜助阴气以透邪外达之法，时贤柳谷孙用黄芩汤加豆豉、元参，最为切当。此伤寒温病在厥少二阴治法之最宜苦心分明者也。至于白头翁汤治厥阴热痢下重，椒梅连理汤之仿用仲景乌梅丸法，以治吐蚘，少阴病三日咽痛之甘草汤，下利咽痛胸满心烦之用猪肤汤，心中烦不得卧之用黄连阿胶汤，口燥咽干宜于急下之用大承气汤，此则厥阴、少阴诸病。凡伤寒温热，治法皆同也，惟热重昏谵，舌底绛色，热灼心营，以犀角地黄汤为主方；烦躁不寐，口渴舌板，神情昏扰，以凉膈散为主方；热蒸痰升，蒙蔽神明，以至宝丹、紫雪丹为主方。以上三症，最易痉掣搐搦，舌绛津枯，刻刻宜防其肝风陡动。此则与伤寒之在厥少二阴治法悬殊，有未可相提而并论者。总而言之，伤寒由表入里，当分经而施治；温病由里出表，不知何经之动，当随所见之病情而施治。盖必能执简驭繁，自可以收得心应手之妙用耳。

按　语：伤寒、温病为大症，法门最多，医学家必先烂熟于胸中，方能临证确有把握。试验此问题，原欲使医者透彻玲珑，且平素于伤寒、温热二书确有体会者，自能发挥尽致，见浅见深，即汉文肤浅者，用问答体逐层对答明晰，亦足以摅陈所见，乃所缴各卷精深透辟者殊少，不揣固陋，制成此篇，劈理分肌，具见了亮。不过欲与医会诸君谈医，如云问世，则吾岂敢？

第一名　林孝德

伤寒温热，治病之两大法门也，而皆以风为百病之长。风善行而数变，从寒化属阴，故先受于足经；从热化属阳，故先受于手经。叶氏之分别手经足经，为时感言也。若仲景论温病由伏气所发，而不及时感，其所云“太阳病发热而渴不恶寒者为温病”，是引《素问》冬伤于寒春必病温及冬不藏精之说，系少阴伏邪自里达表，以其化热，故发热而渴，与外感伤寒异；以其不恶寒，故特标是内发之温病也。至温病初起，却有微恶寒者，乃新邪引动伏邪之症，与太阳病此节大同小异，最宜细辨。夫伤寒邪在表，或渴欲饮水，水入则吐，或心下痞硬。若误下之，邪从内陷，水与气凝结而成结胸，温病热邪在里，而其人素有挟湿，苔厚微黄而胸闷，或心下痞。若误汗之，热邪上升，与湿痰盘踞而成结胸。仲圣辨邪之浅深，故有大小陷胸汤丸之别。至风寒初感，当用辛温发汗，风温初受，亦宜辛凉解肌。伤寒传至阳明，化热入里，劫烁津液，肠胃干结，下之宜猛。温病多挟湿，大便本不坚结，以浊邪瘀闭不通，若用承气猛下，其行速而气徒伤，湿仍胶结不去，故当轻法推荡，而使之频下。伤寒谵语，必主胃家实，寒病谵语，多主逆传心包。来路不同，若辨别不清，最为误事。至白虎症，则伤寒、温病皆同，但察其热炽汗多口渴，便可施用。余如太阴症，寒邪阻滞中脘，邪乘于上，则腹满而吐；邪乘于下，腹痛自利。主以理中汤直守其中，上下自定。若温症之湿在太阴则不然，但宜宣化，不宜温补。少阴经之水火同具，邪之所腠，其气必虚，肾精虚而脉微，心血虚则脉管中血少而脉细，以致元阳之虚，不交于阴。阴气之弱，不交于阳，故欲寐而不寐，主以麻黄附子细辛汤，令阴阳交。寒邪解，病可立愈。若温病阴液素亏，则从阳化而为热。热甚则血液必亏，宜养阴以配阳，此治法之不同也。热邪烁阴，其胃必燥，须用急下救阴，此则伤寒温病治法皆同也。若夫厥阴之为病，有从热化、从寒化之辨，在伤寒宜寒治其寒，热治其热。观于风木化虫之治以为乌梅丸，可知大概。至温病一动肝风，痉厥立至，救阴惟恐不及，此其所以不同也。惟白头翁症之热利下重，则伤寒温热治法皆同，但从《伤寒》一书探讨而出，自然明了。所以为医者，《伤寒论》不可不读。

评　语：纯从寒温真际研究而出，推阐大意，不落恒蹊，具有缘月见指、即指见月之妙。

第二名　颜梯瀛

天有阴阳，地有寒温，人居其中，同声相应，同气相求，自然之理也。故太阳为北方之寒水，其应皮毛，如天时过于寒凉，寒从风化，邪气先犯太阳；太阴为西方之燥金，其窍口鼻，如天时过于温暖，温从风化，邪气先犯太阴。所谓伤寒传足不传手，温病传手不传足者，其即此欤。乃《伤寒论》言太阳病，发热而渴不恶寒者为温病，是温病亦有从足经而入者，与传手不传足之言，不亦大相剌谬乎？曰非也。经云“冬不藏精，春必病温”，又云“先夏至日者为病温，后夏至日者为病暑”，一则伏气而发之温病，一则感而即发之温病。本文乃伏气而发，仲景恐人错认为太阳伤风寒，故特标是伏热内发之温病，明自少阴传出，自里而表，以未显他经之症，仍系以太阳足经。若感而即发，则手经居多，切不可拘定手足，而混伏气为即病，颠倒施治。或曰：何以知其为伏气与即病？曰：温病初感，必有恶寒，既热之后，则全不恶寒，此感而即发之温病也。若伏气则不恶寒且渴矣，“不恶寒”三字，为伏气与即病之区别。知此则手经、足经可以涣然冰释矣。然则伤温病，汗下失宜，俱成结胸者，其义何居？曰：伤寒太阳症，外邪未罢，理当温散，医反下之，胃肠受伤，贼邪内陷，盘踞胸中，故成结胸。温病太阴症，内热未清，理当凉解，医反汗之，津液愈枯，温邪内煽，弥漫胸中，亦成结胸。结胸者，外邪内热留结于胸膈之间，心下痛拒按是也。然诊其脉，寸浮关沉。寸浮者，主胸主表；关沉者，主胃主里。从可知其邪由胸表陷入胃里而结也，明矣。惟伤寒结胸症固多，温病仅见于士雄治郁甥一案，自胸次胀及小腹，痛不可近，便秘溺赤，舌黑口干，自汗烦躁，六脉弦强无胃，越二日便行而殁。此症误服葛根一剂，继又误服柴葛羌防十余剂，致成烦躁不治。若未至烦躁，按法图之，犹可为力。有断然者，惟士雄据古人云，误汗劫夺胃汁而未及结胸者，因结胸症不多见耳，然亦不可不知也。总之，寒温有霄壤之分，汗下有径庭之异，而误治逆陷，俱成结胸则一也。若夫寒温初感异治，至阳明症及三阴症，有同有不同者，则又有辨。盖伤寒有循经传，有至胃不传，有越经传，此其常也。温病则脏腑经络随处可动，但分其在气在血，而以出表为顺，此其例也。故伤寒太阳症，头项强痛、发热自汗、恶风脉浮者及无汗恶寒脉紧者，主以桂枝麻黄二汤。温病太阴症，头痛身热，微恶寒，脉动数者，主以银翘散，此症异而治亦异也。传至阳明，无论伤寒温病，见身热不恶寒反恶热，日晡益甚，口渴大汗，大便秘，小便短赤，舌苔老黄，脉浮滑有力者，均主以白虎汤。脉沉小有力而实者，均主以大承气汤。伤寒传至少阳，寒热往来，口苦咽干耳聋，脉弦者，主以小柴胡汤，和解表里之邪。温病寒热类疟，薛案仿小柴胡汤例，以青蒿、川贝代柴胡、半夏，此症同而治亦略同也。伤寒传入太阴，腹满而吐，食不下，自利益甚，时腹自痛，主以理中汤。温病湿甚为热，舌白口渴，烦躁自利，身痛，心下亦痛，主以泻心汤。伤寒传入少阴，脉微细，但欲寐，二三日以上，心烦不得卧者，温病亦有此症，均主以黄连阿胶汤。病在厥阴，伤寒手足厥冷，脉细欲绝，主以四逆白通。温病既厥且哕，脉细而劲，主以大小定风珠，此症有同、有不同，而治亦有异、有不异也。至合病并病两感病，伤寒有之，而两感症及三阳合病，则温病为多。此外伤寒传变，又有从太阳寒水，逆传手少阴心经，与温病由太阴燥金，逆传手厥阴心胞之症相对峙，其见症均神昏谵语。伤寒以栀子黄芩黄连汤、导赤散、泻心汤主治，温病以清宫汤、至宝丹、安宫牛黄丸主治。大抵伤寒多足经先受，足经脉长，故多传变；温病多手经先受，手经脉短，故少传变。随经施治，活泼泼地，神而明之，存乎其人耳。

评　语：于寒温大法了如指掌，于三阳三阴异同之点，亦煞有体会。篇中覼列症治，两相互勘，虽系常法，而非湛深医学者不能有此。

第三名　蔡幼中

《内经》云“夫热病，皆伤寒之类也”，《难经》亦云“伤寒有五，有中风，有伤寒，有湿温，有热病，有温病”，是温病已包括于伤寒之中，故不必以伤寒传足，温病传手分之。第伤寒多足经症，温病多手经症耳。如《伤寒论》太阳病发热而渴不恶寒为温病，此非指外感之温病，乃指伏气之温病也。夫冬伤于寒，不即发者，隐伏于足少阴之经，以肾与膀胱，一腑一脏，相为表里。寒水之气，本相联属，故传入最易。而不即发，迨春令温暖，伏邪随春气而发泄，其现病不恶寒，则显非外感，不得用温散之药可知。伏邪化热，津液被烁，故发热而渴，其宜益阴清内热更可知。其与外感异者，因外感之温病，辛凉解肌，投之立愈。伏气之温病，热必暂清而暂出，阴必暂益而暂复，用药处方，颇费周折，其疗治为较难耳。伤寒、温病又皆有结胸症，一因误下而致，一因误汗而成。夫伤寒病发于阳，宜从汗解而反下之，热入因作结胸，然伤寒结胸最宜体认，如项强如柔痉状，以大陷胸丸下之则和。脉浮大者为正虚，不可下，若以大陷胸之则死，是治伤寒结胸，固当参以脉证也。温病热邪烁阴，无论何经，皆随脏腑之偏胜而发。热气上逆，法宜清降，反误汗之，热壅亦成结胸。然温病结胸，亦宜体认，如心下硬痛，脉搏有神，以清凉之剂佐苦辛之药治之，投无不效。若其人烦躁不宁，脉弦无胃，正气既亏，邪复据险，虽有卢扁，何能为力？是治温病结胸，亦宜参以脉证也。至若伤寒初感脉紧，治以麻黄汤，温病初感脉数，治以银翘散，一主辛温，一主辛凉，治法各别。及至阳明经症，用白虎之属，腑症用承气之属，无不若合符节，惟伤寒下法，宜猛宜急；温病下法，宜轻宜缓。稍有不同耳。他如少阴症，心中烦不得卧，则皆主黄连阿胶汤；厥阴症，热利下重，则皆主白头翁汤。惟伤寒自利不渴者属太阴，温之宜四逆辈。温病太阴自利不渴，不可浪投四逆，只温脾化湿，其疾瘳可。此三阴治法之有同、有不同也。由是观之，温病症治同于伤寒者实多，何必以足经、手经分之，惟审其何经受病，则用何经之方，加减治之，无不应手取效。观徐氏伤寒类方之作，可恍然悟矣。

评　语：伤寒温病，界限虽宜划清，而治疗大法悉备于《伤寒》中。文则起笔从《内经》《难经》引入，以见温热病悉属伤寒之类，但分经施治，则自不合具征卓识。

第四名　廖海屏

汉仲景立伤寒、温病二论为大纲，奈历代医家不深辨别，往往混合而治。迨张景岳、吴又可、喻嘉言出而辨论于前，叶香岩、吴鞠通、王孟英继而详析于后，而界限为之一清。伤寒由毛窍入，起于足太阳；温病由口鼻入，起于手太阴。伤寒伤人身之阳，故喜辛温、甘温、苦热以救其阳；温病伤人身之阴，故喜辛凉、甘寒、甘咸以救其阴。一重汗，一忌汗，彼此对勘，自可了然，乃《伤寒论》何以言太阳病发热而渴不恶寒者为温病，盖仲圣言病因伏气也。经曰“冬伤于寒，春必病温”，是冬时伤寒已从足经而入，至春而伏邪由少阴出太阳，热从内发，故渴而不恶寒。讵温病非属之足经乎？前人谓伤寒传足不传手，误也，一人能分为两截哉？至于伤寒误下变成结胸者，以其邪尚在表，误下则引邪内陷，以成结胸之症。温病当以救阴为主，误汗则伤津，阴竭火炽，盘结胸间而硬痛，是火烁太阴，与邪陷太阴之同病也何疑。若夫寒温初感，其治之异也，因彼外受者风寒，宜辛温以发散。此外受者风温，宜辛凉以宣解，病异而治自不同。设或传至阳明，则是两阳合明，虽所感寒温不同，要皆审其在表在里。抑为腑症，而以刈根汤、白虎汤、承气汤分别主治。及至三阴症则何如？曰伤寒于三阴，受病则查其脉症之传经、不传经，审其脉症之阳邪与阴邪，然后按症投药。温病不然，盖温邪上受，首先犯肺，逆传心包，上焦病不治，则传中焦脾与胃也；中焦病不治，则传下焦肝与肾也。是故温病分三焦而治，与伤寒分六经者不同。抑又有说：伤寒自表入里，先太阳而终至厥阴；温病自里出表，先少阴而后出太阳。至若厥阴，伤寒之厥，足厥阴病也。温病之厥，手厥阴病也。上下异部，寒温迥殊，治法亦自有别，万不可执定伤寒之法，而概用以法温也。

评　语：应有尽有，亦见明白了亮。

第五名　周少云

伤寒多入足经，温病多入手经，是伤寒由毛窍而入，自下而上，始于太阳膀胱经。温病自口鼻而入，自上而下，始于手太阴肺经，乃《伤寒论》言“太阳病发热而渴不恶寒者为温病”，即《内经》“冬不藏精，春必病温；冬伤于寒，春必病温”是也。手足二经，既属不同，何以解析同异，亦以邪自内发，表里皆热，津液必亏，温邪化热，故不恶寒。病因由太阳伏热，故仍属之太阳病。至伤寒表证未除，误下之，伤其上焦之阳，风寒之邪，乘虚而入，上结胸而硬痛。不按而痛，宜大陷胸汤；按之始痛，宜小陷胸汤。温病热邪方炽，误汗之，伤其中焦之阴，邪热之气，随辛散升逆而中结于胸，膈间有热，用黄连括蒌；心下有痞，用枳实甘杏。寒为阴邪，温为阳邪，症已不同，汗则泄气，下则伤液，误治又不同，而病伏之皆成结胸则一也。伤寒初感在表，温病初感亦属表，故太阳、太阴异治。至阳明症及三阴病，或同或不同者，则寒治其寒，热治其热。三阴症之宜温经者，伤寒所独。阳明症及三阴症，寒邪化热之，宜用清法下法者，温热病中皆可取用，此则病情同而治法亦同也。

评　语：着墨无多，而寒温病候及治法却能凿凿言之，非老于医者不办。

第六名　王宽甫

伤寒从足经入，温病从手经入，就时感言也，而《伤寒论》乃言太阳病发热而渴不恶寒为温病，曰热曰渴，明为里热，曰不恶寒，则太阳寒邪已化为温病矣。足经手经，经气本自相通，但寒邪伤阳，温邪伤阴，则截然不同耳。寒邪以辛温解表，误下即成结胸；温邪以辛凉解热，误汗亦成结胸。汗下不同，而成结胸之病，则无乎不同。其故何也，则以寒邪内陷，温邪上逆，皆结胸之由也。寒温初感误治,至阳明症及三阴症,则有同有不同。盖病至阳明,即寒邪亦已化热,与温病无异,此治法所以同也。独三阴症,则太阴湿化,或肢节烦疼,或身体发黄,病机大概相类。若厥少二阴从寒化者,宜以扶阳为主,从热化者,宜以救阴为主。白通汤、通脉四逆汤,为扶阳立法也;黄连鸡子黄汤、大承气汤,为救阴立法也。吴仪洛之论伤寒也,重在分经;《难经》之论温热也,重在随何经之所在而施治。观此,虽温热为伤寒之类,要亦不可以无别。

评　语:熟于《伤寒》《温热》诸书,而吸取精华,独能言简意赅,包扫一切。此境良不易到。

第七名　孙禄铭

尤拙吾曰:"少阴为阴,寒邪亦为阴,以阴遇阴,故得藏而不发。"是以伤寒之邪,自太阳递入三阴,温病之邪,自少阴传出三阳,此伤寒温热之辨也。惟叶氏宗河间以论时感,遂分手经足经,后世宗之,不知温病不专在手经也。《伤寒论》云"太阳病发热而渴不恶寒者为温病",此乃以不恶寒而渴之症,辨伤寒与温病之异,而非专为风温叙证也,乃言少阴伏邪,出于太阳,以其热从内发,故渴而不恶寒。若外感温病,初起却有微恶寒者,以风邪在表亦不渴,且热未炽,液未伤也,似伤寒而实非伤寒,以伤寒症虽发热而刻刻恶寒。温热症则一经发热,便不恶寒,以此为辨,以其同为外感,故症状相似,而寒热不同,治法迥异,岂可混哉?伤寒之邪在表,误下则邪陷而成结胸。夫病发于阳而反下之,热入因作结胸,所以成结胸者,以下之太早故也。温病之邪在里,逆传于心包,若误汗则内闭而外脱,倘顺传于胃腑而误汗,则热邪盘踞而成结胸。病之原因虽不同,而治法则同,小陷胸汤即其法也。若夫阳明及三阴症,治法则有同、有不同。尝读薛生白之《湿热篇》而有悟矣。薛云"湿热病属阳明太阴经者居多",中气实则病在阳明,中气虚则病入太阴。在二经之表者,多兼少阳三焦;在二经之里者,每兼厥阴风木。且此症又必与温病之必兼少阴比例,少阴不藏,木火内燔,风邪外袭,表里相煽,故为温病。太阴内伤,湿饮停聚,客邪再至,内外相引,故为湿热。由此二说观之,则温病之多三阴症,断然无疑。《伤寒》一书,本可赅温病、湿温二症,但见寒邪初病或入深,宜用辛散及温经二法,此则与温病不同。若清法下法,则伏气化热之症,皆可用之,惟津枯热炽,引动内风,必从叶氏、薛氏治法,方能周到。盖必如此互勘,以之治寒温二症,则或同或异之点,自有权衡耳。

评　语:于寒温二症,界限极明,末路于三阴病候阐发,尤见精致。

第八名　吴文英

世皆谓伤寒温病，一从皮毛入，由足太阳而传六经；一从口鼻入，由手太阴而布三焦。证治不同，俨成对峙之局，其说虽是，其理未必尽然也。间尝读仲师《伤寒论》，见夫《太阳篇》开章，即以风寒温三者为提纲，如鼎足并峙，可知温病亦有从足太阳入者，故经曰“太阳病，发热而渴不恶寒为温病”。夫初即渴，是蕴酿成热，邪由内出，其为伏气之病可知；发热而不恶寒者，是热在肌肉，自内达外，其病非外感更可知，即《内经》所谓“冬伤于寒，春必病温”之证也。此受病虽同起于太阳，而现证独异，源同而流不同焉。盖病有初感即发者，亦有伏积而后发者。初感即发之病，往往中于受克之经，同气而相求，如寒阴邪也。阴盛必伤阳，故首犯太阳，足太阳主表，外卫肌肤，寒邪遂从毛窍入，而内于寒水相应。所以被伤者，即发热而恶寒。温阳邪也，阳盛必伤阴，故首犯太阴，手太阴属肺，窍开于鼻，温邪每从口鼻入，而内与燥气相求，所以感受者恒寒微而热重。若伏气之温病则不然，风寒先重于肤表，伏太阳里面与少阴为邻，至春时乃感阳气化热，发为温病，故但热而不寒。此外感与伏气之辨，即温病由入足经之说也。夫太阳表证，邪在经络，以麻桂二汤，微发其汗，则表邪自彻。若误下之，胃中空虚，正气下陷，热邪自乘而入，盘踞于胸膈有形之间，硬满而痛，遂成结胸。伏气之温病，邪热内蕴，以麻杏石甘汤清理内热，则病可瘳。外感之温病，邪在上焦，以辛凉通降，逐邪外出，病亦可愈。若误发其汗，内热得辛温而益炽，津液枯焦，热邪上逆，浊阴遂僭居阳位，气闭不宣，心下因硬，亦成结胸。此误治不同，而成证同之原因欤。寒温初感，来路各殊，治法亦异，若传至阳明经，大热大渴，固可同用人参白虎汤。阳明腑证，腹满便燥，固可同用三承气汤，但温病亦加凉耳。至若太阴者，伤寒以阳罢入阴为病笃，故于腹痛自利证，用桂枝加芍药汤及四逆辈以救之。温病以上受入肺为初证，故于邪在气卫者，用银翘轻剂，或加牛蒡、薄荷、芦根、滑石以解之。伤寒于少阴证，治心烦不卧者，主以黄阿胶汤；于厥阴证，始气撞吐蛔者，主以乌梅丸。温病之治法亦略同，惟温病之治手少阴也，于营分受热，液劫成斑者，则用犀角、竹叶、花露之类，其治手厥阴也；于热入心包，神昏谵语者，则用安宫牛黄丸及紫雪丹之属焉。总之，伤寒从太阳足经入，邪若不解，传至三阴，其病必日剧；病温从太阴手经入，治若得宜，由阴出阳，其病为欲愈。此施治所以有同、有不同耳。

评　语：见到处，大端毕具。至引证详明于寒温异同之处，应有尽有，尤属余事。

第九名　高世荣

六气感人，皆能为病，惟寒温最居多数。病邪从足经入，温病从手经入，自鞠通条辨苦心分明，医学家主张此说久矣。至《伤寒论》以发热不恶寒而渴为温病，病虽伏气，仍属太阳之本病。夫太阳主一身之表，司寒水之经，与少阴水脏本属同气。寒邪由太阳，太阳底面，即为少阴，同气相求，伏邪伤阴，所以发为温病也。温乃热之渐，上焦、中焦、下焦随处可发，由表达里，由里出表，不必定发于何经，故在时感或从手经而入。而《伤寒论》言"太阳病发热而渴不恶寒者为温病"，此乃指伏气之邪热从里出表，仍从太阳而来也。据《内经》所云"冬伤于寒，春必病温"，又曰"冬不藏精，春必病温"，从知足经手经，虽截然不同，而因伏邪在少阴，阴液既亏，热必猖獗，脏腑经络，随处可发，岂容吾人界限哉？夫伤寒病以阳为主，其病发于足太阳，而太阳主外，故伤寒之邪在表，应从汗而解之以救其阳。今反下之，则热邪陷于胸膈而成结胸。温病以阴为主，其症发于足少阴，少阴为热邪所烁，当用清解以助其由里出表。今反汗之，则内蕴之热复炽，致胃汁被其劫夺，而热邪顺传于胃腑，亦热邪盘踞而成结胸之病症矣。且也寒温初感异治，如温邪则用辛凉法，即桑菊饮、银翘散是也；寒邪则用辛温法，即麻黄汤、桂枝汤是也。此即异治之大法也。至于阳明者，胃也。温邪入胃，热势披猖，其治法本与伤寒无大区别，盖寒邪化热，固宜清热；温邪入胃，亦阳明热症也。热病宜清下，同为胃热，即皆同一治法，无庸琐分也。若夫三阴症，在伤寒为末候，在温病则为初候，邪传入于阴分，随入脏腑寒热为转移，若温邪则但有热化，与伤寒传变，兼有化寒之异，自不相同。所以三阴症伤寒多用温法，而温病多用育阴。

吴瑞甫评语：于寒温二症大致明澈，可与谈医。

第十名　吴拱璠

伤寒始于足太阳而终于足厥阴，从足经而入也；温病始于手太阴而逆传于手厥阴，从手经而入也。似乎伤寒多足经症，温病多手经症，何以《伤寒论》言"太阳病发热而渴、不恶寒者为温病"？曰：此为伏邪言也。寒邪由太阳入，病不即发，伏于少阴，太阳为水经。少阴为水脏，寒邪客之，各从其类，至新邪引之而出，遂显发热而渴不恶寒之温病。而溯其致病之始，仍由太阳，故谓之太阳病也。夫伤寒为阴邪，患在伤人之阳，其治法以温散为主；温病为阳邪，患在伤人之阴，其治法以救津液为主。乃应当解表而反下之，则表邪内陷，邪热乘虚入里，与阳相结而成结胸。应清里而反汗之，则津液被夺，得阳煎熬，热气挟秽痰蹯踞，亦能成结胸。寒温虽不同，而成结胸之病状则同也。夫寒温初感，邪在表在上，尚未深入，或辛温，或辛凉，略施疏解以逐邪则愈。至阳明症在伤寒，以少负趺阳为顺，言一下可愈也。温病则不然，须刻刻防其肾阴枯涸，所谓舌上津回而生，此则其不同之点也。惟阳明及三阴症，审其热邪炽者，清之下之。此则伤寒温病，治法皆同。至厥多热少，或厥不回者，在伤寒刻刻以扶阳为主，白通四逆，急起直追，犹恐不及；在温病则热深厥深，仍宜清法下法。读顾靖远《医镜》，言"阳邪变阴，万中无一"之说，可以恍然。观此而三阴症寒温异治之点，昭然若揭矣。

评　语：前路疏栉伏邪新感，无以异人，入后见解独超。惟阅历深者，方知此中甘苦。

第十一名　吴树萱

尝考《难经》言伤寒有五，温病亦列其中，是伤寒一书，治温大于，灿然具备。何以有足经手经，且有伏气化温之别？曰仲景《太阳篇》中风中寒之病，即足经症也。香岩《温热论》言"温邪上受，首先犯肺，逆传心包，即手经症也"，伏气化温，其初感在太阳。其伏气在少阴，以其未显少阴症，故仍谓之太阳病发而渴不恶寒，即温病之病情也。惟湿温不渴，此层尤当补出，意义较为圆足。人身经气一耳，久暂不同，见症遂异，至结胸虽误下误汗不同，而病情大概相等。读仲景"热入因作结胸"一语，可知"误下引寒邪上逆，误汗引温邪升逆"，皆能成结胸症也。寒温虽异治，初病不解，均能顺传阳明，从燥土化，即皆化热。纵来源不同，而清法下法则一。独三阴症，则或温或清，或寒温并进，或引里出表，或苦辛温合用，或交媾水火以填阴。伤寒然，温病何独不然？惟滋阴善后，则于温病为合。至四损不可正治，则用伤寒之温经法亦有之，尤未可胶柱而调瑟也。

评　语：不事繁征博引，而伤寒湿热大旨言简意赅，且正治从治别有会心，允推能手。

——《厦埠医学公会第二期试验月刊》

驳正林德星、叶近仁、骆朝聘、孙崧樵、郑世隐等主编思明国医研究所讲义纰谬特刊[①]

小　引

本会同人，或习业于大中学校，或素以医营业，意在提倡国医，因国医学校、国医研究所均系奉中央国医馆下令创设，同人等均认为学术机关，无分彼此。在医校赖诸先生口授指画，收益良为不少。近国医研究所亦编讲义以授徒，同人在讲习时代，本欲有所参考，乃近读老医谢铭山先生来稿，对于该所主任林德星学说，驳斥其无理由，言多切中。同人等以主任如是，其他可知，乃觅其逐月印刷品观之，纰谬之处，辨之不胜其辨。然虑此等芜秽学说，万一印入学生脑髓中，将来病家受其患害者，不知凡几。为救人计，为医学计，因仿谢先生例，不得已，加以驳正。是学说的问题，非个人的问题，非该所的问题，且非党派的问题。阅者细心体会，便可明了。

厦门国医专门学校学生会编订

---

① 驳正林德星、叶近仁、骆朝聘、孙崧樵、郑世隐等主编思明国医研究所讲义纰谬特刊：厦门国医专门学校学生会编订，1934 年 11 月初版。内收《驳孙松樵第一期病理学讲义》(陈以专)，《驳林德星第一期中风讲义》、《驳林德星第二期中风讲义》(谢铭山)，《警告叶近仁》、《驳叶近仁第一、二期儿科学讲义》(史悠经)，《考证温病、伏气、新感各有不同，以正郑世隐所编温病讲义之谬误》、《驳郑世隐编辑第一、二期温病讲义》(陈影鹤)，《驳骆朝聘诊断学讲义》(洪赐平)。

驳孙松樵第一期病理学讲义

陈以专

一、病　说

（先列原文，后驳正。此下例同）

主旨谓身体中有一部变其常态，或失其作用者，即为疾病。而疾病中人，随各器官机能变化之不同，发生种种障害。

驳云：剿袭西人唾余，于我国病理无切实处。试见《伤寒论》，论病多在经气，并未尝以变其常态，失其作用为主要。必欲从西说，上海西医病理译本，精于先生者甚多。寥寥数语，可谓之讲义乎？况失其作用四字，尤有语病，惟其作用不失，故能恶风恶寒，或汗或吐，以解邪外出。汝知之否？

二、病　因

西医自德人盛氏发明细胞病理，即公认一切疾病由霉菌侵害细胞之刺激。故霉菌又为西医惟一之病因。

驳云：以霉菌为西医惟一之原因，□□□□。为问神经衰弱、心脏病、脑充血、贫血病□□原因未明等，西医占大多数，岂霉菌为之耶？又云我国病理，向分外因、内因、不内外因三种，外因即六气之偏盛，侵袭口鼻，刺激皮肤而起之疾病。

驳云：我国病理，至陈言始分三因，他书殊少。今乃云外因即风寒暑湿燥火之刺激皮肤，侵袭口鼻，于六气之根原，全无分晓。不思病有肝风动上者，有寒邪入里者，有中暍者，有厥少二阴寒热互见者，有脾阳不振为寒湿病者，有阳旺燥实、胃中全是一团热火者。识伤寒及叶天士、林义桐、王士雄等书，自能悟出。今乃云侵袭口鼻，刺激皮肤，为火所烧耶？为水湿所浸耶？抑风寒如矢石口鼻，皮肤将被刺而冻肿耶？语落边际，成何病理。

按语又云：中西病理，其最大争点为细菌与六气。不思细菌以实质言，六气以原理言，均有精微之处，各是其是，不必争亦无可争。全云同时感受狂风暴雨烈日所侵袭，未有不病者，伤哉人种，无噍类矣。又云：既病之后，再行检查，则其病菌发现，似此几于无病不菌，讵非欺人之语。贤哉孙松樵！未知曾以显微镜检查几次，曾将细菌染色以公诸大众否？国医学尚读未通，偏要说西医话，究之西医重实验，非纸上空谈，张冠李戴，无益也。

三、阴阳病理说

阴阳二字为国医之纲领，西医反藉此为攻击之具。彼盖误解阴阳，曲认为阴鬼阳世之说，殊不知阴阳乃对待名词，亦即代表名词。以器官言，则五脏为阳，六腑为阴；以病势言，则寒者虚者为阴，热者实者为阳。换言之，即病属于衰减者为阴，充盛者为阳也。

驳云：以阴鬼阳世为西医之曲认阴阳，西医病理学俱无此说。似此信口妄谈，以欺学医中人之不识者，殊太无因。医学无国界，何故任意诬罔一至于此。以五脏为阴、六腑为阳，未免死煞。仲景之三阴三阳，乃本天地之气化以立言，与《内经》初无少异。《内经》以心为巨阳，何尝确认以脏为阴。所谓阴阳二字，数之可千，推之可万也。后人以胃液为胃阴，在肝有肝阳、肝阴，在肾有肾阳、肾阴，即是此意。即就病势以寒虚为阴，然据方书不有虚阳外越乎？以热者实者为阳，然岂无虚热阴热之别乎？至于病以衰减为阴，尤无理由。病气衰减，即外邪渐离之象，在伤寒以少阴负趺阳为顺，即热病伤阴，尤宜养阴善后以配气，何尝病衰为阴？充盛为阳四字尤误，试问方书有阴盛格阳者作何解？

四、五行病理说

五行之说，我国医学，夙占重要位置。其一例之理论，散见于古今各书籍者，比比皆是，独《伤寒论》《金匮要略》绝不谈及，岂仲景于五行之说尚未知，抑知之而不言耶？吾意仲景盖知之而不信，故始终不言耳。

驳云：五行病理，以仲景为不言，此由不读《内经》之过耳。五行非指金木水火土之实体，故谓之行。此“行”字即四书“天何言哉？四时行焉”之“行”，言其有是气也。三阳三阴，本该在五行在内。言三阴三阳，即言五行也。仲师《自序》云：撰用《素问》九卷，《素问》明云太阳之上，水气主之，中见少阴；阳明之上，土气主之，中见太阴；少阳之上，木气主之，中见厥阴。三阴经亦以此类推，何尝不言五行乎？先生未得其理解耳。至云太过不及，非从五行着想，从何处立言。如方书所言心火盛，肾水亏，脾土弱，肝火旺，肺金衰，非言五行乎？此事已成为口头禅，从何革新改进，窃谓此不过代表病情之名词，从习惯可也。

五、天时与疾病

春病多见鼻塞、鼻涕、鼻衄、春温、风温者，以春气和缓，余邪未尽，春阳发泄，为阴所闭，故病多属于风。原文又有以伏暑湿温作夏病，以冬温为病属于寒等语。

驳曰：鼻塞、鼻涕、鼻衄，四血之阳症。其体质素虚者，则病从寒化而为贫血之阴症，皆随其本体机能之所变化。陈修园以饮酒喻之，诚确论哉。

驳云：冒寒从寒化、从热化，乃经气腑气使然，仲景书何等确切。即体质甚盛，而患少阴症能无虑其化寒乎？以体质素虚而患阳明症，能免从热化乎？传染病之化寒化热，非病人之体质所得自主，仲景书主经气、腑气、脏气，即是此意。从无充血化阳，贫血化阴之谬论，强行牵批何为？（未完）

驳林德星第一期中风讲义

谢铭山

谓气乃改脑神经，有博医会所译诸书可证。谓气即神经，然则《内经》何以将精气神三峰并峙？气逆是神经兴奋，然则寒疝之冲逆欲死，胃痛之厥逆昏迷，亦神经兴奋耶？以郁滞谓即神经沉滞，然则脑居至高之位，将沉滞于何处耶？

气以行血，血以养气，此二语虽简，实足赅西医学病理全部。

驳云：二语指未病时言，既未病，何足以赅病理。且足赅西医病理全部，大言不惭至此，岂病理所发现之霉菌，亦气血调和时所有耶？真是信口乱道。

真中风

原因或因脑中最细小之动脉管，发生多数之瘤，大如米粟。久之，如遇愤怒，或卧坐当风，风入内，衣被单薄，卒遇暴风。或披星戴月，风露袭人，外邪乘虚入于诸经，该生瘤之动脉管，一旦破裂，遂致出血。脑髓者，神经之所舍也，一经不应有之血，溢出其间，故立即人事不省。

驳云：中风之症，常发生于富贵之家，衣被单薄，披星戴月之人，罕见此症。且既主张为动脉管生瘤，则脑出血应认为脉管之破裂，何苦拖累及风星月露。不驴不马，是何学说。

症状　（一）卒然昏倒，身热口噤，志乱神昏，四肢俱废，良久不省，《内经》名曰风痱，东垣谓中脏之重症也。

驳云：风痱见于《灵枢·热病》，智乱不甚，与志乱神昏有别。考《兰台轨范》，谓之虚而感风，与中脏迥异。任意牵扯，究将谁欺。

（二）仓卒仆倒，身热痰涎，左瘫右痪，《内经》名曰偏枯。三外有六经形症，内无便弱阻滞，无痰无喘，言语分明，惟见麻木不仁，口眼喎斜，东垣所谓中血脉之最轻者。

驳云：原因主张动脉瘤出血，而所言病状，绝不根据脑系而来，毋乃原因自原因，病状自病状耶？且中腑、中脏、中血脉，即是原因，而混入于病状何为。

诊断　左关浮弦，病在足厥阴肝，少阳胆；左寸浮弦，病在手少阴心、少阳三焦；左尺浮大，病在足少阴肾，太阳膀胱；右寸浮洪，病在手太阴肺，阳明大肠；右关浮大，病在足太阴脾，阳明胃；右尺浮大，病在三焦及命门。

驳云：病属脑筋出血，言脉又单据脏腑立论，岂脑筋一迸裂，凡周身脏腑，无不病耶？依此诊断，是中风在足厥阴肝少阳胆，中风在手少阴心少阳三焦，中风在足少阴肾太阳膀胱，甚至命门亦当遭风厄，岂不令人绝倒耶？

治疗　脉频数，枱头用冰袋冷之。脉微弱，于两太阳投以火酒，鼻嗅硇砂，心窝及腓肠部均敷芥子泥。有表者，小续命汤、羌活愈风汤汗之；有里者，三化汤下之；表里俱见者，大秦艽汤、防风通圣散之；痰涎壅盛者，竹沥二陈汤合胆星汤、牛黄清心丸；积热神昏，海脏清心丸。

驳云：所引西法治疗，乃为脑筋迸裂而设，而又以我国治中风诸方含混引用。不思血既冲上溢出，而又以上升之风药助虐，令血愈冲愈溢，讵非速之死耶？所列诸方，何方治动脉瘤出血，试阐发之，以见作者之本领。噫！中风是中风，风痱是风痱，马是马，鹿是鹿，不能指鹿为马，即不能指马为鹿。如此挂羊头，卖狗皮，国医之招牌，先已推翻。不过藉国医之名，拾西洋糟粕以欺愚蒙耳。研究云乎哉？

类中风

原因　身肥颈短，胸阔面红，此种之人，易起脑动脉壁之硬化。本元素弱，或咳嗽喷嚏，劳役过度，五志之火，暖炉红阁，煎熬真阴。阴虚内热，热则风动，《内经》曰：血之与气，并走于上，则成大厥。不由外邪，其病自发，或膏粱积久，湿热之气上熏成痰，迷其心窍，卒尔倒仆。

驳云：身肥颈短等语，既引西说，而本元素弱以下，又用中说，不伦不类，令人难解。且咳嗽喷嚏为一症，劳役过度为一症，五志之火为一症，暖炉红阁煎熬真阴又为一症，语意都不连串，抑何原因杂沓不清至此。忽引《内经》“血之与气，迸走于上”一语，妄加己意，归入湿热一路，岂本元素弱，咳嗽喷噎，劳役五志，煎熬真阴，及血并于上，皆湿热为之耶？野狐乱战极矣。

症状　平居无故，倏忽仆倒，逐渐苏醒，半身不遂，口眼歪斜，甚则痰涎壅闭，便溺不通。至于手撒口闭，遗尿不语，痰鸣喉间，发润如油，乃为不治。

驳云：病将发，多头痛，大便不通，岂无故耶？言病状断为不治，又属诊断语气，然乎否耶？

诊断　脉来空大，气虚微细，血弱，沉数沉实，膏粱积热。

驳云：原因既云阴虚，诊脉又云气虚。原因既云血与气并走于上，依西法乃脑充血出血，诊脉又云血弱，且此症多大便结硬，沉数沉实，便结使然。又云膏粱积热，任意牵扯，信口乱道，毫无法度，喻氏云一盲引众盲，相将入火坑。仆诚不忍见诸学生之误入迷途，至他日为病家之害，乃不得已而出此言，谅之。

治疗　脉细神清，活血安神，加减茯神汤。若脉数实者，昏冒不省人事，先宜清火为急，安神丸。痰涎壅盛，当化痰顺气，涤痰汤。膏粱积热者，清胃汤。候诸症平安，然后养血安神。气虚者，四君子汤；血虚者，四物汤；气血皆虚，加味归脾汤。又有中风相类者，有中于寒者，谓冬月卒中寒风昏昧，口噤肢挛，恶寒脉浮紧，用麻黄桂枝理中汤之类；中于湿者，丹溪所谓东南之人，多因湿土生痰，痰生热，热生风也，用清燥汤之类，加竹沥、姜汁；中于火者，刘合间所谓非肝木之风内中，六淫之邪外侵，良由五志过极，火盛水衰，热气拂郁，昏冒而卒仆也，用六味丸、四君子独参汤。

驳云：原因既主张为脑动脉壁硬，所列诸方以何方治脑脉壁，商之，谨赠以诗包括首尾。

咳嗽喷噎劳过度，暖炉红阁又相似。
禀于肠胃大小肠，守真先生礼始受。

羯鼓三通铭山附识

驳林德星第二期内科学讲义

谢铭山

一、真头痛

原因：气血虚极，以致风寒暑湿之气，酿成本病之病原菌。胞内脑膜炎，重球菌常自鼻腔及该部之血管、淋巴管，以达于脑以犯之，脑衣变坏发炎。

驳云：此症方书以为客邪犯脑，又以为肾厥头痛。在外国医学以为化浓症脑膜炎及结核脑膜炎，即我国所言之真头痛。检查病原，以为连锁状菌及葡萄状菌而发，从未有以此菌为气血虚极，风寒暑湿所酿成者。气血虚极为本病，风寒暑湿为客病，不得混同立论，岂气血虚极？风寒暑湿诸气，即乘机齐发，以酿成病原菌耶？连锁菌等由风寒暑湿而起，以何者为证？任意牵扯，难通已极。

病状：头痛引脑巅，陷于泥丸宫中。

驳云：真头痛，我国以手足青至节为病状，细查西医学所言之连锁菌等，与此病状全不相符，本属悬揣之词。似此讲义，牵强难凑，更不足道。

二、逆上头痛（脑充血）

驳云：以此四字作病名，尤为难通。头居至高之位，凡外感头痛，概谓之逆上头痛，有何不可。至脑充血头痛，据西说乃脑脉积血而痛，安有上逆可言？就令西医译本有言“上逆”二字，亦系引证小注，并非确定之名词。今乃移作病名，编书者之无医学常识可知。

原因：寒湿所伤，如气上不下，头痛巅疾者，下虚上实，脑脉积血瘀留而痛，过在足少阴巨阳，甚则入肾而然也。

病状：或天寒风雨，忽而头痛如针刺者。

诊断：头为诸阳之首，至清至高之处，为寒湿雾露之触，由肾虚气升无降。治疗十味地黄丸、左归饮。

驳云：引西医之脑充血，谓为寒湿所伤，已属武断。以寒湿头痛言之，因寒恶寒，因湿头重，本由感冒而来，去其寒湿即愈，何致气上不下？以西医脑充血移作寒湿病，相去何止千里。脑充血，神识多障碍，全身恒筋肉搐搦，为问寒湿症曾有此外候耶？《素问》云头痛巅疾，下虚上实，过在足少阴巨阳，许学士谓之“肾厥头痛”。今乃于“下虚上实”四字之下，插入西说之脑脉积血瘀留而痛，如何说得去？脑积血乃实症，西医均用泻法。肾厥头痛为虚症，故金匮翼用黑锡丹以镇纳肾元，二者俱有霄壤之别。今试就汝之原文仔细读之，一句一意，真为绝世奇文。“寒湿所伤”为一句，与“气上不为”一句，已不相蒙。“头痛巅疾，下虚上实”为一句，“脑脉积血瘀留而痛”为一句，“过在少阴巨阳”为一句，上下文又绝不相蒙，无一语可以衔接，全系胸无点墨，拾人唾余什碎成章之文字。且既以脑脉积血强行栽入病状，既不从西医之脑脉血神识障碍，又不从国医头痛如破，昏重不安，及手足青为根据。忽又云“或天寒风雨而头痛”，诊断又言“为寒湿雾露之触”，究竟肾厥头痛甚者，《内经》断为死不治，若偶触寒风雨露，何致如此危急？且既主张为寒湿所伤，治疗又主用十味地黄丸、左归饮，均系寒湿对忌之药。似此文义，既不明白，所言原因、病状、疗治，又无一符合，那得不令人喷饭。

三、血虚头痛脑贫血症

原因：血虚头痛者，心脏衰弱，于脂肪心，大动脉孔狭窄，热性病及衰弱时见之。盖心脏不能输送适量血液于脑髓。或大便下血多次，由于内脏神经麻痹，则腹腔内脏血管扩张，血压减少，多量血液积满其间，故脑减血。或受粪便结块压迫之肠管，一旦排便后，而血管扩张，则容多量之血液，故丹溪曰“血虚头痛者，亦多血不荣也”。《至书》谓偏头痛，其因亦然也。例如外伤手术出血，齿龈胃肠子宫等出血者，属急剧性贫血，其因虽殊，致病则一。

驳云：此节文义似可晓似不可晓，病原既为贫血，以致内脏神经麻痹，何以腹腔内血管扩张，能有多量血液之积满，何以一排便后血管遂能容多量之血液。况考近世内科全书，言脑贫血原因，则云腹腔或胸腔之液体，突然减少，或消失，则多量之血液，又将从何而来？况既能容多量之血液，又云故丹溪曰“血虚头痛者，亦多血不荣也”，如何衔接得去，此语与上文不相蒙。又云《至书》谓偏头痛者，其因亦然也。此“因”字作何解？因液体减少而偏头痛乎，抑因下结粪后，血管积多量之血，而偏头痛乎？“亦然”二字又作何解？且既云其因亦然，则原因已极明了。又云例如外伤手术出血，以偏头痛而与外伤手术出血同例，毋乃太不近理。似此讲义，直将引学者以入于黑暗地狱，不复见光音人天世界矣，呜呼！

杂录：王肯堂曰“盖头象天，三阳六腑清阳之气，皆会于此”，此等引用，不通已极。此乃总束上文之词，今也截去上文，来脉先已不清，以下何能分晓。试取《证治准绳》读之，上文皆言三阳六腑诸头痛，故以此语点出三阳三阴所以会注之缘由。似此征引古贤学理，尚无能力，并盖文字文义亦都不识，而谓有能力可以编辑讲义，吾断不信。（未完）

警告叶近仁

史悠经（敬亭）

叶近仁先生呀，余因有志习医，且于儿科最注重，因汝令先尊亦尝从事幼科。窃谓渊源有自，或者有极精微之学理，可以灌输社会。余甚挟奢望而来，且知汝已在研究所开一讲席，料必系有经验、有高深之学说，得于儿科学别树一帜，乃遍觅阁下等之讲义，以资探讨。孰料甫经展览，不但舛错不堪，即文义亦不通顺，意谓个人为医，有错误尚无大害，若以汝辈靦然而拥皋比，诸学员误入迷途，将来流毒社会，何堪设想！余以一得之愚，谨本良心上所主张，为规正学说起见，照例如下：

一汝小引云婴儿骨气未成，形声未正，气血未充，脏腑未坚，故邪易中。

正云：小儿气血未充，脏腑未坚则有之，若骨气未成，形声未正，则不可解。岂初生儿生而无骨，生而无气耶？岂二百余骨节及呼吸诸器官，非自有生并受而来耶？若"形声未正"一语，岂生而四体攲斜，并不能呱呱而泣耶？邪是何邪，乃易中于骨气形声及气血脏腑，如此厉害，望先生指教。

一小引开章言婴儿突然接入，如去岁盛行时疫痉病，惟小儿染其疾者最多。因其阴气太少，邪热易中，激动内积之伏热，重扰厥阴，引其风火上冲脑部，则脑气筋妄行，陡然昏厥，失其知觉之常态矣。

正曰：初生曰婴儿，三岁曰小儿，病症不同者尽多。故古人著书，每用初生门以别之。乃开章言婴儿，突然言惟小儿染其者颇多，如何衔接得去。乃又云"阴气太少，邪热易中"，不思古人言小儿为纯阳之体，何等明白，乃曰阴气太少，为问如何为阴气？阴气太少，以何法测量，方为确定。乃又云"激动内积之伏热，重扰厥阴"，为问何积邪热能激动伏热？究竟赤子未病时，伏热伏于何处？此种伏热，是何等热，何以能重扰厥阴？未据说出，笼统含混，哪有研究之价值。又云"引其风火，上冲脑部，则脑气筋妄行，陡然昏厥"，此则徒知拾西人唾余，并未曾细心体会。原文既云"重扰厥阴"，厥阴有二，是否肝风，是否邪入心包，应分手足二经，不应有含混不清之处，方合讲义体裁。乃作者于国医学理，已全不清楚，又再牵扯西医学说，谓脑气筋妄行。究竟脑气筋何以能行，岂非呓语。

一小引云"欲研究此科者，必当明了小儿与成人不同之点"。

正曰：不同之点在何处，又不能说出所以然，岂大人无厥阴伏热，风火上冲之症耶？

又云"医之诊断者，以望闻问切为工具等语"。

正曰：上文既言当明了小儿与成人不同之点，便当从伏热及杂病所以不同处，详细分别，方合。不此之务，又突然说出望闻问切之工具，而所引各条，又仅以小儿科色诊及三关数语不能分别举要，徒掇拾古人一二唾余，铺张门面，举一漏百。且上文既云知觉失其常态，忽又云诊小儿之脉，惊啼舞弄。撺什成文，并无次序。呜呼！呓语耶，抑讝语耶，吾殊不解。

驳正叶近仁第一、二期儿科讲义

史悠经(敬亭)

不　乳

小儿不乳,其因有二:甲、婴儿初出胎时,其声未发,产婆急以手拭其口内,令恶血净尽,不使下咽,即无他病。若拭之疏忽不慎,忽尔入腹,则有碍消化系之机能也;乙、儿在胎之时,母取冷过度,冷气入胞,令儿受之,至儿生出,则现精神软弱不乳矣。

正云:我国学说,言不乳之症,本甚该括,此法诸家原根据钱仲阳《直诀》第四十二节,谓其可以除胎毒诸症也。《幼科》原文云"恶秽入口,则令腹满气短",何等简括详明。今乃改为有碍消化系之机能,试思下节病状,既言呕吐不乳,由腹中受秽浊而来。则此呕吐,乃消化器排泄恶秽之机能,犹大人秽物入口即呕出也,谓为有碍机能,下语似非圆妥。至乙件《幼科》原文明谓"产母取冷过度,胎中受寒,致令儿腹痛多啼,面色青白",玩"面色青白"四字,可悟胎中受寒。此"寒"字,即朱丹溪所云"气不足便是寒之寒"。今乃改为"冷气入胞",试思胞宫包胎甚固,且部位近在丹田温暖之处,冷气何从侵入?其为禀受产母之寒气,断然无疑。似此妄改古人方籍,直是点金成铁手段。

症状:小儿腹中已受秽浊之气,其状必形于外,故有脐粪未下,腹满气短,呕吐不乳之病状也。夫胎受寒者,儿必腹痛多啼,继乃啼声低微,与小猫无异。呼吸不合常度,四肢不甚动,动时亦不灵敏。观其全体,似乎鲁钝,口腮与舌之肌力微弱,不足以吮乳。苟或有乳,亦不能饮,即咽乳亦缓而且难,终于手足厥冷矣。

正曰:"脐粪未下"四字,不通已极。脐安得有粪,考古惟肠痈腐烂及脐,粪方由脐出,料此必系"胎"字之误。但察阅原文,下笔薄弱,全不清楚。先言秽浊呕吐不乳,突然谓夫胎受寒者,儿必腹痛多啼,如何衔接得去。末谓肌力微弱,不足以吮乳,非言无乳也。突然谓"苟或有乳,亦不能饮"。似此文义先不明顺,遑言医理,犹编讲义以司教铎。吁!孟子曰"人之患"。

脐　风

首节病因云因尿液浸淫水湿侵入脐部，诱起各种神经系病之表现。晚近医界，皆认此为破伤风杆菌所传染而致。

二节症状，引用中学说，参以西说。

三节诊断云“准头有梨花点之特征，盖脾胃之为病也”。

四节取中说，稍参西说，治法概用旧法驱风散等汇。

正曰：脐风既公认为破伤风菌所传染，有各种神经症之表现。次节言“神经症居四分之三”，诊断又云“脾之为病”。主见毫无，仅以抄胥中东西籍，为欺人之具，□与俗语所谓蝙蝠派者何异？至治疗法用方及灸法，概引用旧学说，绝无消灭杆菌及治神经系之方法。谢铭山先生所谓“排羊头，卖狗皮”，确为对于诸君不易之定论。至治疗抄旧医方，既云不治，又云治之无益。忽然谓元宵火收功甚捷，灵效胜于金丹，既主张此火灵效，何以云治之无益。模糊不清，三尺童子，稍有医学知识者，都能明了此等学说之不足以行世，犹公然在研究所编辑此出版物，以欺愚蒙。是何肺肠，乃不自量至此。（未完）

考证温病、伏气、新感各有不同，以正郑世隐所编温病讲义之谬误

陈影鹤

谨案温病一证，邵步青、吴鞠通、王士雄、柳宝诒、雷丰、俞根初、凌嘉六言之最详。其间有分伏邪新感者，最宜着眼，盖非辨之详，则治疗无下手处也。夫冬不藏精，春必温病，见伤阴为温病之原，故治温病以保阴存津为首务。若春温夏热之症，亦殊有分别。冬月受邪，伏而不发，至春天暖，因时感引动伏邪而发病者，名为伏气春温。若其人内无伏邪，春天感受伏邪而即病者，此即发之春温也。夏令受热而即病者，此即发之热病也。内有伏邪，春令不发，至夏至后壮热而病者，此伏气所发之热病也。如此辨证，方得明晰。

今试先言新感，凡温邪入肺，症见头痛恶寒，发热口燥，舌干，苔白而微薄，脉数，胸满气喘，此上焦肺热也。温病以肺为表症，故列于新感。其由气而入营者，其舌先白后绛，或绛赤，夜烦不寐，神呆谵语，宜清营分，兼涤痰解热；其由营而传于膻中者，则痰潮内闭，神昏谵语，舌苔纯红起刺，此重症也，

最宜清心开闭。三者握温病之最要，而郑世隐全未见及，足见郑世隐于温热一症，尚未入门也。再以伏气言之，由于冬受微寒，至春感而触发者，谓之风温；由于冬受微寒，酝酿为热，至春阳气舒张，不因风寒触动伏气，自内而发者，谓之温病；由于冬受乖戾之气，至春夏之交，更感温热，伏毒自内而发者，谓之温毒；由于冬受微寒，当时未发，发于清明之后者，谓之温病晚发。辨证何等详明，今睹郑世隐所编温病，眉目不清，且多语病，开口便云温热之病乃天地之常候，谓春夏冬三时有温热之气则可，谓温热为天地之病，则不对矣。又谓天气晴燥，雨雪稀少，则阳失潜藏，致生冬温之症。窃意雨雪稀少，而冬令之阳气潜藏自在，即如我厦何年不雨雪稀少，岂其年年阳气不藏乎？否则何以历年染冬温之症者甚少，此何以故？又云春为一岁之首，严寒未退，仍防寒邪遏伏，直待春升，木气透发，风阳化温，是谓春温风温。此语尤耐人寻味，盖原文既主张冬时伏气，何以岁首须防伏寒？究竟如何防法，且既能防矣，何以直待春升？而再病风温春温，"直待"二字，尤百思不得其解。语云坐以待毙，如此立论，不又将坐以直待风阳化温，而为风温春温之重病乎？似此伟大之教材，言论极为深奥，影鹤正在求学时代，学术浅陋，未能悉郑先生用意何在，务请明以教我。

再进而言病因：第一条言初春严寒未退，身衣单薄，适遇冷风，所言病状，如头痛汗出，发热恶寒，鼻塞，此岂温病乎？明言冷风而编入于温病门，殊太矛盾。第二条言春令骤感温风，所列病状，亦肺伤风之轻症，不得编入春温，且用药宜疏风，不宜凉解。第三条素蕴痰火新感春风，所列病状，亦是风热痰火之症，与春温不同。新感春风，以之为病名，殊太生硬。第四条即冬不藏精之症，宜辛凉以解表热，苦寒以泻里热，昔贤已有定论。竹叶、石膏非辛凉之方，甘露饮太滞，殊不对。（未完）

驳郑世隐编辑第一、二期温病讲义

陈影鹤

五、前一条至四条已逐条正其谬误。温病古人分为五种，逐条须有病名。无病名而言原因，已大错误，殊不足与议。兹姑仿谢铭山例，以清眉目。

原因：体质阴虚，已属于寒，伏而未发，直至夏初乃病。

驳云：此名晚发，而不列病名，何故？

病状：身大热无汗，神昏妄语，小便赤。

诊断：脉滑而数，舌干口渴，以脉参症，是伏温包络为病。

正曰：温病窜入心包者，新感为多，晚发则绝少。说见于何炳元《感症宝筏》，雷少逸列在辛凉解表法以前，亦同此意。考晚发之病，每在夏至以前，其症头痛发热，或恶风恶寒，或有汗无汗，或烦躁口渴。脉来洪数者是，非神昏妄语，即谓之晚发也，勿误看。

六、仍有原因而无病名，编书之蒙混，一至于此。

原因：素喜嗜酒，胃中蒸郁，又感温风，乃病鼻衄。

正曰：春温风温，有鼻衄者尽多，岂鼻衄皆由嗜酒而来耶？此条作医案观则可，以分名目，则琐屑矣。

七、原因：体质不厚，素多阴虚火旺，感冒春雨，后感温风。

驳云：前言新感春风，此复言感冒春雨。春风风入，而转以害人；春雨如膏，而转以病人。韩非子云："天地不仁，以万物为刍狗。"其然乎，其不然乎。

诊断：脉弦缓，左弦数，以脉症合参，是风温挟湿为病。但风性强，湿性缓，湿将从风化热。

正曰：风温挟热，法当分开其湿，方中用防风、秦艽升提之品，将使湿与热交混为病邪。

八、原因：时逢初夏受风，乃病湿热。

此条即晚发之病，所言均合，应列病名为湿热，方清眉目。作者意在仿新法编辑，而支支节节而为，不但眉目不清，且有错误处。古诗云"旧学商量加邃密"，望此后勿轻易下笔，再句斟字酌，考证详明，必能到恰仔处。倘察纳余言，当亦许余为直友也。（未完）

驳骆朝聘诊断学讲义

马巷洪赐平（文通）

第一章　总　论

易言之，即望病者之颜色，闻病者之声音，问病者之法则，切病者之息至，藉以知邪之六气七情，症之表里虚实寒热，菌之强弱攸关。病之易治难疗。

驳云："望"字不专指颜色言，如察齿之润枯，察舌之粘腻，察眼之吊与不吊，皆望字中所有事。仅云颜色，未免偏枯；问病者之法则一语，尤难通。病者辗转床席，苦痛则有之，有何法则可问，岂医者当舍病情而问法则耶，抑病者自知其必病，先立法则，使医者照法详问耶？令人难解。藉以知邪之六气七情，六气为客邪则有之，七情何尝言邪？今试执患七情之病者而告之曰：汝患喜邪、怒邪、哀邪、惧邪、爱邪、恶邪、欲邪，即极不知医者，未有不捧腹而笑。讲义中而有此等怪语，乃并薰莸而不知耶。一叹"菌之强弱"一语，尤无理由，细菌非显微镜不辨，今乃望病者颜色，即知菌之强弱攸关，是阁下不必显微镜，便知细菌强弱，是已胜西医万倍，较诸古人见垣一方者，尤有透视眼。似此好医生，难得难得。

原文云：医者肉体之直觉有限，用烤劳锐以计热度，显微镜以检查分泌物，爱克司光以明察局部，以及喉头镜等器械而定诊断之符合。

驳曰：此事非与西医实习，不能得其精要，徒腾口说无益。

原文又云：然古来诊断学，除《内》《难》两经外，有汉张仲景于《伤寒》《金匮》中历详其诊法。如耳目口鼻项背胁腹手足等部，并注意汗脉屎尿脓血痰涎等物质，以参合脉候症状，先后缓急等治法，与西医诊断吻合。

驳云：中西医法，所差甚巨，西医诊病在器械，国医诊病在神机。若云仲景法与西学吻合，今试问验尿之蛋白质，验痢之阿米巴原虫，验脓血之酿脓球，仲景书有此明文否？乃云与西医诊断吻合，究竟吻合者何处，请明教我。

第二章

第一节　望诊定义

窃以望诊定义，中西总以观形察色审别苗窍部位、舌苔色泽厚薄、膜原皮里、二便色别、病灶高下凸凹歪斜等，是为望诊中概要。

驳云：中西学说，当分别引用以清眉目，不得混同征引。若囫囵吞枣，则有语病，且于理难通。如欲沟通，必确有可沟通之处方合，否则生硬。

第二节　手　部

拇指属脾，赤主热，青主寒；食指上节属大肠，赤红泻痢，青色主膨胀。中节属小肠，亦主便不通，青色，结也。中指上节属心火，红赤色主伤寒，青是痘。中节属三焦，青红，上焦火动，一寒一热。四指上节属肺，中节属肝。小指上节属肾，中节属命门，并有肺经筋、肾经筋等话。

驳曰：指纹之说，陈飞霞《幼科集成》已辟其谬，然亦专指儿科言，未可概视为诊断方法也。似此征引，以某指之上节、中节属何脏何腑，不特理义未圆，且有污腐难通之处。今试读原文，惟肺肾部以经筋言，似其余都就指节言。指节而有赤、红、青，已属怪论，即云系就指纹而言，然食指之赤红，亦未必是泻痢，青色亦未必膨胀，即痘症，亦未必中指上节皆见青色。请阁下以某节某色之必见出何证理由说出，方为实而有据。否则，仆亦将仿陈飞霞意断，不以此等无稽之谰语，印定后人耳目也。（未完）

史悠经、陈以专、陈影鹤声明启事

盖闻医以拯人疾苦为天职，故讨论学说，自古已开先例。若《医贯砭》《景岳新方砭》《景岳发挥》笔书，皆驳斥不遗余力。即仲景《伤寒论》自序，亦深慨生民曾不留神医药，卒撄痼疾，而听凡医恣其所措，身化异物。且忧趋时之士，驰竞浮华，仿佛决诊，见症莫识病源。以专等初就傅，即兢兢然遵奉此旨，深以医者民命所寄，操生人之仁术，若入门一误，此后诊症用药俱误，是杀人不以刃也。同人等正为此惧，乃共探讨医药真实理解，用为正确批评。以林德星、叶近仁、骆朝聘、孙崧樵、郑世隐等所主编思明国医研究所讲义，学理纷歧，芜秽不堪，甚且东涂西扯，毫无文义。以若辈公然而拥皋比，蒙头盖面，成何理解。喻嘉言云："一盲引众盲，相将入火坑。"其影响医学前途，殊非浅鲜。因思厦门国医专门学校、思明国医研究所二者俱皆秉承中央国医馆令创立，原为作育医药专门人才而设，立法诚善。第有治法必须有治人，若以不学无术者，混迹其间，将来贻害病家，伊于胡底。国医谢铭山先生近见思明国医研究所诸学说认为不合，业经逐条指驳。同人等仿其先例，对于该所主任林德星、叶近仁、骆朝聘、孙崧樵、郑世隐等主编讲义，纰谬要点，特加驳正，特刊《国医旬刊》（第十期内），作为医药真实理解评判。是所指驳，纯为学理探讨，指迷启悟，正其谬误，作者自负完全责任，与思明国医支馆馆长吴瑞甫先生毫无干涉。乃阅十一月一日《鹭声医药杂志》（第一卷第三号）刊载思明国医研究所启事，对于以专等所指讲义诸谬，反老羞成怒，谓肆意诋毁，并迁怒于吴瑞甫馆长，诬以假藉高足等谎。移甲作乙，意识毫无，不思学说公开，人人得而探讨，何必假借，亦无所谓谩骂也。医药民命攸关，极为重要，果学理纯正，愈辩驳而真理愈明，亦以专等求学时应考究之事实。若谓讨论医药学理，驳正纰谬，遽加以摧残国医教育，未免语出不伦，且《国医旬刊》虽以吴瑞甫馆长为编辑主任，而编辑实权亦非吴瑞甫先生一人得以独违众意。诚恐遐迩未明真象，爰特为剖白，俾含沙射影者难售其技，特此披露。

中华民国二十三年十一月一日
陈影鹤、陈以专、史悠经同启

国医师谢铭山声明启事

昨阅《鹭声医药杂志》第一卷第三号，对于山之驳正学说，归咎于吴瑞甫先生，冤哉天下之大枉也。山从前寓厦三度：第一次光绪壬寅冬到厦，至癸卯乡试由省南旋，承友人之招，即往海澄；第二次宣统辛亥，寓厦一年，嗣因革命工作他往；第三次民国十七年避张毅之凶残，来厦执业至今七年。吴瑞甫先生之医学素所崇拜，但并未与吴先生谋面。因山傲骨性成，有人(亦党派中人)谓吴先生有官僚气派，故未与晤谈也。山素主超然派，对于学说主公开，如果学说有谬误，不论任何派别，任何高贵，均指摘不遗余力。无他，以别种学说可纵可横，愈新颖愈名贵，医学重关人命，不能矜奇立异也。

林德星先生设绛帐，拥皋比，居然以先知先觉自任，自当以纯正学说教人。风痱指为中脏，出于何典？学说纰缪，相率而入迷途，此时贻害学生者犹浅，后日贻害社会者，岂有穷期？喻嘉言先生有云："一盲引众盲，相将入火坑。"甚可虑也。真理以讨论而愈明，名言以辩驳而愈显。喻嘉言《尚论篇》，论春温症以伏于肌肤者，为冬不藏精；以伏于骨髓者，为冬伤于寒；以不藏精而伤于寒，为两感。是说也，尤在泾驳之于前，数百年后，余云岫在《申报》医学周刊直斥其谬。先生对此，毋乃谓背叛先贤，侮蔑前辈欤？前年山对于吴瑞甫先生真霍乱之商榷，以为上吐下泻，霍乱之症已成，不能谓为真为假，只可云急性慢性。反覆(通函)辩论，而吴先生开诚接受，并不以为忤。今林德星果学说纯正，正可引经据典，开我茅塞，何反迁怒为？在理林德星参考西说，于其症下应另辟一门，根据西药，某药治脑瘤出血，某药治脑壁生硬，与国医治法，互相比较，孰优孰劣，方为合式。以先生研究会之招牌，固明明国医也，而乃并新旧为一谈，混中西为一法，西医之治法，并未提及。非驴非马，是谁适从，且字句间，如廪于肠胃等句，句句切，字字通，连读则肚痛，实足使人头昏。自己不反省，归罪他人，未免意气用事。山学医四十年，经验四十载，心中时时以为未足，如果学问渊深、经验宏富者，执鞭以从，亦所欣慕。医学如渊海，不敢自夸高尚也。以先生之聪明，再从事于《灵》《素》《难经》《伤寒》《金匮》等书，三五年，竟委穷源，天地无终穷之秘，殚精竭虑，鬼神有来告之机，后日深造，正未可限量。孔圣有云："不迁怒，不贰过。"我愿林德星三复斯言。山恐遐迩未能周知，易起误会，以为评驳者，即是党派，故为声明如上。

——国医师谢铭山披露

——厦门国医专门学校学生会编订,1934 年 11 月 1 日发行

鹭声医药杂志(特刊号)[①]

陈叹生启事

本社素抱互相研究宗旨,雅不愿与同道中讨论是非,兹因本市支馆长吴瑞甫先生主编之《国医旬刊》第十期曾刊登关于国医研究所讲义之文字数篇,含意颇深,词尤未驯,经研究所同人认为有反驳之必要。鄙人忝为研究所董事长,同时亦认讨论医理于学术研究,多少总有裨益。且该《旬刊》又怀有恶意,不仅作学术讨论也。故为特刊专号,以正其荒谬之点。谨布区区,贤者谅之!

为林德星先生答谢铭山

杜醉羽

谢铭山君:

夙闻大名,料想你是个当代大雅、医林硕彦,暗暗地敬仰佩服……及观你最近在《国医旬刊》发表了侮辱林德星先生的大作,始知你的人格学问,原

① 《鹭声医药杂志(特刊号)》:厦门国医研究会创办之刊物。厦门国医研究所与吴瑞甫创办主持的厦门国医专门学校办学上互有竞争,1930 年前后两方互相指摘对方讲义优劣,展开激烈辩驳。国医研究所专门出版了此特刊专辑,以示回应。根据《鹭声医药杂志》主编孙崧樵多年后的回忆:"当时厦门中医学术团体较多,因林德星是永春人,观点相同,我便加入国医研究会。因自己善于写些文章,喜于探求问题,因此我代表国医研究会主编出版《鹭声医药杂志》,中医公会由吴瑞甫主编出版《国医旬刊》。这两种刊物在学术上开展争鸣,发表不同见解,在捍卫中医的斗争上又是团结一致。由于两种刊物对学术看法上的争议,至今还有人留有错解,认为孙崧樵和吴瑞甫是对立的,其实不然。吴瑞甫比我大 15 岁,我是初生之犊不怕虎,有一股上进心,喜欢学术探讨。想起来真有意思,从内心上我是很敬重吴瑞甫的,他学术渊博,著作最多,他倾资创办国医学校,为培养中医人才,争取中医社会地位,为中医事业发展,做了大量工作,我非常崇拜他。我们福建从陈修园以后,就算是吴瑞甫了。"(《孙崧樵先生纪念册》,1988 年,第 154~155 页)

来如此！

查林先生之中风讲义，原原本本，均有出处，并非杜撰，参些西学，借以互证，亦中央国医馆之宗旨。如果你肯多读几部近贤名著，就可以明了该讲义的来历，也就不致再如此罔懂。否则，来日无多，恐你将终身不悟哩！本来林先生是认定无答辩价值，叫我不要和你一般见识，徒费笔墨。我因为见你破口骂人，太放肆了！所以忍不住地来说几句，谅不以为忤罢！

导　言

（就错点驳覆一二，以省费篇幅）

汝开口便说“五行乃气耳”，到底人身是血肉筋骨所造成，哪里有金、木、水、火、土的气存在？近贤王慎轩《五行新解》说得很有意义，让在下介绍给你，增加一点知识吧！王慎轩说：“五行者，犹算学之比例与代数也，算题之繁而复者，岂可以普通之算法解之哉？故必用比例代数以解之，医学之繁而复者，岂可以普通之医法解之哉？故必用阴阳五行以解之。”可见五行是用为解释病理的代名词而已，哪有什么气呢？五行，《素问》就有说过，谁不知道，不过是到了宋季才盛行的。黄坤载不是宋人，已经用一个“而”字作转折词，便可明白。设使“而”字换做“如”字，那就是林先生错误。

你说黄坤载《伤寒悬解》、《伤寒说意》甚精，林先生也说他见识高深，是一样见解，没有抵触。又说“是谁生厌”，这大概是不喜欢五行的人们生厌罢！汝说“神经以脑言”，这可露出马脚了！神经有中枢神经、末梢神经、知觉神经、运动神经，又各有自律、他律的分别，全身神经密布，哪里单单一个脑是神经呢？你对这点已大错特错，所以引了许多证书，也等于零。

又说“谓气即神经，然则《内经》何以将精、气、神三峰并峙”，如果气不是神经，然则神经是《内经》三峰中的哪一个峰？是精，还是神，精或者是有形，神便不是有形了。那么神经也便估不着《内经》三峰中的一个位置了！又说：“然则脑居至高之位，将沉滞于何处耶？”这又太死板了！沉滞是兴奋的对象，就是不兴奋的意思，你想是脑居至高，一定不沉到脚底下去，所以这样驳吗？“读书死于句下”，你当真犯着这个毛病。我们中医是重气化的，所以说气血的作用，足赅西医病理全部，这是举一反三的意义，你还未能了解，就是答复你有什么用？

又说“然则寒疝之冲逆欲死亦神经兴奋耶”，按贵主编《中西脉学讲义》卷下二十二页牢脉内载，吴黼堂曰：“牢脉，《素问》谓之肾不足，仲景谓之肾气内著，与西医所言萎缩肾若合符节，惟肾气萎缩，则牵引阴筋而疝痛。肾失功用，则无以运精华之血于心。动脉管乏血濡润，因之紧张而硬固。肾生脑者也，肾气萎缩，则乏清新之血以上供，而脑病作矣！"似此，一则对你吴主编则公然反戈，二则何辞以对林德星先生？真是野狐乱战，引颈自刎。盖林先生若有差点，吴先生亦难辞咎了！况《伤寒·平脉篇》亦言"病疝阴肿而痛"，你若读过《伤寒论》，必不出此。论理学所谓"以子之矛，攻子之盾"，你自己犯矛盾律，本领何在，辩驳何能？滑口粗心，荒天下之大唐。胡鲁莽草包，至于此极！

真中风

(原因)你说："中风之症，常发生于富贵之家，衣被单薄、披星戴月的人，罕见此症。"这未免太任意武断了！假使你临床时，也如此任意武断，那病家就太不幸了！如果贫民患了中风症，请你医治，更加大大的不幸了！林先生说的动脉管破裂，是指病源，其嗔怒受风等，是指诱因。你顽头子，哪里晓得？

(症状)《内经》说风痱的症状，与中风实无差别，而且古今名医也是主张这说，不信你就试把《纲目》找找看，里面一定有说"痱病身无痛，手足不遂而言喑。志乱者邪入于里，即东垣所谓邪中脏也"。再前有《千金》也说："中风分为四大症，风痱其一也。"你自己不通，还要辩驳他人，真正岂有此理！

(诊断)诊断分经是国医的定例，用药时方有把握，单据脏腑，不再提及脑溢血者，因为人身息息相关，直接治脏腑，就是间接治脑。汝医理浅薄，何足以语此？

(治疗)风药所以治风，如果风药会助虐，头痛服风药，不更痛吗？若问何药治脑出血，上海中国医学院最近阐发古方药可治，该讲义亦经汇载。你非研究学员，林先生碍难告你，如欲见作者本领，请到该所旁听便知。

类中风

(原因)身肥颈短，是说体态的不良；本元素弱，是说体质的不好。都是指病源。以下你所举咳嗽等一症一症，是指诱因，眉目甚清，何谓杂沓？治医学术，只要实事求是，村学究咬文嚼字，对于医理，有什么益处？你前节说鹿说马，这里又道野狐，平生对于兽类，倒也格外有缘哩。

(症状)病既将发便不是平居，而且头痛已经见病，又不能说是平居，大便不通，哪里有一定呢？因为上文是述不治的症状，所以径指为不治，于理似无窒碍，然乎否耶？

(诊断)血弱的理由,你粗浅人哪里会明白?实告你,因为头部充血,所以四肢变贫血,就是血弱的意思。因为全身的血量,本来有限,既然血量上冲头部,致了出血,四肢血量自然减少,这是不易定理。你既自云便结,试问不是膏粱积热,哪里会便结呢?矛盾至此!你自成一盲算了,众人未必就被你引入火坑。如果像你数年前就挂一个“三十年老经验”的招牌,到了现在,还是年年三十年,连增加一个年头也没有,我真不忍见了!

(治疗)所列诸方,以何方治动脉壁硬化?你如有志向学,请到该研究所旁听!谨赠以诗,包括一生。

四圣心传也枉然,老牌经验几更年。
算来三十无加减,马齿徒增最可怜。

驳陈以专《对于孙崧樵先生病理学讲义之商榷》

戴渭渔

(一)“先生病说原文,剿袭西人唾余,无切实处,上海病理学译本精于先生者甚多,寥寥数语,可谓之讲义耶”?

驳:此节纯系无根漫语,失批评价值,曰“剿袭西人唾余”,还问贵校《诊断》《卫生》是西人何物?曰“精于先生者甚多”,精处甚多何在?究竟以何为标准?曾经一一比较否?曰“寥寥数语,可谓之讲义耶”,寥寥数语,不得谓之讲义,然则须若干语,始得谓之讲义耶?此等见识,亦欲驳人学说,真太不自量矣!

(二)原文:“病因以霉菌为西医唯一之病因,尤误,为问神经衰弱与心脏弱衰,在西医学说占大多数,岂霉菌为之耶?”

驳:汝谓神经与心脏之衰弱与霉菌完全无关,则大笑话。神经衰弱,岂单纯由神经自起衰弱耶?抑犹有因生殖病、肺劳病、肾脏病等牵涉而来耶?心脏衰弱之原因,更难指数,如血液病变、循环病变及热性病之发汗过度、泻下过度等,皆足以起心脏衰弱,岂非霉菌为之耶?

原文又云:“我国病理,不外三因,此乃由陈言始。”

驳:三因病理,仲景已有明言,乃云由陈言始。一差千余年,可见于中医最珍贵之《金匮》一书,尚未寓目也。

今仅云:“风寒暑湿燥火,刺激皮肤,侵袭口鼻……自能悟出。”

驳:六气有三项说法:(一)自然界之六气,(二)六气致病之原理,(三)六气为病之性质。汝云“湿气上干”等语,即属第三项。鄙人曾阅过该讲义分论六气章,言之甚评,见第三、四期。仅举一端,而敢妄指人为落边际,吾殊为汝不安!

若云:“刺激皮肤,为火所烧耶,为水湿所侵耶,抑风寒如矢石,皮肤将被刺而冻耶?”

驳:刺激二字,初级小学生类能明释,今乃误解至此,吾复何言!虽然吾又不能已于言也,以专君如欲彻底明了刺激皮肤之理由,请读陆渊雷先生之《伤寒今释》及时逸人先生之《温病全书》自得。

按语又云:“中西病理,其最大争点为细菌与六气。不思细菌以实质言,六气以原理言,均有精微之处,各是其是,不必争亦无可争。”

驳:因各是其是,所以争也,必如孙先生所云“六气为病之因,细菌为病之质,两者有相互之关系……”能认为相互关系,自不致各是其是,自不必争矣。

至云:“同时感受狂风暴雨烈日所侵袭,未有不病者。伤哉人类,无噍类矣。”

驳:曰感受,曰侵袭,的确未有不病!汝殆以为凡被风吹雨淋日晒者,皆得谓之感受,皆得谓之侵袭欤?不然“伤哉人类,无噍类矣”,究何所指耶?驳人学说,于此等处,最宜留心,免致求荣反辱。

又云:“既病之后,再行检查,则其所病之菌发现。贤哉孙先生,未知曾以显微镜检查几次,曾将细菌染色,以公诸大众否?此事非可纸上空谈,望先生思之。”

驳:此处应答曰“孙先生已将显微镜检查好几次,也曾将细菌染色,有红,有黄,有蓝白黑,也曾公诸大众矣!先生尚未之见耶?思之,思之,复重思之!除此而外,无再好答法矣。不信,就请将孙先生按语上下文再查看便知。”

(三)“以阴鬼阳世,为西医之曲认阴阳,西医病理学俱无此说。似此信口妄谈,以欺医中人之不识者,殊太无因。医学无国界,何故任意诬罔,一至于此”。

驳:吾意先生之戚友中之最密切者,必有业西医者在,不然何以如此关情,而急急为抱不平耶?实则西医之极力诋毁阴阳,而曲认阴阳以进攻中医者,或更有甚于阴鬼阳世之说法,非任意诬罔之也。至云西医病理学,俱无此说,吾亦信之。

“以五脏为阴，六腑为阳，未免死煞……然岂无虚热阴热之别乎”？

驳：“五脏为阴，六腑为阳”是定律，不是死煞。若云“《内经》以心为巨阳，未尝确认以脏为阴”，然则手少阴心当作手巨阳心矣，足少阴肾亦当作足巨阳肾矣，仲景三阴三阳亦将零乱而不得为系统矣！至云“胃阳肝阳虚热”等语，乃阴中有阳，阳中有阴，是为阴阳之变，非阴阳之常，然亦可以为孙先生所言阴阳之注脚。纲举目张，于理究不相背。

“至于病以衰减为阴，尤无理由，病气衰减，即外邪渐离之象”。

驳：明明是此巷无路，偏偏看做北港鱼落。病之属于衰减者，明明是不足之病，即虚症不足之病。明明是阴，汝偏偏强解为病气衰减，即外邪渐离，真令人恼极而笑矣。

“亢盛为阳四字尤误，试问方书有阴盛格阳者，作何解？”

驳：亢盛为有余之病，即实症。阴盛格阳，岂有余之病耶？汝殆认得一个盛字欤？不意吴老先生手屈一指之高足，乃有如此见解！

（四）“五行病理，以仲师为不言五行，此由不读《内经》之过耳”。

驳：不意仲师之言五行，竟于《内经》中见之。然则《内经》，其仲师所作矣，孙先生真未得其理解也！

“……非言五行乎，此事已成为口头禅，从何革新改进？窃谓此不过代表病情之名词，从习惯可也，拘则太凿，反对亦属无因”。

按：全文只此数句是实话，因我国民族固守性太强，虽明知有点不合，都不肯即便放弃，所以革新改进，殊非容易。然此仅就头脑较古者言耳，先生汝是青年人，当有革命性，就不必执“拘则太凿，反对亦属无因”之骑墙态度。是是非非，爽爽快快，可也，何以辩为？况汝资质甚好，文字亦佳，且又聪颖善悟，入医专半载，即有如此工夫，实可造之才也。故不从学医术则已，如欲从事医术，万勿走入迷途，死守彼五运五行之病理，浸淫于太极无极之玄论。须知进化论可据，天演例难逃，稍有时代眼光、科学思想者，莫不公认。以先生之高明，宁有不悟者乎？勉之！认定吾侪宗旨，共为国医学术努力！

训斥史悠经

同安伍泰岗

悠经先生！汝近在《国医旬刊》登载侮辱叶先生一文，目谓工巧极！然识者观之，何异村妇骂街，已失学生态度。身在医药门外，侈谈医药学理，瞎子算命，弄巧反拙。汝能知赧，当从此埋头读书，勿再轻举妄动，他日尚有长进之希望。否则，以可造之资，而入于乖谬之途，将来流毒社会，何堪设想？兹将汝所询问于叶先生者，略为指示一二，务要平心静气，切磋而磨琢之为是！

（一）汝云："小儿血气未充，脏腑未坚"，则有之。若骨气未成，形声未正，则不可解，岂初生儿生而无骨，生而无气耶？岂二百余骨节及呼吸器官，非自有生并受而来耶？若形声未正，岂生而四肢欹斜，并不能呱呱泣耶？（"泣"字当易"啼"字较妥）。邪是何邪，乃易中于骨气形声及气血脏腑。如此厉害，望先生指教。

示：骨气未成者，未成熟也，与未成之人之"成"字义同。若解为无骨无气，则未成人将何解？岂十六岁以下无人耶？气之意义甚广，若专指呼吸器官，则中医重气化亦可谓之呼吸化矣，岂不令人笑破肚皮？形声未正，意义尤显，譬如汝当初从汝母腹中产下，虽能呱呱而啼，能言语乎？四肢虽不致欹斜，能坐立乎？邪是何邪？此问更觉幼稚！未习医者，亦能道出，汝于此等处，尚不能了解，辜负吴老先生谆谆善诱之苦心矣。夫邪，病邪也，凡足以致病者，中医皆谓之邪，例如风邪、火邪……是也。此是小引，仅言其概，如欲深究，当耐心再读，久后自知。

（二）汝云："开章言婴儿，突然言惟小儿染其疾者颇多，如何衔接得去？"

示：本编是儿科讲义，本文是儿科讲义小引，可言婴儿，亦可言小儿，言其梗概可矣。编辑之事，汝恶能知之？

又云："古人言小儿为纯阳之体，何等明白？"

示：亦未必然。夫若小儿为纯阳之体，是无阴也。如以气血言阴阳，则为无血；以水火言阴阳，则为无水；以寒热言阴阳，则为无寒。……其说可通乎？语云"尽信书，不如无书"，若汝者可谓食古不化，以后应下研究工夫才可。陈修园氏谓"小儿为稚阳"，实探本推原之论，最为可从。

至云："为问如何为阴气，阴气太少，以何法测量？"

示：请阅《推求师意》卷上第八页第七行，自能明了。不然，可来本研究所参加研究，余当尽心法传授，使汝不惑。

更云："为问何种热，能激动伏热，究竟赤子未病时，伏热伏于何处？此种伏热是何等热，何以能重扰厥阴。"

示：此等问法，真是小儿看电影，村姑游城市，这是什么？那是什么？谁耐烦多费唇舌耶？

末云："脑气筋妄行，究竟脑气筋何以能行，岂非呓语？"

示：我亦曰：岂非呓语？行字岂仅作有足能行之行解乎？亦冲动之意耳。

汝云："不同之点在何处，又不能说出所以然，岂大人无厥阴伏热，风火上重之症耶？"

示：不同之点，即上文骨气未成……倏变异常一节，汝何脑筋麻木至此，而胡猜为大人无厥阴伏热，风火上冲之症耶？

又云："上文既言当明了小儿与成人不同之点，便当从伏热及杂病所以不同处，详细分别。"

示：岂有一小引，便当详细分别病症病理乎？胡闹至极！休矣，史悠经！莫想出风头，再读十年书，尚须沉重，勿太轻浮，致干罪戾！

纠正陈影鹤

卢累汝

新感伏气之区别，为治温病不二法门。郑世隐先生之《温病讲义》已逐条指出，阅者类能明了，无须本人代为铺张。不意竟有无知妄作之陈影鹤者，吹毛索瘢，加以非议，满纸强词夺理，本人殊抱不平，爰为指摘一二，聊为警斥云尔。

按影鹤起手从邵、吴、王、柳、雷、俞、凌诸名医写起，堂乎其皇，意谓必一博学多闻而为厦门医专之高足也者。迨后所述各条，肤浅浮泛，始知彼非真有学问，徒大言以欺人耳。以肺营膻中为温病之三握要，言之自豪，以为得"温邪上受，首先犯肺，逆传心包"之秘诀矣，实则尚在门外也。

曰："由于冬受微寒，至春感风而触发者，谓之风温；冬受微寒，酝酿为热，至春阳气舒张，不因风寒触动伏气，自内而发者，谓之温病。冬受微寒，当时未发，发于清明之后者，谓之晚发……"同是冬受微寒也，何以一为风温，一为温病，一为晚发耶？何以风温感风而触发，温病不因风寒触动伏气，自内而发，晚发乃至清明后始发耶？且所谓温病者，其包括春温、风温、晚发等而言耶，抑别是一病耶？此等名异实同之病理，殊不可解也。乃自谓"辨症何等明晰"，为想影鹤当作此语时，必眉飞色舞，踌躇满志，以为温病真传，尽在斯矣！呜呼！其然岂其然乎？

又曰："开口便云温热之病乃天地之常候，谓春夏冬三时有温热之气则可，冬亦有温热之气乎？矛盾至极，谓温热为天地之病，则不对矣。"如此说法，然则“武王有乱臣十人”，当作叛乱之臣矣！且温热病为天地常候，瘟疫为天地疠气，其说见于《瘟疫论》，《中西温热串解》亦引用之。如子所云，侮蔑乃师甚矣！

至云冬时伏气者，此潜伏期之较久也。岁首伏寒者，此潜伏期之较暂也。防者卫生之法，不卫生则足致病也。直待者由此隐伏时间，以至彼发病时间之谓也，岂必知其有病而不治，任其渡过若干时期，始得谓之直待乎？如此显豁，认为深奥，学术浅陋，可谓极矣！

末以原列病症三条，皆为伤风轻症，不应入于温病门，尤属荒谬。试问此等症，将列入伤寒门乎，杂病门乎，抑竟不得其门而入乎？且所谓伤风风热者，即温病初起之症也。治不得法，乃有口燥、舌干、胸满、气喘等之变症。又治不得法，乃有夜烦不寐、神昏谵语等之变症。更治不得法，乃有痰潮内闭、循衣摸床等之变症。此外感温病进行之阶段也。谓温病初起，即当见口燥舌干、胸满气喘乎？若初起即舌绛而垢、神昏溺短，是为伏气之重笃者，又当别论。影鹤君！余言止此矣。君既方在求学，何不埋头训练，五年或十年之后，那时出而问世，未为晚也。而必自恃聪明，轻举妄动，“倒持手戈，授人以柄”，究竟何益于君，何损于人耶？窃为君不取焉。

与吴瑞甫先生论缓脉

苏随驶

晚生功课之余，参阅吴瑞甫先生删补熊笏《中风论》中云：“一呼一吸，脉凡四动，是名为缓，乃是无病平脉。”缓脉形象，独以四动为缓，恐有未尽缓脉之义。阴脉与阳脉同等者，名曰缓也。且缓脉又有平脉、病脉之别。平脉之缓，不柔不刚，不疾不徐，应指冲和，来去四至。所谓和脉缓胃气，脉象之最和平者，而亦平人无病时不可须臾离之脉神也。若病脉之缓，亦有两种形神：一则湿热蒸灼，正气懈惰，脉象应之，必弛纵而缓软不振，是缓脉之属于实热者；一则气血不及，精力疲倦，脉象应之，亦怠倦而缓弱少神，是缓脉之属于虚馁者。由此观之，其来去之缓虽相似，而和缓、弛缓、怠缓，三者之精神气度，应指迥乎不同。然非从阅历经验，神而明之，则几微疑似之间，殆难得心应手，故王启玄有谓非动之迟缓也。窃谓学术是非，自有公论，不可强自以为贤，徒凭一己之理想，字面之臆测，妄加肯定，殊为识者所不取。质之吴先生，以为然否。

读《删补中风论》质疑

李达道

予于小解时，忽忆吴黼堂先生《删补中风论》中有："……汇流而达溺囊，即出溺水总管，截沥而下，斜入膀胱"之说。细究是说，似乎人身有两个贮尿器：溺囊、膀胱。初甚不解，继思吴先生乃博通中西之名医，岂有错误？及读丁氏书，始知泌尿器之构造，尚有一说与吴先生之不同者。

丁氏记载曰："泌尿器分肾脏、输尿管、膀胱、尿道四部。肾之构造，分髓质、皮质。髓质有多数之细尿管，此细尿管之内方，开口于肾盂，外方分枝而连接皮质之马氏小体，而细尿管近马氏小体之部，其周围有无数之毛细脉管。皮质有血管及马氏小体之特异机关，马氏小体者，即细尿管之末端，膨大而翻展内方之囊状物也。囊内有球状之毛细管丛，而输入及输出之动脉，经囊口而连接于毛细管……"由此观之，吴先生之所谓溺囊，或即马氏小体，囊状物乎？然马氏小体之囊状甚为细微，非显微镜不能辨出，溺囊既能集汇流之尿，其容量必等于膀胱，则彼囊非此囊可知矣。

且最近生理学所云："肾有无数丝球体和细尿管，前一种就是肾动脉在肾脏里分散而成的毛细管球，血里的水分，在丝管球部藉滤过作用，排泄到细尿管里。同时尿成分中容易溶解于水的一部分，也跟他排泄到细尿管来。细尿管是内面有上皮细胞的长细管，尿中固有的成分，就在此处分泌。两相凑合，就成功尿。经输尿管的蠕动，送到膀胱。"此说与丁氏同一意思，并未见有溺囊名称，或类似于溺囊之物体。然则溺囊之为物，果何所据而云然耶？非请吴先生表而出之，详而释之，则予之疑团将何以解耶？望吴先生教之！

求教于吴瑞甫老先生者

陈玉仁

鄙人最近倾仰国医学，心为之醉，可是并非研究有素，乃一平凡者流，不过将来希为一刮刮叫之中医学者耳。日前有幸，得咿唔《国医旬刊》，以其能"指示学习门径者"也。不但此耳，更兼"融贯中西学说"，尤为难能可贵！是故不恤“寸金”之巨大耗费。厦门国医支馆长吴老先生瑞甫之《论三阳三阴确有实验并非玄虚之学说》的杰作，其文字之简练，“虽文武周孔诸圣”，袭吴老先生之说，亦赞赏不置。而于理论方面，皆根据于“虽古诸圣，亦尊崇其说，而无敢稍有异议”者。当然，余亦不敢有所是非，而况文中所引有不鲜古奥之词，余尚不能全盘了了哉？然所能领教老先生之云云者，间窃有疑焉。仅依昔在校我师示我：“求学须虚怀若谷，不耻求教，反复究问，此为何？那为么？方克日进”之训，并欲求知易卦医理，故敢冒昧，直陈所疑，求教于吴老先生，恳本“热心医学教育”、“宣传国医文化”之雅怀，及据“读岐黄家言，已垂四十余年之久；阅东西各医籍，亦有十余年之久”等心得，不吝明示，以开塞茅。医林后学幸甚！余亦幸何如之！

老先生曰：“……人亦为万物之一，其得天地之气为最全。初胚胎时，不过一点水耳，与万物初无少异，故《易》曰天一生水，即此义也。有此胚胎之水，何以化为脏腑，则五行之气为之也。故《素问》曰苦生心，辛生肺，酸生肝，甘生脾，咸生肾，已将气化所以生形质之由，曲曲道出。必以此为非是，试问地之生物，所以发生为五味，从何而来？设非日以暄之，风以和之，雨露以润之，窃恐草木昆虫且不能生，而况于人耶。……”

余疑而问之曰：人得天地之气为最全，初胚胎时，不过一点水耳，何以西洋鬼子之胎生学，则不言然？现在物质文明，倒也有些可靠，如我古谓地“方”，今彼已证为地“圆”。虽古诸圣(?)亦遵崇‘人初胚胎，不过一点水’之说，无敢稍有异议。然究何者为确可从信？万物如皆不过一点水耳，夫复何有曰万物？所谓胚胎之水，为何水乎？如纯纯然之蒸馏水，或含什质之水，抑为张博士所发明之水乎？

五行之气何以能化为脏腑？是该胚胎之水，含有苦、辛、酸、甘、咸等五味俱全，故能生五脏。然则六腑以何而生？其他筋、肉、发、肤……复从何化？气化所以生形质。动、植、矿等自然物及人造物，为有形质之品，皆可以气化出之乎？地之生物，所以发生五味，从何而来，到底从何而来？余尚惑之甚也，何以日暄之，风和之，雨露润之能发生五味，是则豆油、糖、醋、辣酱……皆可如法炮制乎？老先生若曰“吾故曰有事理，然后有是气，有是气然后有是形”，则如此言简意赅之谈，实今后学辈无法领教，真是天地自然之妙用，非有数丨年埋头苦学，无能明此矣！

先生，你老已有四十余年加十余年之学识与经验，恭请融贯中西学说，明以教我与其他。最后以十二分热诚之请求：望老先生以后刊于《国医旬刊》之著作，概用比较大众化之理论与文体，俾便多数晚先生之大众得同被嘉惠，则国医学术之发扬光大，有厚赖矣！

一九三四年十一月二日读《国医旬刊》后

证吴瑞甫《温热串解》谬误之一斑

胡为雨

我去年读瑞甫君所撰之《中西温热串解》，瘟疫条下谓“璜按：斑即是东医所谓猩红热也”，可见瑞甫君身入迷途。服膺其说者，当然亦入迷途。然而贻害彼所授之学生尚小，流祸社会人群堪忧。兹录南京国医馆学术委员郭受天先生大著，中论喉痧之症及其鉴别法表图，以质瑞甫君。但其他白喉等症，非关此猩红热症候，恕不尽录。

喉　痧

一、喉痧，西名猩红热，又名红热症。

二、于渗出物中，发见连锁状球菌。

三、在发病第一日，即有恶心呕吐，轻症仅发一次。重症则发数次，间有延至24小时者。

四、自发病第一日或第二三日，即发大如帽针头，或亚麻仁样之鲜红色密丛之疹。先发于颈部及锁骨部，次及于四肢胸背间（多于膝关节前颈部及前膝部），后及全身，占面积颇广，弥蔓而为红色斑，唯口唇颐部，全不侵及。且呈苍白色，而颊部则鲜红，两相辉映，颇为美观。

五、有口峡炎、桑实等黏膜疾患。

六、舌象每日不同，如第一日，带灰白色苔；第二日，白苔之上，现有红点；第三日，舌上白苔，如长条之脱落，现红色，未脱色如前色；第四日，白苔全脱，呈深红色，兼以菌状乳嘴之肿胀，状如覆盆子，故名为覆盆子舌。

七、咽喉红疼痛，肿胀虽甚，系属于重炎性，不生厚硬之假皮。

八、皮肤数日后，落屑为板状，或系层片状。

九、不留实扶的里后性之末梢麻痹。

十、有许多合并症，最著者为肾炎，及实扶的里，极为危险。

基上所举，则猩红热非斑症明矣，必欲强不知以为知，则以讹传讹，于医学上，殊有弊害。故不得不表而出之，免使后学误会，非敢故与吴先生为难也，希谅之是幸！

辨陈影鹤《考证温热伏气新感各有不同以正郑世隐所编温病讲义之谬误》之谬误

郑世隐

阅厦门《国医旬刊》第一卷第十期陈影鹤著有《考证温热伏气新感各有不同,以正郑世隐所编温病讲义之谬误》论文一篇,隐初以为君必系博学名流,足资就正,乃细考内容,知君所学仍属幼稚。其所引用,不过吴、邵、柳、王、雷、俞诸家唾余,而对于医圣仲景所著之温病全文,竟未寓目。至刘完素、喻昌、周魁、陈祖恭、叶桂、周禹载、舒驰远、章虚谷、王普耀及时贤之时逸人等书,亦未一见过。所谓管窥而已,考证云乎哉?君未读仲景书,理解诸多错误,今请先将仲景温病脉证并治节录数法于下,使君阅之,必当似雷贯耳,无所措其手足也。

温病有三,曰春温,曰秋温,曰冬温,此皆发于伏气。夏则病暑,而不病温;冬伤于寒,其气伏于太阴,至春发为温病,名曰春温;夏伤于湿,其气伏于太阴,至秋燥乃大行,发为温病,名曰秋温;气不当至而至,初冬乃大寒,燥以内收,其气伏于厥阴,冬至后,天气应寒而反温,发为温病,名曰冬温。春秋病温者,此其常。冬温者,此为变也。冬时应寒而反大温,此非其时而蓄其气,及时不病,至春乃发,名曰大温。此由冬不藏精,气失其正。春时阳气外发,二气相搏,为病则重。医又不晓病源,为治乃误,尸气流传,遂以成疫。病春温,其气在上,头痛咽干,发热目眩,甚则谵语,脉弦而急,宜以小柴胡加黄连丹皮主之。小柴胡加黄连丹皮汤方:柴胡、黄芩、括蒌根、人参、黄连、丹皮、甘草、生姜、大枣。

此张长沙之原文也,余不多列。查君所著之所谓《考证温热伏气新感》,其中所集虽前医名言,而所择欠精,所拾皆属前人渣滓。自云正在求学时代,学术浅陋,不能独出心裁,发明新知,情固可原。独怪神圣仲景所著之温病全文,千载之准绳,初学之门径,君竟舍本逐末,弃而不顾,岂长沙书不宜君用耶?抑才学不及,未能探其底蕴耶?荒经悖圣,惟君自为,读几何书,而敢大言夸奇,尽考证之能事,以著作自豪,未免太不自量矣。须知余所编之讲义,皆从根据先贤立言,本经之外,旁及方书,撷其精华,掇其要领,所谓以简御繁之法也。君造诣未深,妄加毁议,原无置辩之价值,但规正学说,诱导后生,乃为余之本心。故略举一二,为君细告,望留意及之。

余谓温热之病，乃天地之常候，是遵仲师之本文而作。本文云："春秋病温者，此其常；冬温者，此为变也。"君未读仲师之文，竟谓春夏冬三时有温热之气则可，谓温热、谓天地之病，则不对矣。细查余之讲义，何尝谓天地之病？君热狂乎，何梦呓若此？夫冬日病温，仲景已明示此为变也，你混与春夏温热合论，足征你学无根柢，故满纸糊涂，伪造黑白，诚不值识者一笑。至天气晴燥，雨雪稀少，阳失潜藏，致生冬温之症，即仲师所谓此为变也。你又以厦地历年染此症者甚少为疑，其中原有自然疗能、却病之常法在焉，今请为君言之。夫厦岛较燥热，人多好吃水果，如蜜梨、甘蔗、地栗、香蕉、文旦柚、冬瓜、鲜藕、山东白菜、菘菜、土白菜、莱菔等，此即所谓无形中之先事预防，亦即所谓自然疗能。普通人类能识此，你竟未有所闻，头脑殊属简单。至春为一岁之首，仍防寒邪遏伏，直待春升木气透发，风阳化温等句，是指暴感而言，与前段分开。因严寒初退，温风乍袭，若因寒邪遏伏久未即发，至春木气透发，风阳化温，必感而为病。语云"上工治未病"，防之实为紧要。且病伏于冬发于春，其来也渐，直待雨字，尤确确不能移易。仲景云"病春温，其气在上"，叶氏云"温邪上受，首先犯肺"，亦即言春木透发。有此温风之邪能先犯肺，致有身热咳嗽等症。

君既虚心求教，余亦何惮舌劳，今再为君释疑于后。第一条原因，由初春严寒未退，感冷风而为病，各症状与脉候皆属桂枝证，故仍属伤寒论治。盖恐医者一到春令，便误认为客感温病，银翘、桑菊随手立方，贻误滋大，故于处方后另注云："此证是春初适感冷风为病。"缘严冬之寒威未退，仍属伤寒治法，故用桂枝汤之例。过此以后，西北之寒风已退，转而为东南之温风，则辛温之剂，皆犯禁例，须用辛凉辛平、解肌泄热为治，方合疗温病之法程。但尤须活看，不可呆板。不料你有右目而缺左眼，所见模糊，无怪所云矛盾。第二条原因，由春令骤感温风，其证头痛汗出，咳嗽痰粘，口渴身热，无非外感温风为病。先贤叶天士云："温邪上受，首先犯肺，故身热、咳嗽、痰粘、口渴，用辛凉平剂加减银翘为法，而芦根、天花、竹叶、薄荷乃清风泄热、止渴利痰，为治此症之妙品。"不图叶氏一书，你亦未曾寓目，而自作聪明，妄生好议，偏以余处方不中，且入马温。"马温"两字，究谁创始，殆你之自病马温，而特立此新名词欤？抑你近日新为兽医，能医马之温病欤？思之，思之，百思不得其解矣。

告石痴君

吴瑞甫

曩阅《神州(国医)月报》,以保君寿相一语,哓哓致辨。仆固喜人攻讦者,盖攻讦则我得闻过,而真理愈出。是吾师也,特别欢迎。所惜石痴君,未识君字之真义耳。考《尔雅》,自皇王以至府尹,皆君也。君字所包甚广,易家人有严君焉,父母之谓也。依字义,凡为我所尊者,皆谓之君,亦犹言能辅助人者,皆谓之相耳。石痴君君谓保君寿相,只好随溥仪大卖神通,毋乃所见太小乎?

至谓国医系与西医对待之名词,此犹知其一,未知其二。为问西医,曾有未毕业而可谓之医乎?仆之拟议及此,乃遵国家法令,犹孔子所云今用之,吾从周之意也。未知石痴君,以为然否?

——《国医旬刊》1934年第1卷第5期

答吴瑞甫先生

石　痴

阅第五期《国医旬刊》先生告痴一文，颇露愤怒，以为痴好攻讦者。嗟乎！先生岂畏攻讦之人哉？痴因念与长者接谈，必多见益，指为攻讦，不敢接受。昔孔氏常受诸弟子之质辩，然则孔氏之徒尽皆攻讦之辈欤？痴本有痴呆劣性，故好问不倦，既承不以愚劣而教之，感甚佩甚，昔人谓“得一纸胜读十年书”，其斯之谓也。痴茅塞顿开，蒙为惋惜，当益加勤勉，故不得不复哓哓，设先生恶嫌烦渎，置之可也。

窃以君相二字，在痴所解者系实位名词，在先生所教者系抽象假借名词，论理是作实位为是，设如先生所陈如是之多，究指何者而言？如统言之，何不直书保人寿人，岂不较为确切？且无莫畅一是之弊，又无纠缠不清之混。先生又谓“凡尊于我者，皆可名之曰君”，是国医皆医尊于我者之人，下我者皆不之医，相士简称曰相，则国医又可指为专医相士。今譬之乞丐小儿，既不得称之为君，又不得称之为相，听之辗转忍乎？富翁坐食，既无可尊，又无可辅，听之呻吟床笫甘乎？夫以区别界限而为之医，殊非仁术之旨，先生以谓然否？

所云“西医未毕业者，不得称为医”，是暗衬中医非有中医校毕业者不能称为国医。痴以为在医学上立场，却是如此，然在区别立场上之称谓，不得不用。今中医果欲效法西人，以为非经医学校毕业者不得行医，是则中医非经政府立案之健全中医学校毕业者，不论老少，亦不得行医。先生独议不得用一个国字，毋乃太宽乎？如痴所议，庶几大公无私，清浊有分。不然，甲自负文字高超要训练乙，乙恃经验丰富要训练甲，你不服我，我不服你，其不弄到一团糟者我不信也。在师资未产生以前，唯用互考法以聚之，则先生与痴亦不能例外免考。盖天下无有始创言之人免考（痴也怕考，然理上不得不如此说法，软人讲硬话一笑），亦无专门要训练他人而不受他人训练之理。

其法令全县国医者须报名互考：（一）曰普通科，（二）曰选科，普通科分为三场，每场考二种，第一场本草、内经，第二场难经、伤寒论，第三场温病杂病。譬如报名五百人，在报名时每人各出十二题分作三封，分别投入三场考箱。考时取出，听投考者蒙目自抽，卷要弥封，三场考毕，请全县国医团体合组阅卷委员会(选科者同此)。再考实验诊病成绩：其一等者赠号国医师，二等者赠号中医师，三等者中医士，四等者入训练班补习，不投考者停业，师资取用一等国医。如是受训练者心服，称国医者有荣，至理至善，大公无私，未知先生以为何如?

编者按：本文互考法颇有可取，而对于防弊的方法也应该十分注意着。现在训练国医、考试国医的声浪，高唱入云，在这问题讨论下，算是理直气壮，但是训练他人易，受人训练难；考他人易，考自己难。简直说一句，考医生是比前清科举较难，在弹丸不过十里的地方，竟有人提议考试国医，算是我们贵厦门人才杰出，学问渊博的了。但是作宗师的人应该先受国医界考试，才是公平交易，妇孺无欺。至于互考方法，令人打一寒噤，提议的算是老鼠吃猫奶(好大胆)，草人舞关刀(弱人硬手段)，最少限量，十人中有九个落第。然除了这法，实无一更适合的办法。

——《神州国医月报》1934 年第 1 卷

谈谈训练国医

佚　名

《国医旬刊》第二期吴瑞甫先生之《敬告我厦各医药界》之论，余深表同情。中医界之良莠不齐，非自今日始，历来政府听其自由存亡，不加笃责训练。虽古有医官之考试，亦不过一种官场之文章而已，其效力等于零。际兹科学竞争之秋，优胜劣败，恐不能逃乎天演公例。中医学在事实上确有不拔之势力，然在医辈过乎浮滥，如神棍及不识字者，亦堂然以医鸣，宜乎中医在社会立场，西医将取而代之之势。

今欲保存固有信用，非徒事口舌争胜，观夫十年教训，可以转弱为强。今欲对外争胜，非十年训练不为功，故训练班之设，实当务之急。但以余之眼光所及，办理殊欠妥帖，夫医药会互相嫉击，已非一日，今用一会人才以训练全县国医，愚者亦能料其无成。盖我医界嫉性倨傲性最重，欲求其不阻挠者已属万幸，安见其肯俯首以就羁哉？幺滴之水可以穿石，以一会之人才，不足以应数会之訾议，合数人之力足以制死一会之生命，以吴先生之资格品学，拜服者当知有人，其他我恐其弃卷而逃。今竭吴先生一人之全力，恐亦疲于奔命。且夫大厦之成，非一术之抵，而况训练一班御侮之人才者乎？

——《神州国医月报》1934 年第 1 卷

前医学传习所所长吴瑞甫启事

径启者：

厦门医学传习所由董事周殿薰、周麟书、洪鸿儒等创办于民国七年，均拟订章程，呈由汪道尹、史厅长、姚县长呈省批准立案。当时由翁纯玉、周少云、蔡惟中等主任讲员，鄙人并不干预其事。经已传习多年，以地方多故，中止。后由绅士洪鸿儒、周殿薰等筹画款项，赓续进行。仍由医学公会开会修改章程，会同董事会佥议，公推鄙人为所长。仍具呈杨前厅长存案。迨后毕业并具名籍，送杨厅长呈请备案。乃近有含沙射影之徒，藉称派别，故造“四个月毕业”蜚语，《江声报》、《鹭声报》均有登载。似此毫无价值之言，而亦登诸报端，殊不可解。业经备函由《江声报》更正，诚恐淆乱各界听闻，谨再具启，以免为其所惑。

——《国医旬刊》1935 年第 2 卷第 11 期

国医研究所给国医学校的一封信

吴校长瑞甫先生：

在贵国医专门学校和敝国医研究所同时开办的时候，我们曾与先生面约将两方讲义交换，以为彼此参考资料。那时先生满口应承，认为合理，所以我们就很坦白地接续将敝所第一、二期讲义送给先生，满望先生亦将贵讲义来给我们研究。谁知先生却别有用意，不但不肯将贵讲义送给我们，并且禁止贵校学生，不许把讲义给校外人看见，违者罚大洋五元。于是贵讲义也便似神仙秘录，竟使我们无从领教只字了。

起初我们还认为先生故示珍贵，不以为意，及见贵旬刊第十期和最近发出的特刊，才晓得先生老早就存意要推倒我们的讲义，以推倒我们的研究所，所以自己的讲义秘得一字不泄，大约是预防我们也依样地批驳过去罢！这可太欠大方了！学术本来要公开，尤其是医学更要公开，敝讲义不但不敢自秘，并且逐期刊登在医药杂志上面，就是要请国内医界加以批评。只可惜贵校所推驳的，还未能中肯，都是些气话，自己又常露出错点，实在徒费工夫，彼此全无半点利益，又何苦呢？

现在我们抱着十二万分的热望，恭求先生履行前言，将贵讲义逐期惠下一份，以资参考。如果贵讲义真实是好的话，我们尽可将敝讲义付之一炬，带领了一班同学，依附门墙，岂不甚妙？若不好呢，我们也不敢有所是非，简直也没有闲工夫去作批评，尽管可以放心罢！假使先生仍旧紧紧地秘着，倒会引起社会人们的怀疑，以为贵校的讲义也许比我们还坏，不然何以不敢公开出来讨论呢？那么椟中之玉，岂不白白受屈，在无形中损失莫大的价值吗？先生你老心机灵活，看穿五百年前，想入五百年后，这点点事情难道还算不到吗？话说多了，就此搁笔，诸希鉴谅并候回玉。

研究所同人谨启

——《鹭声医药杂志》1935 年第 2 卷第 1 期

与国医研究所书

顷见《鹭声杂志》所刊贵所来信与校长一书，任意诬蔑，殊多不合。在当时贵所同人与吴校长请求交换讲义，同人未之前闻，未敢臆断，惟贵所研究月仅四日，我校逐日均有讲义，且一星期可抵贵所数月之用，以云交换，太无理由。至谓医专学校禁止学生不许把讲义给校外人看见，违者罚大银五元，此等语亦出贵所诸人之言论，且公然登诸报端，贵所诸同人之胸次可知矣。不思医专学员已有五十余人之多，其中大学校、中学校毕业者居大多数，即非由学校出身，大都讲贯医学日久，且由校长试验，须国文精通者，方得入校，逐月试艺，择尤刊载《旬刊》。即讲义，亦时刊一二，何尝秘而不宣？所以未能多所刊载者，则以逐日讲解，其分发与学员，恒达四五千言之多。每学期学员所得讲义，几于盈尺，教授达十余科门。讲解退席后，各学员皆带回自修，即欲禁止，何从而禁止？学员至五十余人，领出讲义，不为不多，设能与精深医学者公同考稽，正我校长之所甚喜，又何从加以罚则？"罚银五元"。我校诸学员并不闻有是语，而乃出自贵所诸同人之口，何言之无价值一至于是？在我校长之意，甚欲振兴闽南医学，观此次泉漳各县均发贴招生布告，不久国文精通、医理优长之士，必来学日众。我校长学说并不畏人之评判，亦不宪毫无意识者之怀疑。现已将各科讲义，切实整理，将呈请中央国医馆鉴定，俟编订就绪，即行出版，届期当函达诸君先睹为快。参考两字，目前免费清神，至特刊已由省分馆核准，呈请国医馆审查，有无错误，自有分晓，姑免置议，并希亮照。

厦门医专学生会公启

——《国医旬刊》1935 年第 2 卷第 5 期

再与国医专门夜学校校长吴瑞甫先生书

佚名

吴校长台鉴：

前书谅已登览，先生胡弗自作答，而使贵校所谓学生会也者，卖弄聪明，答非所问耶？当时何人与先生面约交换讲义，言犹在耳，先生岂忘之耶？抑事未经贵学生前闻，先生未敢有所大违众意耶？此同人之所不解也。若云敝所每月仅四日讲解，学校每月有二十四夜教授，便不值得交换，似乎太不合理。因敝所每月有六十页精印讲义，未必少于每夜一纸油印讲义。且敝所实事求是，固未敢张大其词，而自称为专门学校也。持此为不交换讲义之理由，殊难自圆其说。贵校学生大多数为“大中学校毕业……”，此等语只好执村夫而告之，或使色骇舌挢。若敝所同人即不敏，实不敢有所动于中，请贵校学生会以后不必一再提起。

先生欲振兴闽南医学，无任钦仰，敝所近水楼台，获益当较漳泉各县为先。惟愿于各县所贴招生布告，须明书专门夜学校字样，庶免远道学生误会，徒劳跋涉，亦以见先生之诚实不欺。贵校以讲义漏泄，罚银五元，此盖出于与贵校有关系人之口，是否确实，先生抚心自问可也。同人胸次，固甚坦白，不敢隐讳，幸勿为罪！至以前书为“任意污蔑，殊多不合”，则同人尤不敢承认。因前书实情真词恳，毫无傲慢也。后此若有所赐教，请先生亲自执笔，莫再令贵校学生僭越。因彼等少年气盛，常言之过激也。书不尽意，伏惟为国医学术自珍！

(厦门)国医研究所启

——《鹭声医药杂志》1935 年第 2 卷第 2 期

来函照登

医专校长大鉴：

昨闻阁下因国医研究会呈控省分馆，谓阁下不能调解林妙彦、林君仲之刑事诉讼，指为老耄无能，请换人办理医校等由，遂生灰心意，欲辞退。第窃以为不可，查刑事不许和解，该会乃拟为理由，实属强人所难，况查林妙彦、林君仲二人并非贵校职员，林君仲只代讲脉学数天，林妙彦亦未尝为妇科主任，即贵校亦非只学生十余人(其杂志亦称十余人)。其呈词尤与事实不符，省分馆函令查覆，自可拟实详覆，俾灼知其任意肆诬、意图破坏医校。然贵校事实具在，成绩具在，彼之滥控，是即所谓蜉蝣撼大树。究于阁下何伤?以阁下编行医书十余部，经验医术数十年，于是本埠公众咸推膺此重任，在阁下固不敢云舍我其谁。但实不能因其呈控而辞退，致功败垂成，且揣该会之呈控，其用意似欲取而代之。然不自思声望如何，学问如何，何其太不自量若是！故无论其所谓研究者何如，第即其所号《鹭声医药杂志》观之，其第一卷第二期之《考验厦市中医之我见》，语多奇特，令人难读。其尤令人难解者，秀才在满清时只才可称为读书人耳，乃曰轰轰秀才。医生纵极精明，亦不过艺术之一，乃曰医生执生死刀笔，关系种族。好恶盛衰较一县令为慎重，其“好恶”二字，尤未知要作何解？预备应试，心神可以牺牲，脑袋何可牺牲，乃曰不惜牺牲心神脑袋；欲以壑为大，乃曰以填满欲腹。医术非一蹴可几，一语尽矣，乃曰由切而磋，从琢而磨，始有完成之一日，否则一日之千里，未有不蹶大将军，殊为词费，且亦难解。至其所拟办法，对于扃试二字，明是闭门考试之谓，竟杜撰为笔试、扃试二法。每法当三试(笔试)三审，(扃试)则如定明年春初为先行预试，秋季为再试，后年端月为决试等语，则“字”想是“即”字之误。然此等措词、此等试法，均为人所不解。自古至今有此法否？至为可叹！

又《医生与道德》一论曰“为人之道，至易至近”，此二语历来圣贤所不敢言，而公然自言，其人品可知。又曰“利欲所蔽，欲字似当去心，而于机变巧计，则曰日攻”，此攻字亦奇。夫技术精而有道德，斯可矣。乃曰若技术精而道德不高者，亦不可与言医，此“言”字当是“为”字之误。不然，研究医学亦可谓言医，近今言医者尽多，其又将何词？且试问自古至今，高道德之医生曾有几人？又“病苦不堪者则灭除”之一语，未知何解。“可使天下无病人，可使天下无庸医”二语，猗欤休哉，只可作非非想耳，亦殊出人意外。

查两杰作出于误会特出人物，曾将此杂志发行，当必有寄与省分馆，惟馆长当尚未阅及此等杰作，故函令贵校查覆。阁下于拟实详覆呈中，请其查阅此等杂志，即可灼见其肺肝，并灼见其医学，而阁下及学校之声价，定必因此滥控而益进，勉之勉之。乃勿灰心，乃勿辞退。

——《国医旬刊》1935 年第 2 卷第 5 期、第 6 期

星洲中国医师公会《医粹》合订本序言

吴瑞甫

《医粹》[①]合订本，何为而刊载？因星洲医学界，若陈占伟[②]、曾志远[③]、游杏南[④]、吴秉璋、谢斋孙[⑤]、许精儒、陈瑞堂……诸君，皆有志于医学，除中法外，并参究西法，以会其通，好学深思，其进步当未可限量。余心契者久之，暴日失败，诸同人正在重新组织医会，以余医学颇为公众所许可，邀余加入。余以各处成立医会，多数有名无实，须设立学术股，相观而善，于医学前途，方资实益。诸同人皆韪余议，故会所甫设施，无论远迩，投稿讨论，付诸《医粹》者，纷至沓来。且参考中西各学说，互相驳诘，以求各病机实际之所在，医学将放大光明，洵可喜也。唯所谓科学化诸名词，正如大水之奔腾澎湃，无涯涘之可寻，移花接木，混水摸鱼，酿成不中不西之怪现象。器具既不完全，认病又难准确，徒羡科学之美名，岂为病家之幸福？

窃谓我国医学，理真法粹，效验最多，能临证处方者，多能言之，无待余之再赘。若再以科学化整理国医，则西医偏重形质，中医偏重气化，有何沟通之可言，此一疑也；西人重在剖割，我国重在药物，且有西人视为应剖割，而中法不事剖割，以丸散及蒸熨等方治愈者，科学之胜中医，不知究在何处？

---

① 《医粹》：上下两册，由新加坡中医师公会于1948年10月27日编辑刊行。内容以《医粹》（双周刊）和《医统先声》（双周刊）论文选编成册。

② 陈占伟：陈占伟（1904—1989），原籍广东大埔，24岁到新加坡悬壶济世，当时名医如王梅亭、黎伯概等均器重陈氏。日军侵华，吴瑞甫到新加坡避难，陈占伟遂受业于其门下。后逐渐成为新加坡名老中医，曾任新加坡中医学院院长。

③ 曾志远：曾志远（1910—1961），原籍福建南安，11岁随父南渡，于1943年考获新加坡同济医院驻院医席，当时系闽籍人士中之第一位考获者，为新加坡中医师公会的创办人之一。

④ 游杏南：游杏南（1898—1975），原籍福建上杭，曾任新加坡中医师公会理事长，复任客属总会、南洋上杭同乡会等社团要职。

⑤ 谢斋孙：谢斋孙（1922—1989），出生于广东潮安县，新加坡名中医，历任新加坡中医学院原院长、中医师公会名誉会长，著有《谢斋孙医学文集》。

况经剖割腹部，多促短年寿，西书亦明言之，是否为妥善治法，此二疑也。西人治外感，注重细菌，有查无霉菌者，且有检查细菌而无杀菌之方法者，我国则以表里寒热分别施治，效验最捷。故东医渡边熙谓：用仲景法，不必从事杀菌，而病菌自然消灭。此检查毒菌之不全可恃，其可疑三也。西人治疗用剖割多走癀，甚至殒命，而我国治疗，药到病瘳，众口同称，安见科学医之必可恃，此可疑四也。西人察脉，全凭至数及以器具测量曲线，我国则以七表八里九道，分析极详，加以诊舌，尤为周至，故病多无遁情。若仅察至数及曲线，乃粗迹耳，安能体会入微，此可疑五也。西人治头痛、胃肠痛，多用安脑法，每每愈而复作，不能根治者甚多，而我国有行淤法，有镇纳法，有助胃消化法，有温法、清法、下法、和法，通络法，弥补胃溃疡法，所以常能治愈诸痛，安见科学医之胜于国医，此可疑六也。西人药品，剧毒者多，于我国人体质，恒不相宜。况化学药品，直达病所，以治一定之局所病多效，如脏腑合病，或表里俱病，每难速效，以该药合用则变毒，分治多无效，如肺炎、肠炎同时并发，必须分治，即其例也。若用国医合治方法，治愈最捷，此乃鄙人沿久经历，而知其必然者，必无论何病，概从科学化，毋乃弃车而入鼠穴，此可疑七也。况国医有单方法、有复方法，多可配合成方，以消疾患，发表攻里，可以并用；养正逐邪，可以互参。或一方而寓数方，或数方而成一法，活泼泼地，随机应变。最妙者，尤能以和平之药愈重病，多非科学所能了解。乃者医会同人究研中西学术者，不少其人。值合订本发刊时期，用敢以一得之愚，与大众共同研究。倘有科学之办法，俾鄙人得随诸君子之后，共同考究，亦国医前途之幸也。

——《医粹》第 3 页

医粹略谈

吴瑞甫

名医粹者何，谓凡医学家，须求纯粹以精之学也。医之关于人命重矣，非学博识精，加以细心阅历，断难当此重任。故非力求精粹，则于病之原因，不能确知其症结之所在，往往开口动手便错。今日一误，后日再误，病者遂至于不可收拾，即如咳嗽，往往由风寒痰火而起，一疏解涤痰，大多数数日可愈。乃今之医者，开手便沙参、麦冬、天冬、百合、山萸五味等类，将风寒痰火，补往肺中，以致久延不愈，肺体溃烂，动辄成痨。再用熟地、五味、山萸等屡服，遂至失音喉痛，不可救药。故今痨病之多，不尽由于传染，医误之也。又治咳嗽，用干姜、细辛、五味子，陈修园本仲师学说，极力主张，以为虽面热如醉，亦不轻去，不知此三味为寒咳者而设。若今之咳嗽，多恶寒发热，痰咯难出，误用则燥肺，遂酿成吐血、咳血之疾。医者不知清其痰火，误认阴虚，再用熟地、麦冬、五味之属，欲免成痨，必不可得。

窃愿医者取徐灵胎《伤寒类方》小柴胡汤下注解及《慎疾刍言》咳嗽、吐血等论，读之自能明了。余二十岁时，在阅此书及徐批叶案，奉为圭臬。迨后见医家之错误，不可胜纪。在厦门主医报时，曾力陈此弊，无有反对者，以见徐说之精粹，足以为法也。又如本坡医家于外感等病，开口便说毛丹。余八年前初到时，见病家无论何热病，便言毛丹，几乎谈虎色变。细心诊察，不过薛生白医书所言之湿热症耳。在南洋，四时发现此症，较之上海、厦门尤多，依生白治法，百治百愈。余查访医家所谓毛丹方者，不过六和汤香薷等类。初无何等异人之处，奈何一唱百和，不知其非，岂喻嘉言所谓“一盲引众盲，相将入火坑”，将复见于今日乎？今即以毛丹论，据医者所借口，谓为用米粹磨汤，病人皮肤有细毛能粘于米粹，以此断为毛丹。不思人身有新陈代谢之作用，无论何日，皆能脱皮脱毛。试以面布洗身，其盆水皆有细毛、细皮浮出，特百姓日用而不知耳。今再考毛丹二字之来历：查毛丹病，古无是症，清同光开始发现，当时谓之羊毛疔，又简言之谓毛疔。以米碎或赤土摩其皮肤，即有毛，然其头上必数条黄红色之毛，生长积易。察其舌，白苔厚，胸壅蔽而作吐，嗜睡而不得睡。毛丹有专书，治此症者，必将黄红色之毛拔去，投以白菊花、紫花、地丁、黄连、竹茹即愈。今该病无此证据，而以寻常之湿热病移花接木，不料医风之陋，乃至于此。是不可以不辨。

——《医粹》第 27 页

对于星洲医学界之期望

吴瑞甫

本坡自中国医学会成立后，会中设立学术股，于每星期共同研究，以收互相观摩之益。意至善也！成立以来，诸会员皆知医学精深，力求进步，每星期投稿，登载报端，诚可谓医界中一大光明。各社会之信仰外医者，忽而视线皆注重于医会，且得邀全马之荣誉，鄙人身为主席，谨代表全会为各界致谢词。

夫我国之医学，乃至精至粹之国学，亦即四千余年至精至粹之文化也。惟其至精至粹，未能融会贯通，故浅尝辄止者，类多入主出奴，难于划一，以致习西医者，每讥我国医者为无定论。非无定论也，六经病变，各有总纲，亦各有条理。况一病而忽表忽里，忽虚忽实，正如生龙活虎，抱捉不住，岂能以一成不变之方，治病变无常之疾？无学识者，其无定论，固不足道。设有学识，则临症处方，随机应变，正惟无定论，乃愈以见我国之医学之最精最粹。况我国医学，必先精通国文，而后得以鞭辟入里，西人谓文字为事实之母，正谓此也。

兹者学术股诸同志素本精通医学，其国文亦卓越寻常，所投稿件，多洞达病情之作，而尤以陈占伟、曾志远、游杏南、吴秉璋、许精儒、陈瑞堂……诸学者，经验学识，具臻丰富，而其好学深思，尤为难能可贵。以精通国文医术之学者，见余论说，竟佥议受业于余，其为谦谦君子，力求医学之高深，他日所就，未可限量。余自揣一知半解，诚不足以为人师，然教学相长，古人已有明训。昔孔子问礼老聃，访药苌弘，夫老聃苌弘，岂足为孔子师？顾一艺之长，足资实益。《礼记》云："师也者，师其道也。"则诸学员之慕道而来，盖犹行古之道也。余甚愿陈占伟、曾志远、游杏南、吴秉璋、许精儒、陈瑞堂……诸学员，勤求古训，阐发新知，且于喻嘉言"先议病，后用药"六字，细加探讨，则于讲求医道及临症处方诸大法，思过半矣。

——《医粹》第 27～28 页

论国医即科学，治法多完善，期勿惑于他歧

同安吴瑞甫讲述
受业曾志远笔录

《素问》云：通天地人谓之医。是所谓国医，重任也。学理也，非达天人之奥，彻性命之微，参四时之变，合方土之宜，不能负此责任也。夫何我国人之稍习西医者，动辄讥我国医学为玄虚，为非科学。瑞甫于十余年前，因学部王用宾先生通令全国，言大中小学人等，有疾病宜延西医，中医非科学，不宜请其疗治。业经具文驳诘，以中医确系科学，请求批示，曾上数书，条陈原委，而卒未能解释，通令遂无形取消。迨后医界中人，抄袭西说，驳斥阴阳五行，所在而有，业于上届国医节，将阴阳五行为我国医学所自祖，引《尚书》《易理》《礼记》《素问》诸书，以解世俗之惑。可见五行非玄虚也，不但治历明时，自伏羲至今，莫之能易。即人身之精气、腑气、脏气，亦概括无遗。读仲师《伤寒论》，所以明三阴三阳者，细心研究，自可得阴阳五行之妙。仲师序言，自云撰用《素问》九卷，便可知阴阳五行也包括在内。若以此为玄虚，则人物皆属玄虚。再举其实证者以明之，《易》曰：男女媾精，万物化醇。从知无阳则阴无以生，无阴则阳无以化，昭昭在人耳目，岂玄虚乎？况动物皆有雌雄，即草木之花，亦有雄雌蕊，乃天地自然之生机所表现，讵得谓之玄虚？五行与阴阳一体，自气化言之，天有五气则曰行，自地禀承天之五气，化为物质者言之，则曰味。《素问》所云五气化生五味是也。以知五行即天地阴阳之妙用，尧典以闰月定四时成岁，由伏羲时，大挠作甲子而来，一年三百六十五日，从其小者而言，一日有一日之阴阳五行；从其大者而言，一岁有一岁之阴阳五行。人受天地之气以生，盖无日无时，不为阴阳五行所支配。试以《素问》证之，《素问》云：甲乙属东方木，木生肝；丙丁属南方火，火生心；庚辛属西方金，金生肺；壬癸属北方水，水生肾；戊巳属中央土，土生脾。不曰肝属木，心属火，肺属金，肾属水，脾属土，而曰生肝，生心，生肺，生肾，生脾者，盖言禀受于天五行之气而生。其发生之初，非有实质，故曰行。至地禀受之而有金木水火土之实质，便不得谓之行。《虞书》所谓水火木金土谷，惟修是

也，此即古人生理学之所从出。请再溯原立论，伏羲时龙马负图，以启圣王之瑞，五行之图式，至今尚存。孔子系易，以阐河洛之秘，曰天一生水，地六成之；地二生火，天七成之；天三生木，地八成之；地四生金，天九成之；天五生土，地十成之。河图洛书，示人以阴阳五行之切实大用。天非此无以生，地非此无以成，人非此无以生以育，其广大无所不包，此岂后世术士家言乎？再以其奥妙之切于实用者言之，宋邵尧夫阐易理，精术数，《学蔀通辨》一书为宋儒程朱之徒所著，称其指此屋便知起于何时，坏于何日；指此人便知生于何时，死于何日。明《黄石斋先生年谱》，载先生推衍易理，以明之国运，正在蛊之上六，仅存四年国祚。具奏，致干崇祯帝之怒，后卒如其言。科学以实验为主，此等精确之论断，谓非科学之达于至精至微可乎？后人不能研究先圣贤之精义，反侮圣贤为玄虚，则惑之甚也。

今再以阴阳五行之关于医道言之，考《六微旨大论》，天以六六为节，注云六六者，三阴三阳也，即以人之三阴三阳，上合天之六气也。《气交变论》与《五常政大论》，亦以阴阳五行发明六气与人身病情之关系。《礼记·月令》一篇，言时令节气不和，则民殃于疫。人在气交之中，一染四时不正之气，即为疾病所丛生。帝尧以闰月定四时成岁，一以振兴农业，一以燮理阴阳，使万物气候各得其正。《运气全书》云：阴阳相遘，分六气而寒暑弛张；日月推迁，建四时而气令更变。六气，即风寒暑湿燥火也；四时，即春夏秋冬之遽嬗也。此阴阳五行，为治历所自祖，先以十二月中气大寒日，交木之初气；次至二月中气春分日，交君火之二气；次至四月中气小满日，交相火之三气；次至六月中气大暑日，交土之四气；次至八月中气秋分日，交金之五气；次至十月中气小雪日，交水之六气。每气各六十日八十七刻半，总计乃三百六十五日二十五刻，共周一岁。中西历虽有小异，而日数亦几相符，可见阴阳六气之流行于天地，乃至精至微之学，而无可推翻。故自大挠作甲子后，举凡尧舜汤文武周公孔子，以至汉唐宋元明清诸大儒，莫敢异议。盖明知此乃天地间一定不易之道理，虽万世无以易也。仲师著《伤寒论》，所谓撰用《素问》九卷，即指此而言，故其于六经分三阳三阴。明知人在气交之中，不能不与气相终始，故特溯源立论，以笼罩一切之病情，此其所以为圣医也。三阳三阴，即合天地人以创解，而六气自在其中。其在人身也，分足经、手经为十二经络，天之六气一失其平，而人身之经气、腑气、脏气，有不得其平者，亦遂感之而成病。此种科学，至大至正，为至有实验。余积六十年之经验，而知其认症处方，其效力确有驾外医以器械测量而上者。故自诩为科学及各地方之医院所不能治者，余多能治之。若同安，若厦门，若上海，若香港，若星洲诸大都市，到处都有医名。社会中多盛称余之学术及经验，余终不敢自信，盖明知医道无穷，愈学而愈知不足也。余博考中东西医籍，互相比较，并与习外医者临症实验，愈知我国三阳三阴及六气认病法，实握治病之要枢，而为审症用药之所不能外。生平所得力者在此，以之诊症处方，恒多中肯。方悟西人治病，多拘于局部，就此发见之形质以施治疗，如痛症多主神经，恒用安脑止痛药，每每愈而复发，而不能拔去其根。故其书每云只有对症疗法，无除根法。我国则不然，凡头痛胃痛，多可根治。西人治外感发热，其汗下亦与我国略同，但我国分别可汗不可汗、可下不可下，尤为周至。西人除小肠热外，寻常多可适用，第华人体气较弱，服之常有副作用，而我国则有发汗法、和营卫法、生津透汗法、清里法、表里双解法、分开湿热解表清里法，精深透澈，效验异常，视彼胶柱调瑟，仅用五六种退热药者，相去何可以道里计。脑充血、脑出血，旧说谓之中风，其实即血之与气并走于上之大厥症。西法治之，颇多延期，甚且初起多断为不治。神户余景屿返厦，六十八岁患此症，偏瘫发热，昏不知人。英、美、日医院长会诊，皆断为死症。余以玉女煎重加牛膝，服之而痊。洪本部宜美行长黄某患偏瘫昏冒，舌白厚，多涎，英医某亦断为死症。余以四逆汤重加白术、黄芪，服三十余剂而痊。在厦在叻，治愈外医所不能治者，指不胜屈。星市有十余岁儿童(忘其名)，患手臂上节，坚如铁石，住院两月余，不愈。间治于余，余断为脾寒症，主以理中汤加减，服两月余痊愈。至外感流行症、疟痢症，动辄谓细菌为病，余在厦有西医以显微镜检查小便如膏之病人细菌，确凿有据，以西医试验，果能杀菌，促病人服之，不但无效，且困苦难堪。此无他，西药酷毒，有副作用故也。近德医某，反对细菌学，谓此后科学昌明，我能以检菌反对旧医，他日必有大发明，使细菌病理不能存在。时该医院蓄集细菌颇多，彼即取饮，竟安然无恙。(见人生指津)日本有贺，谓检查平人大便，若有厄米汀微生物至百人，必十人患痢。试思百人仅十人患痢，岂能据为确定？小肠坏为西人最忌，考《稚学新编》云：查小肠桿状菌，胃病有之，蛀齿亦有之，在他处不关重要，惟小肠必发高热，且甚危险。今尚未有杀此菌之效药，但须禁止谷食，惟食鸡汤、牛乳补养身体，与病气相持日久，俟四星期，细菌自能死亡，病可渐愈。试思细菌既无药可治，检查何益？况他病亦有此菌，否作为确定。余前遇此病，每令延西医检查，俟断定后，察核病情，即我国之湿热症。曾于拙著《中西温热串解》发表，依治湿热法治之，十余天可愈。嘉约翰《西医全书》乃谓此症华人染之较轻，非轻也，六气治法之较为全善也。今即以此病再行研究，初病五六日，检查并无杆菌，足见此菌由病后始发生，而非其病原。西人乏药可治，而我国以湿热法治之得愈，足见此菌为湿热所化。再以渡边熙之经验证之，《皇汉医学》云：用仲景法，并不从事杀菌，而毒菌自然消灭。显见仲师《伤寒论》之价值。

我国医学，治效彰彰可纪如是，彼习新医者，尚以为中医非科学。噫！科学岂新医所独有乎？据西说，科学乃有条不紊之名称。我国医学，伤寒分六经，杂症分门汇，甚详，非有条不紊乎？再考科学方法，是从搜集事实入手，搜集事实方法有二：一曰观察，二曰试验。观察者何？凡目之所接，耳之所听，鼻之所嗅，口之所言，手之所触皆是。今以国医论，察面色，察眼神，察口唇，察舌苔等，非目之所接乎？分别谵语、郑声及声微、声大、声嘶，非耳之所听乎？察鼻鼾、鼻塞、鼻红、鼻灰黑及病人尸气，非鼻之所嗅乎？好食甘脾病，好食辛肺病，好食酸肝病，好食苦心病，好食咸肾病，非口之所尝乎？以浮中沉察六脉，以分表里虚实，非手之所触乎？由这种观察，所得正确之事实，非科学而何？

试验者何？乃就其发现之病情，以研其后日之结果也。如太阳病本恶寒发热，忽而不恶寒，且热甚口渴，舌黄有汗，便知其将入阳明。此际即予以白虎汤，便霍然愈。且试验又当增广观察的范围，如太阳病恶寒无汗，因发表太过，其人叉手冒心，或振振欲擗地，便知其将入手足二少阴，一用桂枝茯苓甘草汤及真武汤救之，亦霍然愈。其余如六经传变，皆如此观察。仲景每云：审其所患何症，以法治之。其增广之观察范围，以资试验，何在而非科学耶？

再科学有分析法，就身体言，如何是筋病，如何是骨病，如何是耳目口鼻病，如何是五脏六腑病，在方书随处施治，分析甚详，都无余蕴，并预防误治。外科部位，分析尤多。疔疮忌割忌火，头部忌灸，误用则走癀而伤及性命。热病舌苔厚者忌下，脉不浮紧者忌汗，误用则病变。至鼓胀病在脐下抽水，死者尤多，《千金翼方》已引以为戒，而科学屡犯之，杀人曾不转瞬。医以救人为前提，阅历愈多，利害愈明，讵得徒羡新医？而改革我医良法，能愈病便为良医，科学非科学，何必琐分。

再就药物言，草木水果果壳豆金石鳞介禽兽，采用已达三千余种。如喉科、外科、伤科，灵验秘药，未采入本草者尤多。或以为我国只用天然质，未能如西法之精研，以采取原质，不思我国乃自然疗能，以药物得六气之偏，乃用以补偏救弊。从古圣贤察天时风土之宜，参互考订，以为后世范，其能以平和药愈重病，绝非浅识者所能知其奥妙。至今五千余年，人民受其益，即科学化，亦无能越其范围。

今者中医革新之说，喧腾耳鼓矣，究竟如何革法，仅属空言。余喜参考各国医学，皆言血不言气，气在血先，为精神所自出，亦即为周身经络活动所自出。西人于飞机轮船，尚须藉气驾使，独于人身疾病，乃不言气，是何法理？我国治病，气分为多，今欲舍气治血，何异南辕而北辙，相去天渊，如何革法，其不合我国情实甚。为医之道，先议病，后用药。我国诊病，察色闻声，辨舌苔，参脉法，举凡六气之传变，脏腑虚实之神机，动须细心鉴别。西人以机器察病，仅能鉴察形体，岂能洞达精神，所以医法不如我国之精。彼侈谈科学者，器具多不完全，更何所资以察病，是所谓革新，不过如习外医者购一闻症筒，备一检温针，便公然自谓新医，而显微镜之如何检查，照喉镜之如何使用，胃液如何察核，二便如何检验，在在都成问题。纵使通晓，而治法拘于局部，安脑药多愈而复作，剖割亦然，为问革新之裨益何在。

再就药物学言，西人之制药厂皆由化学家主持，六十四原质，无一非毒药，即日本以五十年来之革新，将中药化验，于六十四原质外加十五原质，惟拘于局部，病情请多蕃变，不能治者仍属不少。西人立方，一味主药，一味辅助药，用至三四味者殊少，以化学药品，不能浑合，浑合则变毒，毫无活法变通之处。倘遇合病并病，取效绝少，视我国之以君臣佐使，灵活应付，措之裕如者，殊难相提并论，惟以补缺唇、缺耳，治甲状腺病殊优。若注射霍乱（霍乱症，西法不及针灸法之捷，志远以针灸法治愈霍乱者，指不胜屈），注射白喉血清等，确有特长，妇产科亦佳。今曰革新，将弃中药而不用乎，抑将各药核取原质乎？如前之说，必不可行。如后之说，即集全世界之精于化学者，将中药逐一检核，以药品之多数，制方配合先之多味，亦必穷于所用，即日取其较有力者以提取原质。然我国治病，是合人身全体之经气、腑气、脏气，以为愈病之准则，有加减法，有堵截法，有两解法，有分开法，有寒温并进法，有先补后攻法，有甘温退热法，特长处尽多。若必如西法施用酷毒药，以革新国药，设体验未真，恐利未见而害已随之，又试问革新之是否有益？鄙人以六十年之苦读经验，用敢以一得之愚，就正于我国医学大家，务期指正，以匡不逮。是幸。

——《医粹》第 32～35 页

敬告全国政界暨各医界各社会保存医学国粹书

吴瑞甫

覃勤[①]先生暨全国医师公会诸先生公鉴：

敬覆者，前接贵医师联合会以中枢卫生政权对于中医学校、医院、药厂概不准立案，并摒弃中医药文化事业于卫生部之外，闻之实不胜骇异。瑞甫年纪八十，对于中、东、西医学说，研求至六十年之久。暴日倡乱，因厦地失陷，年余被日寇所迫，不获已逃往星洲，见驻星各医师均能会中西学说，以通其变，为医学一大进步，甚为欣慰。所最不可解者，人生以气血为主，气在血先，若元气不支，顷刻告变，统阅英、美、德、法及荷兰、日本之新医学，皆言血不言气。我国四时杂感，气病为多，且有南北异治者，徒从科学医勘病，何能均中病情？以历代圣贤所考究之病情，治法理密方效，为全国人五千余年所信用者，一旦摒弃，不许存案，与数典忘祖何异？且其书对于气候病注重霉菌，由六气为病，往往检查无霉菌者，则曰原因未明，只有对症疗法。夫原因未明，何云对症，足见东西法之疏，已不烦言而解。尝取西学新编参考之，其言小肠坏杆菌，类似共有三症，何以既为毒菌在小肠则多危险，在他处则无何等危险？其不是为确定之毒菌，至明且显。且据各国医书，于小肠坏尚无何药可以杀菌，但云多服补身之物，禁食米谷，候四星期后，该菌死灭，病体自可复原。然多有未及四星期而即死者，此种治法，究何以自解？

我国各地方，此病甚多，以薛生白、王孟英、章虚谷《湿热篇》之方法治之，并不从事杀菌，而取效甚捷，尤见检查小肠杆菌之法之不足恃。英医嘉约翰见中医之治疗有效，其《内科全书》竟云此病在华人患之较轻，非轻也，不洞达六气之源，则治此种热病，茫无头绪，不至多死亡而不止也。今乃以小肠坏误认为伤寒，不思伤寒无数星期始传经之理，观仲师方下所注，必分

① 覃勤：覃勤（1906—1981），字醒群，湖南常德人，家学渊源，世代以医名。曾参与发起全国中医师公会筹备，后担任全国中医师公会联合会秘书长，撰有《全国中医师公会联合会成立经过及工作概况》。

作三服，不知再作服，或云一剂知，二剂已等语，可知大概。至痢疾一症，患者颇多，其间虚实寒热不一而足，乃日医有贺氏竟云，发现阿米巴原菌，且云取平人之粪而检查之，一百人有此原菌者，必十人患痢，而此无病九十人均能传染他人。用此阿米巴注射药，竟不能胜仲景之黄芩汤及白头翁汤为效之迅速，则有贺病菌之学说，未全可恃。况查有此原菌者，仅十中之一，岂能作为确据？近世各地方传染病，有发热、咳嗽、泄泻，同时并作，依中医治法，数日可愈，其较重者，洋医竟断为不治；其较轻者，亦多延时日而难愈。其原因为经气相通之合病症。

前厦大化学师陈教员子患是症，三校医章茂林等，皆断为须五十天方能减轻。该儿禀赋太薄，恐不能抗御至二星期，依喻嘉言《寓意草》法治之，仅五日而收捷效。该校教员学生，竟由此信用中医。时学部王用宾通令全国，凡学校教员学生均不得用中医，而结果适得其反，一比较而优劣互呈，又足见中医法之价值也。中国银行罗汝伟妻亦患是症，发热咳嗽，不离片刻，泄泻日七八十回，英美日各医会诊，皆断为肺肠俱烂，无药可救。行长罗练芸代延中医施治，竟七日治愈，汝伟遂立誓不用西医，该行长可查证。李景屿在鼓浪屿，年六十八，患脑出血，神昏发热，偏瘫，英、日、美三院长断为不治，竟服张景岳玉女煎而痊愈。盲肠，科学医谓须剖割，死者时有所闻，而中医法以没药止痛，以五香丸通便消肿，收效颇多。安溪人叶道渊留学德国，素甚鄙视中医，毕业后在广西供职，患肋膜炎，以一万八千元延德医治肋膜炎，专科调治，锯肋骨致坏。其膜一痛，则疮口、咽喉俱出血，德医断为死症，须速回闽。抵厦门，孙博学为荐中医调治，时集美学生留学习医回籍者五人，谓中医决不能治此症，公同会诊，内服外抹，痛愈甚，吐血亦愈甚，深服德医诊断之高超，辞不能治。后由中医用止痛护膜法，即痛止血止，再以生洋参、青蛙、猪肉燉服以生肌，第十五日而收口。迄今其人尚在，足可查证。乳痈、乳疽，中医消毒甚效，洋医治用剖割，愈而复发，每每流血而亡。疔疮，中法最有速效，科学医每用剖割而走癀致死。其余若偏头痛，西医无除根法，而中医治之，虽攻眼尚可施治，尚可根除。白喉症，法医孟森注射血清，自谓特效，不效则用切开术，若脉渐缓则愈，渐数则死。然中医若恽铁樵、陆士谔二先生信西医甚笃，均有数子送外国医院治疗而死亡后，其他子再患白喉，乃自治，均以仲师麻杏石甘汤治愈。其书俱在，足可考证。若厦门所传之屡效力，则以叶下红之黄花者，煎水合辣椒叶去叶用中心直枝少许同煎服，虽危症，取效亦速。霍乱，用合盐水注射有伟效，然孙思邈千金方治法，亦以饮食盐水而得效。我医会则以食盐水合万兰池酒，服之取效亦神。以防疫言，法医孟森防鼠疫法，以鼠疫血清注射为预防，然竟有注射二十余日，患鼠疫而亡者，日本医书，则为此药效力未明。至如各症之用注射，近世习西医者，各地方几乎无症不用，以为入血较速。然而效力低微，各社会多能言之，其不便于中国之习惯，尤极显明。考日医有注射药水百种图，上海各书局战前曾有出售，其自注云：此注射药得效者只十二三种，余不过存其法，以资考验。可见尚在试验中，非完善之法也。

以外科言，我国于痈疽分别阳毒、阴毒。初起，不事剖割而可立消，已成脓而按其疮位，肌肉转软，用代刀法以泄其脓。毒疔黑疔，可以一二日即死者，亦能立刻取效。崩砂疔，腐烂肌肉甚速，外国法用杀毒药水擦其皮肤，药水所擦之处，即为肌肉崩坏之处，洋医靡不束手无策。此乃本会诸同人所常见者，惟用吊钩草烧灰擦之，立刻见效。近世有一种肺内部近心处肿痛，肿大则心歪斜，一漫延便窒塞而毙，外国医报均言无药可治，而我国医用生车前草搅汁和蜜服，肿即立消。日医亦仿用，而报告屡效，可见国医亦多有发明，岂容歧视。伤科，则少林寺治法足可压倒西医，社会中几有口皆碑。今试综大局论之，我国人病症，由六淫发热者居多，其可发汗、不可发汗，可下、不可下，分别至为精细。仅以发表论，有辛温法，有辛凉法，有生津透汗法、有解表清里双解法，有分开湿热之透邪外出法，俱能药到病痊，无其他变症。视彼外医之仅以安知必林、安知必罗诸五六种之退热药，致用之不当，或汗多心停，或转脉洪大而呕吐不止诸副作用，其顺逆若何，不难立辨。况中西人体格、强弱不同，外来化学药品，诸多酷毒，不耐用者颇多，以治单纯之病情，取效恒捷，若合病并病，浑合而发，用中药则面面周到，易于取效。在西药合用则变毒，必须分治，每治缠绵难愈。此乃本会同人于临床疗病，日久而知其必然者，甚且见西医辞为不治而经中医治愈者，证之罗汝伟及厦大陈化学师之子，与夫叶进渊诸病家，可知大概。总之，学理以研究而愈深，治病以阅历而愈粹。

我国医学自古皆圣人所发明，汉唐以降，历代诸大名家，亦不胜枚举。西医晚出，其经历只百余年，以四五千年之经验，而谓逊诸百余年来之习西医者，其谁信之？况水土不同，饮食居处习惯各异，习东西医者仅得皮毛。审症之设施器具，既不完全，以之用毒药治病，实不啻驱病人必须饮鸩止渴，其患害何可以数计！即令器具完全，得以考证明确，而以华人体质之薄弱，六淫气候病，非东西医言血不言气所能识。且其医籍，又指为原因未明，讵可以酷毒之药品试验病人乎？观各埠医院辞为不治，后由华医治愈者，时有所闻，丛桂堂之医书已言之凿凿，非独本会医生为然也。今乃禁止中医学校、病院、药厂,皆不准立案,是以数千年历试有效大利益于人民之国粹将必令其废除净尽,不许于国学有所进步,是何法也?微论外国式之医院、药厂,经费浩繁,于创设遍设,遥遥无期,即创设矣,而以气候水土习惯、外感内伤气化言实质之种种不同,诸洋医治法证之既往,又诸多障碍,又将使全国人民生命尽委诸剖割毒药之手,即集东西医而讨论之,敢自诩为尽美尽善乎?并非尽美尽善,偏重何为?法律尚须从习惯,而谓待遇人民生命,必遭如此禁锢,以国人五千余年之信用习惯,竟被少数习洋医之未经阅历者,将轩岐、仲景明效大验之大经大德,尽奇酷不准立案。医圣何辜,人民何辜,而遭此不幸之浩劫耶!

秦皇无道,焚书坑儒,于医籍尚不敢禁锢。今乃以少数习洋医者,公然侮圣侮民,是何法理,应请全国各医会速呈国府,饬令取消前议,以存国粹。更有进者,立宪国以民为主体,果令西法确胜中医,吾民有何异议?日本孟津猛男习西医者,而其《医典》一书言汉医药实有不可思议之效力。渡边熙学于德国者,而其书崇奉仲景,备极信服,且云彼在德国习医计十年,自负必有裨益社会。迨任东京最高医院,所治儿科多死,再习汉医施治,死者殊少,方悟小儿脏腑娇嫩,对于新药轻用不能胜病,重用则中毒而死。虽此事仅个人经验,不全可信,而言之不为无因。似兹压抑中医,设有西医不能治而中医能治者,将任其死亡乎?化学药品之不合于小儿者,将明知其有害而不加纠正,明知其有利而不为保存乎?况中医治病,含有慈善性质。学洋医者,诊金费用,贫寒者几不敢问过,中医为全国信用,几十之八九。在轩岐时代,君臣互相讨论,伊尹、仲景诸圣人出,立法尤药到病瘳,国人重之已深入脑髓。若政府不体民情,多方妨碍,仅此一事,已足失民心而有余。即令《内经》脏腑绘图,容有不对,然据宋儒程伊川先生已言,此乃秦汉方士所伪造,非轩岐仲景之过也。舍此而外,中医有何谬说,请执政诸公,详细陈述,本会诸人亦必加以详细之剖释。

世界学理无穷,善者必须师法,不合者亦须纠正,倘仅举一二事以吹毛求疵,与因噎废食何异?究之中医治病之效验,外人亦叹为神奇,若云经气亦无确证,为问针灸法之神奇,美国且在研究,非确证乎?政府知欲整理医学,救正则可,阻碍则断乎不可。用敢特摅所见,请求行政院暨全国各社会、各医界,保存国粹,以利人民。不胜感激待命之至。

(民国)三十六年十月五日

——《医粹》第223～225页

厦门公会成立赠医之宣言并纠正金匮学说以求海内外诸医学大家之讨论

吴瑞甫

我国医学，发源于气化，习西医者非之，鄙之为玄学，为笼统不足据。今则美医登诸报章者，亦于气候病言之凿凿。夫气候病非即气化乎，因言语不同，文字不同，遂不免互相攻讦，甚无谓也。夫医以救人为事，能愈病即为良医，故各国之医学，其进步固属可惊，而我国以四千余年古国，经验宏富，今之科学医，亦多所折服。日医孟津猛男学于德国者，其言曰汉医实有不可思议效力，即其证也。故为医者须先学病理，而又贵有实地经验，才能增长学识，不涉于影响模糊，而不至有学医人卑之消。公会中诸贤达，早深明其故而诸多审慎，但以被日寇蹂躏以来，疮痍未复，赠医之举，不得不积极进行。良以我国历试有验之方，凡为医者多有独得之处，况国药善能以和平之品理大病，则此举固益多而害少也。

鄙人学浅才疏，自知无裨实用，但以五十余年中，勤勤勉勉，参究中西医学说，颇为众所许可，用敢以一得之愚，贡献于社会，以为土壤细流之一助。今先以脉学论之，我国医术，于望、闻、问三诊外，尤重脉学，而于脉之发源处，恒多忽略，是不可不参究西说以求其通。西人以人身左乳中跳动，为心通血行于脉管之处，而《素问》则以为胃之大络，在左乳下，名曰虚里，其动应衣。二说悬绝，几难索解，不知所谓大络，即血管也。仍以《素问》证之，《脉要别论》云：食气入胃，浊气归心，淫精于脉，此与西说不谋而合。西说饮食入胃，微丝血管吸收，化为紫血，得肺之呼吸清气，变为清血，由心房跳动，以入于血管，是所谓紫血，即浊气也。所谓逼血行于脉管，即淫精于脉也。《素问》指胃大络，言其化血流通之处。西人主心跳动，言其迫血发源之处。一言其体，一言其用，其理一也。

又次言读伤寒须有活变之法，读金匮须有纠谬之法，仲景《伤寒论》开章即以中风伤寒为提纲，中风恶风，有汗，用桂枝汤；伤寒恶寒，无汗，用麻黄汤。读论者莫不以桂麻二汤，为太阳主方，而不知在三阴经若发现表症，亦须取用麻桂二汤。盖此二汤为表症而设,非专为太阳症而设。如真武汤为少阴症的方,而太阳症汗出过多,亦取用之。白虎汤为阳明经症主方,而厥阻症之发热原渴,亦取用之,即其例也。读伤寒者,认症须从经气、腑气、脏气入手,治病须从传变与不传变入手,活泼拨地,如珠走盘,自然入妙。至于金匮一书,错误处不少,必非仲景原书。今读《五脏风寒积聚篇》,言肺中风中寒,肝中风中寒,心中风中寒,病情与伤寒论绝不相类。仲师自谓撰用《素问》九卷,而以《素问》之《风论篇》互勘,其五脏诸风病所列病状,与金匮亦不符合。且《金匮》于中寒曰胸中痛,于心中痛曰心痛彻背,背痛彻心。又曰心中痛而自烦,乃与《素问·举痛篇》言五脏卒痛,寒病为多,岐伯以得热则痛立止。因重中于寒则痛久,玩"痛久"二字,则其为风寒积聚,邪气与正气混为一,故未见恶风恶寒等症,显然与伤寒有不同之点。且其肝心则列中风中寒各病状,脾则言中风,不言中寒,肾则并中风中寒而不记载。或者秦汉时代,甲子及五行学说,倾动一时,故肝肾同一治,谓之乙癸同源,既有肾著一方,以治肾病之风寒,自绰有余裕。惟脾主湿,寒病最多,竟无治脾寒病之主方,此则大不可解也。

试全篇论之。着者,邪气着住,即积聚之谓。有肝着肾着,如何无肺心脾着聚之病?既以五脏风寒积聚定病名,何又分别之为腑?曰《素问》一书,腑亦谓之脏,《六节藏象论》云形藏四,神藏五,《三部九候论》亦以神藏形藏合为九藏,即其证也。惟此篇疑点甚多,既言五藏风寒,则应以五藏并列;既有风寒住着之病,自应就五藏分证立方,不如此则明为阙典无疑。大抵《金匮》一书,至宋而始刊行,陈氏书目题标,经有考证,历年久行,残缺必多,附会伪造者亦多,阙疑可也。况《金匮》书所言之证治,不但病名互混,即治法亦多不合。如中风一症,由脑出血而至偏瘫,乃与《伤寒论》恶风自汗之感冒症,同一病名,果系仲师手笔,何致如此混淆?今读其书,竟以不遂不仁,昏聩吐涎等症,揣为风邪之在经在络,入腑入藏,而后之《千金》《外台》无不以祛风散寒之药,治昏聩偏瘫猝仆之中风症。不思此偏瘫症,即《内经》血之与气并走于上之大厥症。仲师《伤寒》绪言自云撰用《素问》九卷,设当时即以此病名之为大厥症,讵非至切至当?况风即气也,庄子《南华经》云:大块噫气,其名为风。即以血之与气,并走于上,谓之风症,亦可曲从。然当分内风、外风二种,方免混杂不清。观张景岳于此症,名曰非风,亦有见地,今姑依此解之曰:《伤寒论》所言之中风,外风也;《金匮要略》所言之中风,内风也。乃因内外界限不清,致《千金》《外台》等书,引用金匮,几无一不从外风立法。凡㖞僻不遂、萎痹不仁、瘫痪不用等症,与夫神气昏沉、痰涎升逆、口眼喎斜、舌强不语诸危候，靡不揣为邪风外袭而入府入藏。中痰中气诸邪说，正如海底摸针，茫然失据。故余谓《金匮》、《千金》、《外台》之中风一门，万不可用也。

近世西医学说，谓此猝然昏仆，乃脑出血之症。在彼以剖验得之，据称死于此病者，脑中必有死血，或积水。其为脑充血，至脑筋迸裂，至明且显。此时若用重镇清降之剂，以引血下行，虽危急亦多可愈，此乃余历试而有验者也。不此之务，竟墨守陈旧谬说，用温升风燥诸品治之，其不至身热愈炽，脑血愈迸，神昏痉挛愈甚，脉象愈燥疾，而至陨命者几希。今观《金匮》中风历节一篇，其论中风仅三节，以如此危急重症，而只以数语了之，决非仲圣之原文。况原文中如邪气中经，则身痒而瘾疹，此等至轻至浅之症，谓属于皮肤病则可，而与邪入于腑则不识人，相提并论，殊属不伦不类。至云心气不定，邪气入中，则胸满而短气，究竟此病乃猝然而起，昏愦暴仆，痰壅痉厥，喎僻不遂，种种病候，每顷刻致人于死地，讵得以心气不足，胸满短气，总括此症之病情乎？此则《金匮要略》之中风一门，断然无可信者也。其他若黄疸一症，由胆管受湿热熏蒸，以致胆汁不能入胃，流溢肢体，随气体之寒热，而有阴疸、阳疸二症。古人于病源未悉，明如徐灵胎，亦谓仿金匮诸方，竟有全然不愈者。至淋浊由花柳毒而引起者，十居七八，其所谓小便如粟者，亦即石淋之类。所用各方，如括蒌瞿麦丸、蒲灰散、滑石白鱼散、茯苓白盐汤等，亦无化石淋除花柳淋之分别，治法殊难取效，消渴用肾气丸颇合。第此病小便必甜且多溺，竟以小便不利及水逆混入，病源相去天渊，殊非确当。故知此书，断非仲师所作也。

古时虚劳，悉属虚寒之症，故《金匮》黄芪桂枝五物汤、小建中、黄芪建中汤、八味肾气丸，亦多有合。然核其第九节云：男子病人，脉虚弱细微者，喜盗汗也。以瑞甫数十年之阅历，肺痨末期，未有不盗汗者，加以泄泻喉痛，死期尤促，以第八节之亡血失精互勘，亦肺痨症所恒有。虽脉之弦数有不同，然断无亡血失精，盗汗喉痛，阴分偏亏，而可以用黄芪桂枝等汤助阳之理。再以第十节之马刀侠瘿互勘之，马刀侠瘿为瘰疬症，即为肺痨之一种，西医所谓肺结核也。即以此书为非仲师手笔，然既以马刀侠瘿，皆为劳得之，则明以瘰疬为肺痨症，其识见已超越寻常，尤当佩服古人之所长而急表彰之。推之痉病诸方，俱非正治之法。在小儿暑热病，初起多发痉，大人热病之末期，亦多发痉。金匮方除大承气症外，效力殊微。霍乱病以粪如洗米水为确证，且有寒热真假二种，金匮亦辨别不清。痉症霍乱症，危在顷刻，竟以非正治之药方，及温逆止泻之药为主治，岂为完善之法？故《金匮》断非仲师所手著，夫以伤寒一书之理足方效，自汉至今，莫不奉为圭皋，即习西医者有所异议，然谓之学识未到则可，谓剖割学足以压倒仲师之学说，则未有所闻也。观于渡边熙、汤本求真之精习西医者，尚赞叹仲师学说不置，自汉以下，复何足论？仆非敢妄议古人，致遭毁圣之讥，但以经历日久，不得不直摅所见，以为医学家作参考资料。愿期海内外诸名大家，加以纠正，则医学前途之幸也。

——《医粹》第 237～238 页

曾和生[1]先生事略

吴瑞甫

曾君和生，字纪平，别号锡璞，福建南安三都西埔乡人。世代书香，均有名于时。祖天泽，字则滋，有清咸丰乙卯科岁贡。大伯父存仁，字逊五，同治丁卯优元。特授儒学教谕，培养后进，循循善诱，门弟子举贡生员，蜚声远近者百余人，世以教育大家称之。父存恕，字逊言，号忠甫，同治癸酉科优元，甲戌朝考一等，钦点浙江知县，浙抚谭公钟麟器重之。浙中富豪胡雪岩经营汇兑、当铺、古董玉器等三十余商号，全局倒闭，谭抚委其详细查封。胡以机巧向上峰请求缓颊，惧曾公执法，反诬受贿，致谭抚大怒，谓曾公素方正，斥之。旋委仁和县，抵任未久，于七月染病，竟于光绪十一年九月卒，年三十六岁。时和生出世才五阅月，赖母陈氏扶榇乡里营葬，母子相依为命，苦难言喻。六岁入塾，十三岁通五经，皆能背诵，并以余力习医，不惟仁术有声于祖国，即爪哇、三宝垄及英属新嘉坡，均名噪一时。盖其浸淫[2]与仲景书及叶、王名著，俱极深研，几故能多所成就，亦岐黄家之卓卓不凡者。余来星与先生交最久，用特叙其崖略[3]如上。

福建同安县吴锡璜瑞甫氏谨识

良医良相托空言，举世纷纷枉自尊。
假使玉楼须应召，凭谁唤醒旧诗魂。
羡君积学并精医，医国医人更有谁。
燮理阴阳须妙剂，刀圭调下悉平夷。

和生先生大国学雅正
瑞甫吴锡璜，时年七十有七

——《医粹》内封

---

① 曾和生：曾志远之父，原籍福建南安。吴瑞甫在新加坡期间，与其交往颇多。

② 浸淫：沉浸。

③ 崖略：大略、大概。

吴瑞甫先生历史

新加坡中医师公会学术股编委会同人敬撰

吴锡璜,字瑞甫,以字行,福建同安之名孝廉也。年十五,即通十三经,以此有声于儒林。十四岁时,奉其严命,以我家自明讫今,世代皆以医名,谕其须兼读医书,遂先习幼科。十八岁时读张景岳及陈修园书,多所疑义。旋于三十岁取徐灵胎书读之,服其小注多精粹语。旋复购潜斋五种[①]阅之,恍如其心中之所欲言者,以此审症用方,殊多奇效,复有声于医林。先生以医学关于人命至重,乃多购医书,经其批阅者,以数百部计。后以西医多所发明,遂尽购上洋博医会译本,朝夕考稽,互相对照。如是者十余年,于中西医学优劣处,了如指掌,读其所著各医书,可知大概。六十余岁时,奉中央国医馆命,在厦设立医学校,其讲义尤脍炙人口,嘉定张寿颐先生最为心佩。先生今年七十有七,拟将旧著再行删改,付诸手民[②],以就正与全国医学名大家。学已成,又时常自歉,由其学粹,故能研中西医理以会其通;由其识远,故在厦在申在星,每能疗中西医所不能治之症。先生喜读伤寒,以其书脉络贯通,每读一经,而六经传变,俱有言在此而意在彼之妙。所著《伤寒纲要》已刊刻行世,本《医粹》又再重刊,以广其传。其在医校所编讲义,有卫生学、诊断学、病理学、四时感症、儿科学、妇科学、产科学、内科学、中风论讲义、喉科学讲义、眼科学讲义、中西脉学讲义,俱能联贯中外学说,以会其通,类皆轩豁呈露、理圆方效之作,以见先生学问之博、阅历之富也。先生文章品节,有名于时,邑官绅慕其贤,佥议延聘以修县志。此志书终于嘉庆三年,并无继者,议修之日,邑人士以年久失修,动多畏难,先生独力肩之,日夜勤劬,旁搜博采,三年余而书成。公众评议,迄无间言,同人等谓有先生之学,未必有先生之勤;有先生之勤,未必有先生之寿。而先生能兼之,宜其阅历愈久,而

① 潜斋五种:即《潜斋医书五种》,清代医家王士雄撰著,包括《王氏医案》、《医案续编》、《霍乱论》、《温热经纬》、《随息居饮食谱》五种。

② 手民:古时仅指木工,后指雕版排字工人。

治验愈多;治验愈多,而医名愈噪也。暴日占厦,逼先生仕,先生拒之,潜逃来星。同人等因时闻先生绪论而医学益进,是不仅同人之幸,而亦华侨之幸也。用特叙先生学业为当世告。

——《医粹》第 1 页

奉呈中国医学会[1]主席吴瑞甫夫子

曾和生

第一章

嵩高维岳，骏极于天。诞降嘉种，寿考万年。

宜尔子孙，瓜瓞绵绵。德音孔昭，人亦有言。

天之生先生，非偶然也，山高曰嵩，山尊曰岳，以喻其德高望重。先生祖宗，累代积德，清白传家，书香世代。嘉种，是种之最优秀者。天降嘉种，是种之最优秀者。天降嘉种，诞生先生之颖悟，读书过目成诵，胸罗万卷，以十三经、二十一史为基础，诗赋古文，下笔成章，简洁老练。医学又最精粹，十四岁习医，寝馈浸渍六十余年，手评中医书千余本，购求外国翻译医书数百本，以资参考，以作注脚。著作成篇，在国内上海等处，出版刊行十余部。有先生之学识，而无先生之精博；有先生之精博，而无先生之经验；有先生之经验，而无先生之中西汇通。立论高超，文华晓畅，深入而能显出。迄今年迈，犹手不释卷，信而有征，其医学洵可传后无疑也。行年近八秩，而精神矍铄，颜如渥丹[2]，故曰寿考万年，期颐可卜。子孙众多，如瓜瓞之绵绵。在厦行医五十余年，慈善为怀，医资不较，活人如恒河沙数。德音昭闻遐迩，口碑载道，人人称颂，故曰德音孔昭，人亦有言。

第二章

兄及弟矣，呦呦鹿鸣。邦之杰兮，逷骏有声。

式相好矣，笙磬同音。宜尔室家，鼓瑟鼓琴。

先生昆仲，同歌鹿鸣，其胞元吴锡珪，字瑟甫，中式光绪甲午科举人。先生吴锡璜，字瑞甫，中式癸卯科第十五名举人，故曰“兄及弟矣，呦呦鹿鸣”。同胞孝廉，甚是稀奇，一时称为俊杰，故曰“邦之杰兮，逷骏有声”。不但此也，先生胞兄弟以及功兄弟，廪生茂才六七人。先生家传孝友，兄友弟恭，怡

---

① 中国医学会：1946年新加坡成立中国医学会，吴瑞甫被推选为首任主席。

② 渥丹：原指润泽光艳的朱砂，后多形容红润的面色。

怡如也，故曰“式相好矣，笙磬同音”。先生有妻有妾，其德配夫人，七十余龄，现尚健在，白首齐眉，百年偕老，一家团聚，其乐融融，故曰：“宜尔室家，鼓瑟鼓琴”。由是观之：先生之福，子孙众多，夫妻同庆金婚；先生之寿，百岁期颐；先生之贵，身居乙榜。昔人谓郑虔三绝：诗、画、字，仆谓先生三绝：福、寿、贵。

第三章

君子树之，华如桃李。教之诲之，之纲之纪。

式是南邦，自今以始。济济多士，高山仰止。

十年树木，百年树人。先生在厦门创办医校，有二十年历史，身任校长，毕业生十余班，六百余名，桃李遍国内海外，故曰：“君子树之，华如桃李”。又为厦医学研究会会长、国医馆在厦分馆馆长，学生经先生教导训诲，循循善诱，文质彬彬，有纲有纪，故曰：“教之诲之，之纲之纪”。先生南渡，近为星洲中国医学会会长，使南洋医士有所矜式，故曰：“式是南邦，自今以始”。南洋医士，仰望先生丰采，大有其人，太史公司马迁《孔子世家》赞曰：《诗》有之，高山仰止，景行行止，虽不能至，然心向往之。儒家之仰望孔子，犹医士之仰望先生也，故曰：“济济多士，高山仰止”。

第四章

天降丧乱，适彼乐土。不畏疆御，爰得我所。

蟊贼蟊疾，惄焉如捣。无罪无辜，投畀豺虎。

七七卢沟桥起事，日本侵略我国，不宣而战，上海南北京，相继沦陷，波及厦门。寇军统帅，强迫先生，出而任职，诱以维持会长、海军秘书、厦门市长之重任。先生婉辞谢绝，被迫已十数回，不挠不屈。向太古洋行，购安徽轮船单，秘密起程，藏匿买办房郑买办处。日寇军官再来严搜，舟行已三日矣，抵达星洲。时星洲平静，避乱南来，视为安乐土，安笔砚于同安会馆，以诊病者，故曰：“适彼乐土，不畏疆御，爰得我所”。孰意乐极生悲，南洋战事爆发，寇军攻陷马来亚，星洲再沦。寇军行同盗贼，入境之时，嫉妒华侨，逢人便杀，心胆俱丧，一条生命，朝不保暮。仆今思之，犹有余悸，故曰：“蟊贼蟊疾，惄焉如捣。寇军异想天开，假检证之名，行杀人之实，无罪无辜之平民，全无审问，押出郊外枪毙，达数万名。”寇军之蛇蝎心，豺虎性，奸淫抢劫，无恶不作，至今血债尚未清偿，故曰：“无罪无辜，投畀豺虎”。

第五章

维天之命，丧乱既平。载戢干戈，既安且宁。

日靖四方，其德克明。复我邦家，展也大成。

天运循环，无往不复，乱极思治，有天命焉。纳粹党败战，联军胜利，日本投降，故曰："维天之命，丧乱既平"。马来亚及南洋群岛，联军敛戢干戈，日本军械全缴，无再暴动，故曰："载戢干戈，既安且宁"。纳粹党以强暴武力，侵占全世界，联军兴仁义道德之师，以对付之，邪不敌正，强暴终归失败。孟子曰："以力服人者，非心服也，力不赡也；以德服人者，中心悦而诚服也。至理名言，金主之言也。东亚西欧，四方安靖，非有道德，不能至此，故曰："日靖四方，其德克明"。我国胜利，失地光复，领土完整，不平等条约取消，百年之积弱，一旦雪耻，可谓最大成功。从此还政于民，国防布置，实业建设，达于康庄途径矣，故曰："复我邦家，展也大成"。

第六章

念昔先人，维桑与梓。登是南邦，爰居爰处。

朝夕从事，偕偕士子。和乐日湛，倡予和汝。

先生之祖，由晋江南门外塘市乡(称为南塘)于清乾隆间卜居同安县城。仆之祖，亦于明末清初，由塘市乡移居南安辖之西坡乡，地属晋、南交界，出泉州城西门外三里，于先代为同乡，故曰："念昔先人，维桑与梓"。仆与先生，本有夙契，先生令兄瑟甫孝廉，与仆家四兄曾锡璧，字荔生，廪生，在同安灌口，交情甚笃。时家兄在灌口开药铺行医，仆到灌口帮忙，知之颇详。家兄天资聪颖，医学亦精，颇负时誉。仆十五岁习医，家兄教之，曰：学医不难，精医为难，吾家世代书香，业医数世，汝勤习之，毋中辍也。授仆《伤寒来苏集》、《温病条辨》、《王孟英五种》，曰：此伤寒、温病两大法门也。伤寒以柯注最精，温病自叶天士而后，孟英为杰出。《内经》浩繁，须当扼要；《难经》错处太多，疑为后人假托；《金匮》缺而不全，非仲师之手著。徐灵胎颇纯，《医宗金鉴》可取者，删补名医方论，其余医册，汗牛充栋，博览以后，当择善而从。可惜家兄无禄，光绪乙巳八月，竟归道山，年四十二。家兄虽终，言犹在耳，仆谨志之不敢忘。家兄之手泽，评阅医书、医说、医案等篇，四十年间，仆藏在泉城南门春圃茶店。时仆为该店理事，祝融光顾，焚毁店屋数十座，春圃茶店化为灰烬，医册种种，亦付之一炬，殊属遗憾。此仆叙习医时，家兄指导之经过也。先生南渡与仆同居星洲，一见如旧，时相过从，仆命小儿志远，礼先生为师，以敦世交。蒙先生辱而教之，是仆之素愿也，故曰："登是南邦，爰居爰处"。先生与同道之俊秀同为医刊编辑委员，每逢拜五六，聚会演讲，如仆之愚蠢茅塞顿开，故曰："朝夕从事，偕偕士子"。有时兴高采烈，讲到得意时，此倡彼和，其乐无穷，故曰："和乐且湛，倡予和汝"。

第七章

如切如磋，心乎爱矣。如琢如磨，学有缉熙。

维予小子，作为此诗。凡百君子，敬而听之。

治骨角者，既切而复磋之，喻学术之进步，由粗而至精也。先生讲解，增长同道之知识，心悦诚服，人人爱戴，故曰："如切如磋，心乎爱矣"。治玉石者，既琢而复磨之，喻学术既精而精益求精，如刊物之《医粹》、《医统先声》来稿，本属草创，经先生修改之，润饰之，以臻完善，学有缉熙，日进于光明途径，故曰："如琢如磨，学有缉熙"。仆小子也，居先生后辈，六十余岁，须发尽白，肉眼昏花，牙齿全脱，精神萎靡，衰惫以甚。四年前跌倒，足不良于行。回忆六岁时，入塾读书，读熟四子书；七八岁，读《诗经》、《书经》、《易经》；十三岁，五经读毕，皆能背诵。科举废后，束诸高阁四十余年。迄今触及，幼时读过熟烂全部五经，尚能句句记忆，故集《诗经》佳句，以当作诗。夫诗莫古于《诗经》，《国》《风》《雅》《颂》号为四诗，为诗之鼻祖。集句之难，难于将吾之意思搜集成章，层次韵脚，最要匀称，颇费心裁。兹将《诗经》原句，集成七章。每句标出《诗经》篇名，无一字一句杜撰，纪实而已，非谀词也。凡我同道之君子，敬而听之。居今日而谈《诗经》，自知不合时宜，不揣固陋，进献于先生，愿先生勿笑仆之迂腐而排出老古董也。

上集《诗经》七章，章八句

稿于星洲大坡衣箱街卅一号医室

——《医粹》第 231～233 页

新加坡中医师公会座谈会

肺痨病之检讨(第一次座谈会)

出席者:吴瑞甫　曾和生　游杏南　曾志远　陈占伟　洪炜堂
方展纶　陈瑞堂　张海珍　吴龙飞　钟惠我　何益甫

主席:吴瑞甫

司会:曾志远

记录:洪炜堂

主席　当兹本市肺痨病蔓延,市民健康极受威胁。吾辈身居医林,难安缄默,本晚座谈会,极盼诸君发表意见,各抒伟论,匡时卫道,事关至要。

司会　据报载,自光复以来,本坡市民因染患肺痨病而死亡之数目,有三千五百名左右。此数目系经官医于病者死后验明向当局呈报者,但有时难于检验者,数当不少。故本坡受肺痨之威胁,诚不仅此数目。同时据报载之批评,若包括本坡乡村区及市区之死亡记录在内,相信死于肺病之数目,当不止此数。因乡村及格医生甚少,故死者之死因,常未能准确证明之。一九三六年,有一千二百六十二名;一九三七年,有一千三百八十二名;一九三八年,有一千五百零四名;一九三九年,有一千六百四十三名;一九四十年,有一千七百零八名;一九四一年,有一千七百九十一名;一九四二年,有二千一百七十二名;一九四三年,有二千二百八十二名;一九四四年,有三千三百二十四名;一九四五年,有二千七百六十四名;一九四六年,有一千九百七十六名。日本占领时期之肺病死亡率,为战前之两倍,虽然光复后之死率已减少,几与一九四一年相等,相信染患肺病之数目仍多。此减少未能表示目前肺痨病之真正状况,证之近来之贫病,向同济医院求诊者,患肺病者约占全病者之百分之七十五巴仙强。该院赠医施药,每月在六千名左右,以七十五巴仙计之,市民之贫病而染有肺疾者,仅该院一隅,已属惊人之数目。至于良好之食物及营养物,诸如鸡蛋、牛油等,可帮助抵抗肺痨病。但在本坡半数以上之患病者，不知彼等已染患肺病。据估计，在本坡每七人中即有一人肺病，当地政府现拟采取防范计划，乃系：(一)集中改善住宅形式；(二)教育及宣传。吾人所认为抱憾者，对中医之治疗肺痨及预防法，当局不加注意。防痨委员会之组织，并无邀请中医参加，似乎认为中医之学术，不足以言肺痨之治疗。查我国医历代治痨之验法，遍见于各医籍，惟国人之不自加注意之耳。据医药部主任柯诺医生称，吾人必须追寻肺病之根源，后加以扑灭之，以免其滋长。在教育方面，政府大部分侧重于学校及乡村区，经常派医生作身体之检验，利用演讲、贴招、影片、通告，述明如何防止肺痨病。其他政府医院、接生院、儿童福利站及戏院等，亦将利用作宣传机关。另一防止步骤，即系增加各儿童营养料，由社会福利部主持供给学龄儿童膳餐，免费供给牛乳于孕妇、婴孩及四岁以下之儿童。准斯以观，政府对于肺痨病，确具万二分之注意。查本坡人口统计，据马来年鉴、人种别人口表，对于吾侨之统计，在一九三六年，本坡有中国人四十五万五千一百九十一人，现在当不仅此数。吾侨之识英文者，为数不多，虽政府之努力宣传，而欲求防痨之预防法，得以灌输于吾侨每人之脑海，难乎其难。

本医学会为谋社会之福利以及吾侨之健康问题，对此人类大敌——肺痨病，确须负起吾人之责任。据总卫生官约翰士顿医生称，今日随地吐痰之人士比战前多，此乃因公众人士缺乏与当局合作之精神。如人民不能注意此警告，政府将采取严厉步骤对付之。吾人今晚对此问题之检讨，在普通之人云亦云，如住屋、卫生、吐痰等不必多述，以节省时间。诚如医药主任柯诺医生之所言，追寻肺痨之根源，然后扑灭之。质言之，求其病因，而后按法疗治之，且吾人若能将检讨所得之病因，公之社会，未始不于社会无益。盖患者各得自检其病因，以为预防之地，希诸君注意及之。

展纶　肺痨除外感及内伤等症为病因而外，很多人已知道劳苦工作亦能成痨，惟有一原因，犹未为社会人士注意的，是多饮冷水而引起嗽咳，由咳嗽治不得法，亦能成痨。这和《内经》“形寒饮冷则伤肺”之说相合，亦为肺痨原因之一。

司会　经云：“形寒饮冷则伤肺。”证之今日南洋居民，因嗜饮冰水而病咳嗽者甚多，是以知古人之经验，足为吾人之良规。由饮冰水而咳嗽，多挟湿热，法宜凉解。治不得法，则肺伤成痨，方君之言是也。

杏南　肺痨确为社会上一严重之问题，吾人职为中医，于此不可不无贡献。窃意肺痨病，虽分为三期，如肺部有瘵虫者死，无瘵虫者可治。故肺痨病有一病，在短期间内即死者，有缠绵数月或二三年而获愈者，必因系瘵虫之作用在焉。夫服药多不能直接达于肺部，吾人果能发明一种药物，由鼻孔内吹之，使其直达肺部，则治肺痨之问题，当较有把握。至于大蒜之治肺病，因大蒜味强，能杀瘵虫，故其气较易达于肺部。

司会　游君之言是也。西医有肺痨病菌之称，肺蛭，Mesogonimus Welstermani Kaillat。据云，肺蛭为寄生于人类或猫犬等肺中之一种蛭类。病者每晨咯痰，呈污褐赤色，鲜红色者极少，此外无自觉症状，有之亦仅为轻微之胸痛而已。痰中含有虫卵，本病无特效药，惟转地疗养较佳。又据生理学说云，瘰疬系肺痨病菌生于颈之筋部，故肺痨虽在初期，如有肺痨病菌潜藏其间，亦难治。如无肺痨病菌潜藏于肺部，则病状虽至第三期，亦有挽救之可能。由鼻孔吹入药物，以期取捷于杀菌之作用，按某国药物已有发明，法系将该药焚之，令患者用鼻孔吸其烟。据余所知，初期之肺痨可治，二期之肺痨仅能渐时制止，似无大效。大蒜味强，确有相当功效，余习针灸有年，记得每取膏肓穴以治肺痨，间有效有不效者，想系有菌无菌之分。窃思杀菌药，惟信石最妙。果用信石、麝香混合艾绒以灸膏肓穴，谅必有效，但惜未曾试用。

瑞堂　肺痨病确为人类之大敌，本席谨公开一经验之良方，以献本座谈会。生苡仁八钱，炙百部一钱，侧柏炭钱半，鲜石斛一钱，炙兜铃一钱，茜草根一钱，泉骨皮一钱，远志肉八分，浮小麦三钱，炙鳖甲三钱，川黄柏二钱，水煎服。

按此方功能杀菌退热，止血止盗汗，咳嗽各症，面面周到。而鳖甲一味含有钙质，尤合于近世新学理。但须连服三个月，一个月后，每隔一日服一剂；二个月后，每三日服一剂；三个月后，可望痊愈。

占伟　沦陷时期，食物缺乏，营养不足，致肺脏缺乏抵抗力，益以悲愤忧郁，气滞血痹，客邪乘肺而咳。或治不如法，或乱服成药，将客邪痰火收敛肺中，久则肺烂成痨。考古人以大黄蟅蛊丸、百劳丸、苇茎汤，均用开血药，义可知矣。

司会　诚如陈君之言，市上之成药，实不足以治肺病，即大黄蟅虫丸、百劳丸、苇茎汤亦不能治一切之肺痨。盖肺痨既曰“上伤七情，下伤房帏”，是宜按症细治，断非几件成药，可收其功。沦陷时期之营养不足，确为今日肺痨病达到严重问题之主因之一。

炜堂　肺痨问题，除诊治法外，最重要者，为灌输此百万市民，使人人具有预防肺痨病常识，及使已患肺病者如何以求疗养。盖一般人对于肺病的知识，如不能提高，便不能战胜肺痨。据官方报告，联邦方面，去年间死于肺痨者四千一百九十一人，新加坡二千一百二十七人。又据马来西亚年鉴人种别人口表，对于总人口之巴仙数，欧美人为零四巴仙，中国人为三十九巴仙。又推定人口表，一九三六年新加坡有欧洲人一万零四五七人，中国人四十五万五一九一人，而现在当不止此数。准此而言，马来联邦及星洲肺痨患者，大抵有四十巴仙中国人。而中国人之中，识英文者仅占少数，大部分可确定为识中国文字者，是故目下马来联邦肺痨咨询局以及新加坡防御肺痨协会，欲发动大规模防痨运动，及达到宣传切实方针，势非大部分采用华文及方言不为功。观夫本坡马来亚广播电台有华文部之设，该部主任施祖贤力主方言在广播上之重要，彼称"假使将英文报纸送给不识英文的人，究有何用"。兹欲求防痨运动之的确收获，吾人敢大声疾呼，马来亚联邦肺痨咨询局及新加坡预防肺痨协会均应加设一华文（包括方言）宣传小组委员会，将来决收获大效。夫一国之文字语言，各有其特殊美感，而能使其国人读后发生欣赏、警醒、帮助记忆、加强印象、引人乐于诵读诸作用，诚不可忽视也。至于宣传方式，更要迎合各民族之心理与习惯，因势利导，即须认清防痨宣传对象大部分为华人，而应尊重华文防痨之著作。总之，防痨宣传为扑灭肺痨运动，系属人人有责，必须展开至官民都要协助，企图能团结一般市民与专家之力量，而各献其智力，以推进此计划，方有成效。否则，仅有官员集会，讲些官话（英语），发些短简英文小册，是绝对不能普遍深入民间的。盖以肺痨患者，多数为劳苦工人、店员、书记，彼等衣无企领，面黄肌瘦，对于官员集会，可望而不可即，谁能听到打官音呢？末了，希望本会在《医粹》及《医统先声》出一肺痨专号，以广宣传，而资指导。

司会　洪君之言是也，吾人宜努力于此问题，及策动政府加以注意，防御肺痨协会之组织不延我中医参予其间，诚为该组织之最大缺点。据本席所知，洪君近著《肺痨预防疗养百法》一书，其间对于肺痨之预防及疗养法，阐扬备至，于此足以证明中医之防痨运动，果加以努力去倡导，实超越西医而上之。盖近来中医多参考西法之译本，中医籍无西文之本译，故中医能知西法之学说，而西医不能明白中医之学说。惟奋斗能生力量，吾人在此恶劣环境中，惟有埋头苦干，努力前途，以争取社会人士之信仰与拥护。

斋孙　本坡位居热带，故居民多患痔疾，治不得法，每成痔漏，年久月深，由痔漏而病肺痨者甚多。且病痔漏时，举止行动，每自觉不便，是以精神大受打击与痛苦，加以营养之缺乏，而肺痨袭矣。是以住都市而终日讲究卫生，多病肺痨，而居山芭不讲究卫生者反得健康。盖系精神智慧各有不同，居山芭吃粗饭未必无滋养。以卫生言之，彼居山芭者，虽不讲究卫生，但彼亦不知卫生为何物，因内心先有不卫生之不足怕，故其体力足以抵抗病菌之侵袭。彼居都市者，其思想与精神，时受七情六欲所纠缠，神衰气弱，竟由智慧上知不卫生之可怕，见物先存畏心，故其抵抗力差，是以病菌不侵则已，一侵袭则病矣。

司会　谢君之言是也，体内之抵抗力强，诚足御外袭之病菌。尝观乡村妇女，产后未及一月，自行到池塘洗衣而无事；都市之妇女，产后月余，见水尚生畏心。盖因智慧之悬殊，彼村女不知月内水气侵袭之可畏，故其体内之抵抗力不因畏心而削弱，是以体温足御水气之侵袭；都市女郎，在知识上已先知月内水气侵袭之可畏，故不待近水，早生畏心，畏则内心之抵抗力差，水气安有不侵袭之理。准是以观，彼村人不知不卫生之可怕，故食于斯，睡于斯，畜鸡豚于斯，而亦不因不卫生而疾病。假令都市人住之，不匝月当以病闻，痔漏能酿成肺痨，确有其理。余研究痔疾迄今十余年，知之颇详，惟因时间关系，故不多述。

惠我　自日寇投降，光复以来，马来亚患肺痨病者，确有惊人的数目，尤其是新加坡一隅。如本日晚报所载："光复后星洲患肺痨病而死者，达三千余人，且据估计，在本坡七人即有一人患肺病。若此，则有七口之家，或每店铺有七人以上，必有患肺痨者。设十余口以上，则有二三人患肺痨病矣？"读后令人不寒而栗。又据医药部主任柯诺医生称，吾人必须追寻肺痨之根源，后加扑灭之，以免其滋长，并作种种防止之步骤，斯举诚关系市民之健康莫大焉。然而欲扑灭肺痨之根源，则必须考究其致痨之原因。以余之见，不外内因于食，外因于邪，为其最大之二端。盖昭南时期，食物多乏滋养，计什粮如木薯、茨粉、化制面等类，俱为湿滞之物。且一切食物并煮以椰子油，容易生痰，莫此为甚。查椰子油，即红粽油所化制者(昭南时期用作点灯之红油，经化制而为白色)。其化制之法，乃用洗衣之生梳达等煎熬，后因梳达绝源，而改用胆矾等熬制，其色亦变红为白，再以葱蒜类煎熬，则味美而香。若此类食物，不惟无益于滋养，且碍脾胃而有害。日积月累，若体质素弱而阳盛者，则燥痰而咳生；若体质素虚而阴盛者，则湿饮作而嗽生焉。或有轻微而不觉者，亦已伏因在矣。此起于内而因于食之一端也。南洋四时如夏，海气郁蒸，而战后不论市区乡村，皆遍地污秽，氤氲之浊气上腾，混于空气中，若偶一感于风寒，则秽气亦同时犯肺，而致咳嗽之症。治之往往风寒祛(或有未除而积气酝酿于内)，或内有伏痰已动，至难获风祛而咳即愈之效。病者以一诊再诊，未得痊愈，遂自购现成之止咳药服之，甚或一觉有咳而即购服者，殆不知市上便售之药，类多敛涩之剂。服之，邪敛于肺，则肺愈伤而愈咳。此起于外，而因此邪之一端也。咳久则脾胃俱伤，饮食少思而咳甚。盖肺不伤则不咳，脾不伤则咳不久，肾不伤则咳不甚，是则由肺由脾而肾，大都由上损下，卒至成痨。

和生　肺痨不外因内血贫，外邪乘之。盖血贫则缺乏凝集素，不足以御外邪之侵袭，故患痨者多贫血病。

海珍　受劣性之刺激亦能咳嗽，如骤吸劣性香烟，都能病咳。且咳中挟有郁火，治不得法，而成痨矣。

龙飞　打伤于胸部，亦有伤肺而酿成肺痨之可能。

益甫　喉疾之失治，亦有肺病之主因在焉。

主席　诸君对于肺痨之分析，颇为细详，肺痨实不外内因、外因二种。外邪侵袭时，治不得法，皆能成痨，语云“伤风失治变成痨”，希望诸位注意之。凝集素之缺乏，亦为病痨主因之一。吾人呼吸空气，其清气由鼻孔而入，孔中之毛系有抵御外菌侵袭之作用。今也有人将鼻孔中之毛，剪得一干二净，虽曰美观，确系大错。盖乏鼻孔毛，则抵御外菌之力差失矣。

司会　痨之原因，诸君已阐扬细详，不须多述，惟余有一问题，欲与诸君参考者，炸弹烟(炮烟)之侵袭于肺部确能成痨。

司会　主席之言，确有见处，余尝与某君谈肺痨，断定时下之肺病，在于诊断上有多少不同之处，如营养不足、炮烟毒素之侵袭，皆足成痨。故医有时代性、地方性。今晚得诸君贡献许多宝贵之材料，实为本会增光不少，希诸君对此人类之大敌——肺痨病之疗法，于下次之座谈会时，详加检讨，一如今晚之热烈。本会幸甚，社会幸甚！

肺痨病之检讨(第二次座谈会)

出席者：吴瑞甫　曾和生　吴龙飞　吴秉璋　游杏南　方展纶
陈瑞堂　杨一峰　陈占伟　张海珍　钟惠我　洪炜堂
杨云龙　曾志远　谢斋孙

主席：吴瑞甫

司会：曾志远

记录：洪炜堂　陈占伟

主席　今夜是我们第二次的座谈会，主题为肺痨病之疗法。本席希望各位，本学术上切磋之精神，把这人类大敌——肺痨病治疗的方法，细加检讨,公之社会。我们自信,今夜的成就,虽不能为全人类谋幸福,可是对于社会,可说是有相当贡献的。

司会　结核病有两种显著不同型,一种看来是从牛奶染得来的,另一种是从活跃的肺病患者传染得来的。从牛类染得来的,大抵是肠结核的导因。从人类传染来的,大抵酿成肺病结核,那普通叫肺病或内伤。在热带地方,特别是马来亚,饮用罐头煉乳居多,罐头奶经过杀菌,所以其他结核病没有肺病那么流行。在本坡,为着人口过于拥挤,正是肺痨的理想传布地,因此成了社会的威胁,得由关注社会福利的人们应付。住房与粮食供应,通常是这方面工作者所遭遇的绝大难题,尤其是儿童方面的防痨工作是这样。显然地,在热带地方,肺病特别普遍,较诸所谓文明社会多,所以防痨运动成为今日全马来亚最大的一个社会问题。

世人认为肺结核是严重危险的不治之症,其实倒不是这样的。世人认为肺结核症没有治疗的原因,大概他心中以为这病在医学上还没有杀菌之妥善方法的缘故。其实,那不是不合时宜令人误会的恐怖心理,正如旧时代称瘰疬病的不对,瘰疬其实是皮下结核症,有些甚至认为瘰疬要皇帝触摸终会痊愈的。六十多年前,当柯治首先发现结核菌,证明它是肺痨病的成因时,那时实在希望这种病不久可以完全扑灭的。他发现了,将少量的结核菌注入人体内,可以产生一种毒素,对于结核者,可以引起有利的反响。但随着每一时代的医生愈多,这个希望的想头却愈少了。

结核病在人体内有着多种不同的活动,通常是袭击肺部,但它还可以差不多在身体上任何部分造成疾病,有时甚至在膝部骨节沾染着,在体内任何其他各部分倒没有其征象的。有一些人以为肺病只有瑞士才可以治得好的,而金马仑竟被一班马来亚肺病者认为休养最适合之乐园。这也是完全虚假的,一个病者如果"心无挂碍",可以得到适当的新鲜空气和良好食物,那么他无论在大城市的中心、森林的中心、瑞士的山坡或金马仑的高原,也一样医得好。有时,使剥夺了病者的家庭连累,似乎是极不仁的,须知病者不能"心无挂碍"的静心休养下去。治疗方面最重要的一项虽然是休养和加新鲜空气和良好食物,但"心无挂碍"足以影响了肺病的递变。在今日,西医虽发明一种方法,使一部分染菌的肺叶停止作用起来和简单手术的人工气胸,但这也不能把肺痨菌的作用全部加以控制。其实肺痨病的治疗问题,最重要的,是病者不要存有一种不健康的自怯心理。

我们追忆过去,在前次的座谈会中,我们所检讨的是肺痨的病因,可是在今晚所论的是痨病的治疗,希望在这盛大的座谈会,对于人类的大敌——

肺痨——之治疗法，加以严密的研究和检讨，把我们伟大的收获，贡献给社会整个的人士，把我们中医的学术阐扬着于马来亚之每一角落。

展纶　肺痨之症治，古人已阐扬备至，虽不十分见效于今日，但在没有新发现之吾人，仍宜遵守古方，按症辨别施治。因肺痨之病因，既有呼吸、饮食、七情六欲、房帷……的不同，在治疗上宜按症施治。古方之獭肝丸为治痨之要方，吾人惜未时常加以试用，西医虽有“杀脱痨母星”之发明，且最近西医学者竟公开否认其功效。

司会　诚如方君之所言，痨症宜分别施治，喻嘉言曰“先论症，后用药”，即此意也。獭肝丸一方，按药物学之解释，似大有功效。夫水獭鼬属，长二三尺，毛色青黑，尾尖长如锥，四足短，趾间有蹼，穴居池沼之旁，夜出食鱼，惟饮其血而不食肉，寇宗奭曰“獭肝治痨，用之有验”。夫中医之治病，贵在气化，虽曰肺金可以克肝木，致肝不能藏血，是以病痨者多面色苍白，然木亦可以克金，程芝田曰“肝木过旺则刑肺金也”。夫肝藏血，水獭既只吸鱼之血，则其肝可谓得血气之精者，用以疗吾人之肝血，诚足使肝血旺而刑肺金。医者意也，吾人安可不细心如发。

占伟　据西医说肺痨之传染有两路，一由空气传入，一由饮食传入。然使吾人肺脏气支管健全，则吸入之结核菌，赖气管枝粘膜之颤毛运动，得以排去之，则虽痨菌吸入，不足为患。反之，倘气管枝粘膜之抵抗力不足，则痨菌即能病人。其由饮食传染者，由饮食为媒介而侵入肠管，发生结核，但肠结核以续发于肺结核者居多。盖平常肠粘膜上，不易发生，以其被淋巴腺所吸收而达于肠系膜腺，更由此输送于静脉内，随血行而至腑脏云云。伟意，《医通》载刘默生云：虚劳多起于郁，郁则其热内蒸，内蒸则生虫，虫侵脏则咳，是古人亦知肺痨为虫之明证也。余尝思之，西医重物质，故以结核菌为病原；中医重气化，故以六淫为病原。盖肺痨之因，多由外感误治而成，物腐而后虫生，外感误治，则肺烂而生菌。中医言其因，西医言其果，二说原不相悖也。夫六淫之邪皆能致咳，五脏内伤亦能致咳，而外感六淫之中，又有时邪伏邪之不同。兹举一痨风为例，《评热论》：“帝曰：痨风之为病何如？岐伯曰：痨风，法在肺下，其为病也，使人强上冥视，唾出若涕，恶风而振寒。帝曰：治之奈何？岐伯曰：以救俯仰。巨阳引精者三日，中年者五日，不引精者七日。咳出青黄涕，其状如脓，大如弹丸，从口中或鼻中出。不出则伤肺，伤肺则死也。”此言少阴不藏之人，风邪易袭，抑遏三焦相火，不得上升，相火被遏，则蒸灼津液为涕，甚则为喘为逆，不能俯仰，瞑目而视。治此者，宜用辛凉轻剂，祛表邪而启发肾脏伏热，以助太阳之气，引精外达，化为稠涕浓痰，由嗽而出，数日可愈。奈近世庸医，肆用辛温发表，竭其肺津，伤及肺体，或见咳甚动血，不先展气达邪而用寒凉止血，或见咳久身热而用滋阴腻补，此谚所谓“伤风不治便成痨”。凡六淫皆有伏邪，皆能致咳。《古今医案》载叶天士治一暑温咳血案，纯用清暑湿得效，乃知善治六淫者，即善治肺痨。兹再论及内伤，秦越人虽有主损之论，然余考王潜斋曰“五气之感，皆从肺入；七情之病，必由肝起”。王氏为清代名医，其言皆从阅历得来，肝属厥阴，相火内寄，木郁不达，则血痹而气滞。王于鸦片战争之世，其时居民多郁，故王氏论虚痨，专主瘀血，收效甚多。吾人在昭南时代，食物缺乏，饥饱不时，盖以悲愤、忧郁、惊怖，神经受极大之刺激。夫郁则气滞不宣，血痹不开，一感外邪，遂成咳嗽。考徐洄溪有《病随国运论》，证以近年之肺痨病，理自不诬。依伟历年经验以观，则用展气透邪，开郁化瘀，每多获效。其误服丽参、当参、熟地、麦冬、五味、茱萸者，最难救疗，以客邪得补，如油入面，药不能达，终成肺烂而死，至可叹也。或曰肺痨为贫血，而君言瘀血，得毋矛盾乎？予曰：凡咳嗽日久，毛孔脉管，无不郁血，郁血即瘀血也。人身一有瘀血，则痨菌即借瘀血为寄生繁殖之培养基，瘀血不去，则新血不生，终成干血贫血而死，故仲景论痨，特出大黄䗪虫丸之治，岂无故哉！往年白喇嘛来华，治肺病，多用西藏红花，可为吾说之佐证。日医汤本求真曰：仲师之治法，对于结核菌，虽无直接扑杀之能，然能将此菌赖以资生之培养基（瘀血），扫除净尽，使菌之粮道断绝，战斗力全失，实为万全之策云。愚意䗪虫丸尚嫌太峻，余尝用苇茎汤、合雪羹。肝火炽甚者，送龙荟丸；胃有浊痰者，送滚痰丸；胃热甚而气喘者，加生石膏；肝气上冲者，加生赭石。其余宣肺则牛蒡、薄荷、紫菀，开痰则姜皮、薤白、猴枣，咳血胸痛则田七、郁金，开郁则川贝、合欢皮、金萱花，杀虫则百部，停饮则白前、茯苓，养阴则沙参、梨汁、藕汁，食滞则用莱菔汁，按症加减，类能应手取效也。而许君璧初曾为余言：第一次大战后，星洲嗽嗽流行，称为西班牙伤风，用荸荠和芫荽煎服甚效。愚谓芫荽辛香，开肺化浊；荸荠甘寒，凉肝消积。二味配合，殆亦苇茎合雪羹之遗意欤？

司会　陈君之言是也，西医以科学立说，故重质；中医以哲学立说，故重气化。质为有形之物，然质之生也，多由六气传变而来。夫肝木化蛔，吾人疏肝则愈，不必杀蛔。小儿疳积，吾人平胃则愈，不必杀蛔也。尝见蛔虫随大便出后，又蠕蠕而动，吾人果能于六气之中，求一肃清肺病之法，肺痨菌何难不随六气之传变而失其作用哉。仲师之大黄䗪虫丸，虽无杀菌之功，但肃清肺令，俾痨菌不能繁殖于肺部，诚一佳妙之方法，宜乎东医汤本求真之再三赞叹。

杏南　肺痨一症，公认为难治之疾，据今日西医学说，断本病系肺中结核，肺生杆菌，以肺部组织崩坏，久则肺已形成空洞，故有分初中末三期之治法。考我国中医诸家之议论，肺结核即金匮所谓肺痿与虚劳症候也。余虽赞成其因，未敢断定其果，试思将金匮之肺痨虚痨方剂，运用之于肺痨，十九难获其效。既已难获其效，当不可过信古方，必须追本穷源，有以补救。今本会诸同志，在主席吴瑞甫先生领导之下，对于学术一层，非集思广益，不能发扬光大之，故每月有举行一次座谈会及辩论会之设。前期系肺痨病之检讨，今次系肺痨病之治法，如能互相切磨，则根治肺痨，未始非难事。本席欣逢斯会，谨将平日治肺痨之浅见，略陈一二，是否妥当，乞诸君加以纠正之。

(一)按肺痨一症，最初无所感觉，所以使人忽略。若日夜咳嗽，脉轻浮，带感冒之状者，宜小青龙加麻杏、石膏，甘草汤，先服一剂，俾风邪去，然后再议别法。

(二)脉象浮数，寒热往来，咳嗽气急，喉间痒，见有微痰之症状者，小柴胡加桂枝汤之症也。

(三)胸胁掣痛，起居中觉气息之闭塞者，小柴胡汤去人参、大枣加桔梗、枳实、括蒌仁为宜。此等病状，类似肺痈，不可不加细察。按肺痈有咳唾引痛，痰带烟灰色，或带腐败性之甘臭味。若见痨症而痛甚者，可用吐剂得效。

(四)喘咳胸痛，痰带稠黄脉数而虚者，可用瓜蒌枳实汤或竹茹温胆汤，或在痛处贴发泡膏亦宜。或见阳虚盗汗者，柴胡桂枝干姜汤可得奇验。或血少热多盗汗者，与当归六黄汤。此阴虚阳虚，二者不可不辨。

(五)痨症已备，血热上冲而吐血者，泻心汤合犀角地黄汤为宜。若止血后，或瘀滞肺管，咳时挟血者，用断红饮、花蕊石散之类，最为妙品。如若再以滋阴，终成坏证，医者宜细心焉。

(六)身无寒热，胸膈紧，脉浮数而咯血者，凉膈散为最宜。

(七)身体羸瘦，潮热盗汗，咳嗽声微，颧红脉散等，诸症俱备者，选用缓肺汤、解痨散、秦艽扶羸汤等。治痨之良剂，不过此方常用耳。按鳖甲为治痨之圣药，《杨氏家藏方》中多由鳖甲加入之实验。患痨者，多食鳖，自能见愈。

(八)脉虚而数，身体羸瘦，潮热咳嗽声慊咽干，津液枯竭者，多吐血白沫，时时不能离痰盂者，前方加麦冬汤，或合用泻白散，或用四阴煎、甘露饮等，宜也。

(九)饮食减少，身体劳疲，五心烦热，舌聒黑而干燥，衣被尽欲退者，是极虚中似实之症，宜竹叶石膏汤加生地、玄参，或滋阴降火汤，互相酌用。

(十)久患成痨,已成虚损而不欲饮食者,补中益气汤主之。气血两虚者,人参养营汤主之。

司南　游君之言,确有见地,所举诸方,类皆稳妥,正如方君展纶之见,此症宜分别施治。

炜堂　吾国地大物博,药物丰富,冠诸世界。关于医学名词,将来或可采用世界大同之术语,然中药之价值,实为世界药物尚未开发之宝库,则可断言。兹特介绍数种治痨中药,简述于后:

(一)獭肝丸　吾国医圣张仲景治痨有獭肝丸,李时珍谓水獭研为末,酒服,杀痨瘵虫。

(二)油浸银杏　二十年前,报载苏州某慈善家有祖传治痨秘方油浸银杏奉送,余乃托友往求,未得。后余照方自制,曾试用于咳嗽多痰患者,服后效力优异。

(三)小金丹(中药小金丹)　经上海著名西药家宋国宾等数人,试用于经西药多年医治已束手无法之骨痨患者,特著功效。

(四)童便(尿)　吾国治痨古方习传于民间者,有回龙酒、回龙汤及童便。现据德、法医生实验,认自尿疗法系属内分泌刺激素疗法,现西药中已有从男女尿中抽出荷尔蒙有效成分之新药。

(五)其他　最近西药已发现中药地肤子、细辛、黄柏、决明子内含有多量甲种维他命质,蛤蜊、石决明、鳖甲、牡蛎、海藻、海带、昆布内含有极富之钙质。他如桔梗、远志、大蒜、杏仁、紫河车,西医均采用为治肺重要药物矣。

以上所述,不过提要钩玄,至于详细处方,均载入拙著《肺痨预防疗养百法》书中,甚望诸同仁加以实验,使我国药物发扬光大,为世界医药界放一异彩。至于最近东西各国所发明之肺病特效药,兹特其尤者,如下:

(一)萨代兰丁(Cepharantin),系台湾大学教授发明。

(二)杀脱痨母星(Gtreptomyein),又名灰连丝菌素,系美国发明。本埠市上有售,但医家尚不敢试用。

(三)B.C.G.此系用于生儿预防者,功效极称满意。

总之,以上数药对于肺痨治效,目下尚未十分成功,在最近三五年内,或者可以完全成功。据纽约痨病保健会主席安得生博士之警语称:"肺痨患者,切勿过分依赖肺病特效药,以代替标准疗食法及其他应有之卫生防护法。"此语实为金科玉律,实最不易之名言。

司会　洪君之言是也,关于油浸银杏,确有相当之成效,本席记得储菊人在《肺病指南》一书,特别指出盐芥菜汁,其义为芥菜一似肺叶。中医每以物治物，以形象形，如栀子之象心，香豉之象肾，而以栀子豉汤治肾心不交，此体形之治法也。西药之治痨，亦未见有任何之效力。

云龙　肺病之所以难治者，在未有特效之药，得以直达病所耳。

司会　杨君之言是也，故本席于前次座谈会时，特别指出，如用信石和艾绒以灸膏肓穴，必获奇效。

海珍　多吃清炖鳗鱼，亦能治痨。《稽神录》云：金山渔翁，救一病痨女子，居之，多供吃鳗鱼，该病告愈。

司会　张君之言，确有见地。夫鳗鱼含滋养料甚富，功能补虚杀虫，以之治痨当有成效。古人之治病，每借神说为号召，余甚非之，在科学昌明之今日，吾人不应根据杂说，免患者有想入非非之虞。惟鳗鱼确有治痨之效，本席敢为断定。

惠我　肺痨之疗治，较之他症为难者，因病之侵袭于肺部，非一朝一夕。其体质弱而阳盛者，阴必虚而相火旺，津液受相火之煎而熬成痰，即肺燥痰聚，而失肃降之权，宜清燥救肺，加味百合汤之类，以滋肺宁咳。其阴盛者，阳必虚而脾阳不振，土衰水溢，饮渍于肺，肺气窒塞而咳，宜白术二陈汤加味。

司会　钟君之言是也，此吾人六气中之补土以生金之法也，然亦只能见效于一部分。余尝与杨君一峰谈此症，一峰君谓“治痨非白术不为功”。盖术之为用，虽非肺药，但补中土以防泄泻，肺为华盖，主上焦，土旺生金，白术二陈汤加味，即此意也。经曰：虚则补其母，此之谓也。

瑞堂　夫肺痨之为害，惨矣哉！大则灭种，小则亡家，其凶焰较之洪水猛兽，殆有过之而无不及。盖洪水猛兽虽凶，毕竟有形之物，易于防范，而肺痨侵袭人体，初则不自知觉，久之变成固疾，或死亡，岂不令人谈痨色变。至成痨之因，前次座谈会，略经叙述，兹不复赘。爰论肺痨疗法，除日光浴、吐故纳新、针灸、转地营养各疗法外，世人莫不注重药物疗法，惟药物疗法一层，首先辨别阴虚、阳虚，阴阳俱虚，更审其体质强弱，有无兼症，犯痨久渐，有无肺痨菌侵袭肺中，成痨原因如何，辩证已明，然后择方（详见《南洋商报》医粹第二期《肺病之研究》），加减得法，自然效如桴鼓。总之，贵乎原因疗法，对症处方，药随病变，否则胶柱鼓瑟，反为贻笑大方。所谓大匠与人以规矩，不能与人人以巧也。

司会　瑞堂君之言是也，针灸对于治痨，确有相当见效，本席在第一次座谈会中，曾指出灸膏肓、肺俞等穴之妙用。转地营养之法，须患者能切实的平心静气，不生他念，始克有效，如病人身在静养之处，而心则念念不忘于七情六欲,绝难治愈。

秉璋　治疗肺痨之方,已得诸君贡献许多宝贵意见,今本席所介绍者,为《存存医话》之一方,简单而妥善。约十两之鸡一只,麦冬三钱,童便一杯炖服。

主席　肺痨非有虫,一植物质之霉菌耳。水獭肝,据朱丹溪谓能杀菌,但似无效。余曾睹此药,褐红色,肝上有肉珠数十点,据浙江《医学杂志》内云,患痨宜多吃鸭、鸭蛋亦有效。余在厦门时曾试验过,据余所知,一患者,日食鸭蛋一粒,在一年余之时间,共吃四百余粒。后吐一虫,长寸余,黄色,虫尾有利刺一枝。吐出后,又蠕蠕然,独头蒜治此症有效。是以无锡一县,遍地有此蒜之种植,据《慎柔五书》之记载,治肺痨之白术,须用第二遍,因第二遍之药力较纯。此症忌熟地、山茱、百合、五味子等,若脉细数、咽痛、泄泻者,是元气将损,非真阴亏也。余于二十余岁时,曾患此症,有五年之长久时间,日惟静坐于水池边之树下,竟告痊愈。

一峰　清燥救肺汤为本症之要方,其妙在人参、石膏二味,余每试用多效。至于曾君所云,术之补土生金,以防泄泻,最妙之术为天生术,盖该术质润腻,不似白术之燥也。痨症兼泄泻或遗精者不治,盖土衰水败也。

司会　杨君之独注重人参,确有见地,家母患咳有年,家君时命远购高丽参及戈家半夏,服之甚效。

斋孙　肺痨,中西医确无专药可治之,惟吾人对于此症,须使患者恢复健康。在患此症时,如能静养,多素食,确有不可思议之见效。上海有一西医学员,患二期之病肺痨,经其教授屡医不效。后阅中医书,只购服白芨一味,后竟告痊愈。又有一患肺病者,自意必死,栖于海滨,日吃生鱼,后亦获愈。今潮人之喜吃生鱼和麻酱者,想系本此意。

司会　谢君之言,确有见地,白芨、三七能治一部分之肺痨,本会主席已在《验方略要》指出,而《存存医话》亦曾载及。素食为减少血液污毒,故素食之人,颜色清润。至于多吃生鱼而能愈肺病者,因其人以必死之心,处悠悠自得之环境,心中毫无杂念,故可治。不然,吃生鱼,而居海滨以休养肺痨者,岂乏人哉?何亦有不见愈者。故此症,当先安其心,加强其心身之抵抗力,为主要之法。余以菲才,躬逢盛会,荷蒙诸君子雅意,举为司会,自惭驽下,毫无贡献,今谨以一二药物,而诸位不注及者,略为细述,以供诸君之研究。

《肺病指南》记载四叶草,谢安之曰:“肺病善后之方,非此药不可。此草至高不过五六寸,生石缝中,敝县祁阳,随处可得。此草茎细,色红有节,中空内有白黄色之色(如干稻草形)。其根如鸡爪,俨如画眉鸟之足形。叶色深绿,枯萎即现黄色,交叉如人字,叶细小。每叶之尖,有黄黑色之小粒。此草绝不开花,至冬不凋,茎之上部连叶处,护有细小之叶。叶之背面,均现淡黄色。以全部观之,好似夫人头戴之金钗。以此草数兜,用猪肺和煎,淡食之,忌铁器。初服之,即能止咳,连服数次,病可痊愈。”谢君为湖南省祁阳县名医。

主席　诸君今夕之论,金石之言也,其获益于社会,岂浅鲜哉?希望今后本此良好之精神,共同切磋研究,国医幸甚,社会幸甚!而造福于病黎,其功德如恒河沙数矣。

脑膜炎之检讨(第三次座谈会)

出席者:陈占伟　游杏南　陈瑞堂　张海珍　许精儒　杨一峰
吴龙飞　谢斎孙　潘晋川　吴秉璋　钟惠我　吴瑞甫
洪炜堂　杨云龙　曾志远
主席:吴瑞甫
司会:陈占伟
记录:谢斎孙

主席　各位,吾人以医者爱人以德之态度,作学术之切磋,以吾人检讨之所得,公之社会。吾人虽不敢自诩对病黎有何贡献,可是吾人在学术上之精进,确为不可磨灭之事实。本晚座谈会之问题,为脑膜炎之检讨。查此症近来颇为流行,而国内之患此者,屡见报章之刊载。为祸之惨,不亚于虎疫,深希各出席同志,对此问题,作详细之检讨,病黎幸甚,社会幸甚!

杏南　脑膜炎者,即中医之所谓痉病也。痉者何?即诸暴强直之意。其见证也,全身违和,饮食减少,夜卧不安,嗳气吐泻,热度在卅九度以上至四十度以外。治不得法,遂即发痉,甚至唇爪失色,瞳孔散大,眼胞下垂,颈项强直,角弓反张,昏不识人,或眼开直视,此即西医所谓脑脊髓病。未始非无因也,但中医则言风。盖风为阳邪,又为木之气,风动则木张,木张则筋急,乘入于经则拘挛,乘入于络则口噤,故《金匮要略》曰:病者身热足寒,颈项强急,恶寒时,头热面赤目赤,独头动摇,卒口噤者,痉病也。准是以观,则此病之原,虽随四时各热症而起,而其关键,实由肝风内动,风火上炎。况肝脉入颠,目系贯髓,兹肝风内动而及于脑者,因肾为肝之母,髓又生于精,经云"子能令母实,子病母亦受累也"。此等病症,小孩患者较多,大人患者较少,而一经得病,则又来势甚暴者何也?盖小儿为稚阳之躯,皮肤浅薄,抵抗力弱,故邪风易入,入则易传,俄顷之间,风邪即变为热。所以小孩发痉,每在初候;大人发痉,每在末期。总而言之,则由阳气独张,阴气独竭,水不济火,则君相之火,消铄津液,反令肝燥血虚,知觉麻木。中医之言痉,西医之言脑膜炎,各有其理存焉。

秉璋　脑膜炎为西医名词,据其解剖所见,因脑底气管支线干酪变性而致死,故名之为脑膜炎。而我国医者咸谓此症即伤寒中之痉病,唯痉病多由伤寒时疫传变坏病而来,现象稍缓,非若脑膜炎之猝然直袭,甫热即见痉厥,抽搐神昏,如发痫状,危险特甚。闻我国今年多处发生此病,阖境相传,死亡甚众,洋医辈除由脊椎放水、注射防毒及强心剂,或用冰安脑外,亦无良法可以制止其凶焰。我国医界迄无正确之病名,亦只以脑膜炎目之,殊不知此症,即《金匮》之风引汤症,亦即《千金方》所称之风痫症也。因《金匮》风引汤下,只有"除热瘫痫"四字,语焉不详,以致无人能识此中微蕴。至《千金》紫石散,始云治大人风引,小儿惊痫瘈疭,日数十发。准是以观,确与我国今年所发生流行性之脑膜炎,病形如出一辙,唯此症确为温毒攻冲于脑所致。盖脑为清虚灵明之府,受热邪冲扰,顿时昏厥,周身神经系皆起反射机能,目系反常牵视,或强直不动。脊髓神经反射,则身向后弯,作角弓反张,手足牵引,或肌肉颤动也。故此症治法,以弛缓神经为主。忆战前余在厦门时,每遇壮热而成痉厥之病,或小儿急惊风等症,辄用白虎汤加入全蜈蚣二三条,每能随手奏效。蜈蚣节节有脑,确为弛缓神经之无上妙品也。脑膜炎能加入此味而用之,定能获效。

司会　吴君之见解甚超,所引风引汤注解,确与今日之脑膜炎症状相同。真善读古书者,惟该方中干姜、桂枝,尚嫌温燥,虽偏执如修园,亦有减用之说。若果如张思惟所云,所疗皆愈,其得力当在三石、大黄之开泄镇降,而些微之羌桂,或系反佐作用,亦未可知。抑有进者,古今气运不同,病随时变,《金匮》治痉诸方,洄溪已言见效绝少,吴君深识此旨,故断现行脑膜炎为温毒攻脑,可谓一语中的。所言清降法及白虎加蜈蚣之方亦佳,蜈蚣治神经系病,恽铁樵氏曾有发明,惟其性燥,尚宜酌用。

斋孙　脑膜炎者,顾名思义,我人约略可知其脑膜发炎之病也。此症往往波及脊髓或自脊髓波及而来,故亦有名之为脑脊髓膜炎。我中医将本病分隶于风温、疫痉,或刚痉、柔痉诸病之中,未尝独立一病名。余今晚概用西说述本症症状,而以中法治之,在座诸先辈,当不以余为喜新厌旧,入主出奴耶！本病之来，有由结核症、肺炎、脓毒症、肠室扶斯、丹毒等重轻症转移而来，其传染性不大。后述之直接传染者，则其传染力大，而患者亦最多。我人为医，倘能精于后者之辨别治疗，则前者亦必迎刃而解矣。本病传染途径，往往由于患者之鼻液或其日用诸物，治宜临症权衡，不可执拘。

(一)恶性类。病起骤突，寒战剧烈，头痛痉挛，倦盹思睡，甚或完全昏睡，心志郁闷，呕吐，温度甚高，而脉搏反弱而缓，此我中医之所谓阳症见阴脉之危候。(二)常性类。时或有前驱症状，如倦怠、不思食、头脊牵强作痛等传染病所通有之症状。抑或突然而起，其较显著者，则头痛、严重之寒战、呕吐等。(三)顿挫性类。病发时，有见极沉重之脑膜炎症状，但一二日后即退。轻者只觉头痛恶心，背及四肢不舒，热不甚高。此类病若见于脑脊髓膜炎流行时，往往被忽略或误诊，盖因其症状不明故也。(四)间歇类。其病如疟疾，即间日或三日发热，并见脑膜炎症状群一次者是也。(五)慢性类。此类之脑膜炎，殊为少见，但却有相当重要。盖其病之进行，虽不剧烈，但往往缠绵二三月，甚或脑脓肿及半身不遂等状。在治疗方面，如活络流气饮、大承气、至宝丹、安宫牛黄丸等。

司会　谢君援西说，分类其所谓恶性者，近于我国之温毒、暑疫。此等病，一起即由血分直攻脑府，因迷走神经之兴奋，且兼痰浊蒙蔽，故脉搏反弱而迟，非阳症阴脉也。病在血络，故皮现紫疹，仲景于阳明脉迟，原有大承气汤之例，故胃实者，宜大承气清其肠，而脑炎即减，阳明热盛者，宜犀羚白虎汤加紫雪之类。至西医所谓间歇性者，间日、二日发热，约同我国之温疟、伏暑。其重者，往往兼见昏厥，照我国温疟、伏暑治之，多可得救。至所谓慢性者，我国温热病末期多有之，柯氏所言滋阴存液，正是此症。吴鞠通加减复脉加龙牡之类，亦同此症。

海珍　余自春间回乡，据友人云，患此症者，初起则发热恶寒，头晕面赤唇燥。间有颈项强急，不能俯仰，旋即舌强口噤不语。其重者，一二日即告不治，死亡之速，令人惊骇。此病即中医所谓痉病，仲师治此疾，有括蒌桂枝汤、葛根汤、大承气汤等法。吾人倘能遵经施治，必不至背谬。

司会　《金匮》所出括蒌桂枝汤、葛根汤，乃伤寒之治法，非痉病之正治法也。洄溪尝云："金匮诸方，见效绝少，其阳明腑实，脉实而舌苔黄浊者，大承气自效。"虚者，洄溪谓竟无治法，柯琴主滋阴存液，未必即效。

惠我　脑膜炎乃西医之名词，考其病状，即我中医之所谓痉病也。中医按症而论，西医指神经主宰而名，实则一而二，二而一者也。《内经》《金匮》之言痉病之病因及疗法，游君等言之已详。鄙意痉之为病，多因发汗过多，津枯筋燥所致，如疮家误汗及产后血枯者，皆能致痉。薛新甫、虞天民辈用逍遥散、归脾汤、十全大补等类，以治血虚不能养筋之痉。若西说之流行性脑膜炎，谢君言之甚详，兹不多述。此病每发于春间，气候反常，寒当去而不去，人感之，多患此病。

司会　六气皆能成痉，六经皆有痉病，仲师括蒌桂枝汤、葛根汤乃治太阳伤寒致痉之法，非痉症之正治法也。薛新甫所论，则纯属脑贫血而筋脉失其滋营，其头痛角弓反张虽与脑膜炎同，而病源与治法与脑膜炎大异也。

精儒　亢旱之年，燥疫流行，脑膜炎之病，恒见于此。此症来势甚暴，初则恶寒发热，头痛项强，继则角弓反张，昏不知人，与温邪逆传心包之痉厥症，极相接近。至于治法，总不外乎开泄清降也。

司会　许君之言，诚为有见。盖细菌之繁殖，必有适合其繁殖之条件，脑膜炎多发于春夏之交，值此发陈蕃莠之令，正适合于细菌繁殖之时。而中医之治法，则不斤斤计较于杀菌，照叶天士、余师愚等法，每多获效。

一峰　脑膜炎不宜用补，曾见一人患脑膜炎已治愈矣，后服补药，复发而死。

司会　痉症由于亡血亡津液，有用温补滋阴而得效者，若恶性脑膜炎，邪热披猖，徐洄溪谓“大病之后，必有留热”。故仲师治伤寒后虚羸少气，亦清热养阴互用。庸工不识此旨，妄投温补，杀人如麻。

主席　诸君对于此症之检讨，各有见地，在国医风雨飘摇之今日，诚足以稍振颓风，一扫陋习。以今日之检讨，公之社会，而裨益于人群，岂浅鲜哉？

湿热症之研究（第四次座谈会）

湿热症，湿重于热，热重于湿，及湿热平均之治法及探讨。

出席者：游杏南　张海珍　陈瑞堂　吴秉璋　吴龙飞
钟惠我　杨一峰　谢斋孙　陈占伟　符鸿潮
陈超伦　曾和生　吴瑞甫　陈占朴　曾志远

主席：吴瑞甫

司会：陈占伟

记录：曾志远

主席　本会自举行座谈会以来，迄今已第四次矣。吾人相信，在吾人座谈会所讨论诸问题，为南洋疾病最主要之问题，自本会将吾人讨论之所收获，公之报端，不但国医之水准日见提高，社会人士之视线亦大见转移。盖本会之组织，与其他普通团体不同，本会为一最高尚之学术机关，旨在阐扬轩岐秘奥。今本会能得诸大君子，为学术上之切磋，作集体之研究，本会前途幸甚，社会福利幸甚！至于今夜所讨论之题目为“湿热症，湿重于热，热重于湿，及湿热平均之治法及探讨”，本席深希诸大君子，各抒己见，按题发挥。

志远　南洋地方卑湿而气候酷热，故南洋之湿热症最多。经曰“热郁而生湿”，此证因内热遏郁，不能宣行水道，停滞而生湿，形盛气弱之人，最易患之，多见小便赤涩，引饮自汗，脉滑数。薛生白《湿热病篇》，言之最详，生白曰：“此症属阳明太阴经者居多，中气实则病在阳明，中气虚则病在太阴，病在二经之表者，每兼少阳三焦；病在二经之里者，每兼厥阴风木。以少阳厥阴，同司相火，阳明太阴，湿热内郁，郁甚则少火皆成壮火，而表里上下，充斥肆逆，故是证最易耳聋干呕，发痉发厥。”吴夫子锡璜曰：“湿为六气之一，感湿化热，即六淫皆从火化之义。我国医学必讲六气，乃岐黄仲景不易之心法。近世学西说者，每以我国此学说为笼统之谈，必推究病原菌，方为细切，立论未尝不精确，不思我国学说亦确有体验。今试以五日一候，三候一气，六气一时，与《淮南子》之月令推勘之，动物若虫鱼鸟兽，植物若蔬菜葭苇果实，莫不随时令而发生。爵化蛤，鼠化鴽，须天时至，方能感化，即一日一夜一时，干支时刻，亦确乎其不可易。观于猫眼，子午卯酉为一变，寅申巳亥为一变，辰戌丑未为一变，丝毫不爽。则大时气候为病原所自出，非泛论也，病原虫亦必随时令而生。故我国按六气检治，均能有效。”在新说盛倡推翻气化学说之今日，而本夜座谈会所讨论之湿热病，纯属气化问题之检讨。故在未讨论湿重、热重及湿热平均之治法之前，本席特别引证吴夫子之言，以释群疑，亦为本题讨论之中心。经曰“湿胜则重着”，故患湿者无不身重，湿为有形之物，每流关节，此为患湿而身重之因素，且足证明气化非笼统之说。夫六淫之为病，风寒必自表入，故属太阳。湿热之邪，从表伤者，十之一二；由鼻入者，十之八九。阳明为水谷之海，太阴为湿土之脏，故多病于此二经。热重者，则偏于阳明而汗出；湿重者，偏于太阴而胸痞。湿热交蒸则舌黄，热重则液不升而口渴。湿重则饮内留而不引饮，治宜清降透邪，淡渗宣泄。

司会　曾君之言是也，清泄则湿热有出路，方能透解。夫邪气闭郁，不免逼乱神明，一清泄而湿热外解。此症叶香岩治法大见佳妙。

高孙　我人言湿热病之湿重、热重或湿热平均之前，先须弄清什么叫做湿热病。《难经》第五十八难有云：“伤寒有五，有中风，有伤寒，有湿温，有热病，有温病。”所谓湿热病者，即伤寒中之湿温是也。然既为湿温，何又称之为湿热？此中有一个道理在，盖“伤寒有五”中之温病，原本伤寒而病温，惟因受病之气候季节不同，故于春时受之曰春温，夏时受之曰暑温，长夏受之曰湿温，如是广义之伤寒中有二湿温之名。后人觉其名称虽同，而受病之因不同，为了辨别容易起见，故因伤寒而病温之湿温依然称之为湿温。至于夏秋间常见之伤于暑温为症之温，称之为湿热。温即热，热即温，实无何重大相差，惟在使人易于辨认耳。热温病乃受湿而复感暑之病也，如不相兼，则各自为病，而不为所谓湿热矣。南洋位居热带，且四面环海，多属岛屿，是其气候之炎热而多湿，人居住于中，莫怪其患湿热病之多也。

暑湿之邪，多从口鼻侵入人身，胃为水谷之海，脾为湿土之脏，同气则相召，故湿热病必以阳明胃及太阴脾二经为多。病亦有由口鼻而入于肺，然肺不解，必顺传而至与其相通之肠胃。其不传肠胃而传入心包，则为逆传矣。然暑多于湿者属阳明，盖其为己土也；湿多于暑者属太阴，盖其为已土也。我人讨论至此，已明湿热之为病与其所属脏腑部位，我人可进而探讨其证治矣。

夫热为天之气，湿为地之气，热得湿则郁遏不宣而愈炽，湿得热则蒸腾上熏而愈横，湿热两分则其病轻而缓，湿热两合则其病重而速。湿多热少，则蒙上流下，宜三焦分治。其在表者，症见湿多热少，故可用热多湿少所忌用之燥药、风药，而于渗湿清热药中以发其表，如香薷、羌活等。其里已结，则舌尚带白而滑，故治只宜朴枳术等温中化湿。其必下者，亦须用二术健脾去湿。其在上焦，症见胸中微闷，知饥不食，治宜投以轻清芳香之品，如藿香、薄荷、枇杷、佩兰诸药及芦尖、冬瓜仁等；其在中焦者，症见发热（热必不重），汗出，胸闷口渴（必渴而不饮水），舌白湿，治用开中焦气分之药，如藿香、蔻仁、杏仁、枳壳、桔梗、郁金、苍术、川朴、草果、半夏、菖蒲、佩兰叶、六一散。倘舌根见黄，宜加瓜蒌、楂肉、莱菔等治之；其在下焦，症见自利溺赤涩，口渴，胸痞，身热，治宜分利之品，如滑石、茯苓、革薢、通草，佐以桔梗、杏仁开泄中上焦之品则愈。湿少热多，则三焦热盛而生风，治当顾胃津清热为主。其在表及上中下三焦者，忌用风燥之品，其见症为多热壮热，口渴能饮，舌黄，或谵语，或神昏，或痉或厥，脉洪数有力，其用药必以清热为主，渗湿利湿为佐。然少用燥湿之品，其成里实可下之症，可用承气等方下之；湿热俱多，则下闭上壅而三焦俱困矣，其见症为舌根白，舌尖红，初起胸闷不知人，瞀乱大叫，治以燥湿之中，佐以清热且兼以辛通开闭之品。总而言之，湿多热少，多见于初起，及湿少热多，多见于化燥之后。临症诊治，观其舌，察其脉，多问细听而加以权衡，对症下药，无有不效也。

司会　谢君之言是也，故薛生白之《湿热病篇》亦作为湿温篇。谢君谓此症分三焦治法，理颇完善。吴鞠通之治温病，则曰上焦如羽，非轻不举，故用药喜轻清；中焦如衡，非平不安，故用药宜开泄；下焦如权，非重不沉，故用药宜下降。叶香岩之治此症，最为佳妙，香岩曰："温邪上受，首先犯肺，逆传心包，肺主气，属卫；心主血，属营。辨营卫气血，虽与伤寒同，若论治法，则与伤寒大异。"盖伤寒之邪，留恋在表，然后化热入里。温邪则化热最速，未传心包，邪尚在肺，肺合皮毛而主气，故云在表，亦曰上焦。故宜用辛凉轻剂。湿热病多从口入，故邪先犯脾胃，而中焦之病居多，故治法宜开泄，亦如鞠通之言"中焦如衡，非平不安。"如逆传心包，则紫雪丹、安宫牛黄丸可用之。

海珍　夫湿热为病，多在脾胃。五行之理，湿生于土，阴阳之论，热因火化，惟土旺于四者之中，从乎水则阴土不足，而湿重于热，从乎火阳土则有余，而热重于湿。湿重于热者，脾受邪较重，法宜以厚朴温中汤以救脾。热重于湿者，胃受邪较重，法宜以千金苇茎汤以救胃。湿热平均者，以东垣益胃汤主之。

司会　张君之言，别具见地，从《伤寒论》中悟出湿热之伤于中焦。所举治法亦完妥。

杏南　风寒暑湿燥火，天之六气也。六气之伤人，惟湿热一症，最耐人寻味，非若伤寒、温病等之有层次递传，见症易辨者可比。因湿为阴邪，又已化热，故其见症，每使人眩惑，非有高深经验之老手，莫能探其奥妙。按湿热之邪，无微不入，从表而伤者有之，从口鼻而入者有之，而其归根结果，总属于阳明与太阴之界耳。故经曰"阳明者，水谷之海；太阴者，湿土之脏"，兹湿郁其中，郁甚则病热，所谓六气皆从火化者，即此义也。若其人阳气旺，从火化而归阳明，乃病热重；若阳明虚，则从湿化而归太阴，故病湿重。湿重与热重，则当视其人阳旺阳虚而断。至若湿热平均，此乃邪在膜原半表半里之间，仍未从化之症，较之湿重热重者，又稍轻一层矣。再论治法，药宜活泼，不可以胶柱鼓瑟，动用成方。若湿重于热者，先以渗淡开湿，次辛散清芬，如藿梗、朴根、茯苓、半夏、菖蒲、滑石、芦根、佩兰叶、绿豆衣之属，勿妄投滋腻之品，胶住其邪也；若热重于湿者，先以清透宣疏，次以利水淡泄，如薤白、蒌皮、银花、芦根、滑石、竹叶、连翘、杏仁、薏仁、蔻皮、杷叶、花粉之属。此时辛燥之药，当须禁忌。若湿热平均，则三仁汤加减，最为妙药。以上诸症，若治不得法，发为痉厥，或谵语，或下利者，当于薛生白《湿热病篇》求之，则详尽无遗矣。

司会　诚如游君之言，邪在半表半里，则病在膜原。盖膜原外通肌肉，内近胃腑，即三焦之门户，实一身之半表半里也。邪由上受，直趋中道，故病多归膜原。故湿热病有似瘧非疟之状者，即邪在膜原之外征也。游君指出三仁汤加减，以治湿热症之湿热平均，理法甚妥，但三香汤亦妙。盖三香汤中，取蒌皮、桔梗、枳壳，微苦微辛以开上，山栀微苦清热，香豉、郁金、降香化中上之秽浊而开郁，为邪之出路。

秉璋　南洋长年如夏，晴雨无时，湿气弥漫，炎热蒸腾，我人在此气氛交流之中，所以湿热病独多也。但此病初起之恶寒身热汗出，原与时感症类同，独胸痞舌腻，渴不引饮，则为湿热病所仅见。医者对此，最宜认清，至于兼见症候，则每随湿热重轻转移。若湿重于热，则邪从湿化而偏于太阴，而舌腻神昏，头胀身重，脘闷呕恶，溺涩便溏，诸症作矣，故宜用藿香、川朴、陈皮、茯苓，以化气导湿，兼佐以杏仁、薄荷、芦根、滑石以利湿清热，病自能已。若热重于湿，则邪从火化而偏于阳明，而舌黄脉数，神烦头痛，肢酸脘热，溺赤口渴，但不引饮身热，清早较适，午后为甚，诸病作矣。治宜用白虎加苍术汤，以清热化湿，或用芦根、滑石、芩、连，以泄热导湿，病自能瘥。总之，湿热之邪，不独与伤寒不同，且与温病大异，温病乃少阴、太阳同病，湿热乃阳明、太阴同病，故治法以脾胃为主。但胃为燥土，脾为湿土，湿则致燥，滋则助湿，是以须审其湿热之轻重而施治，湿重于热，则辛燥之品宜多，清凉之品宜少。热重于湿则反之，湿热平均，则温清之药亦宜平。游君所指出之三仁汤加减最妙，此汤以湿热平均甚宜，但以之治湿热重轻亦无不宜。

司会　吴君之言是也，湿热乃阳明、太阴之同病，与伤寒不同，与温病亦异，在刚才曾游诸君已指出。至若温病乃少阴、太阳同病之说，系出于薛生白《湿热病篇》之自注，王孟英谓此条宜作仲景所论之伏气春温。至于吴君所指出之白虎加苍术以治热重于湿，法理颇见超颖。

主席　诸君之论，金石之言也。六淫之病，惟此症最难于辨别，此症若能理解，则其他杂症可迎刃而解矣。故能治湿热，即能治杂病，此症西说谓小肠热，指认谓中医之伤寒。此症邪伤中焦，太阴、阳明同病，发汗则神昏，西医畏之而不敢发表者。此之义也，盖西说重形质，不明六气之变化，故认此症为小肠热，且指为中医之伤寒。夫我中医之伤寒学说，岂一小肠热所能范围哉？至于温病，系由肺胃包络及延髓神经发者居多，邪伏厥阴，寒热吐蛔，间亦有之，此据仲师之说也。薛生白在《湿热篇》自注中，指温病乃少阴、太阳同病，似未完善。湿热之症，阳明必兼太阴者，盖脏腑相连，中土同气，一阴一阳，同主中宫而互为其根，如曾君志远之言。中气实，则病在阳明；中气虚，则病在太阴。邪在膜原，则似疟非疟，湿热之邪，不自表而入，故无表里可分。而未尝无三焦可辨，谢君斋孙之分别三焦是也。此症余在劣著《中西温热串解》一书，分析甚为详细，天津国医学院曾采为讲义。曾君志远为该院之学员，在未礼余为师之前，即于该院之讲义中，熟研余之学说，故在今晚之座谈会，引用余之学说。夫热为天之气，湿为地之气，热得湿而愈炽，湿得热而愈横。王孟英曰："热得湿，则郁而不宣，故愈炽。湿得热，则蒸熏而上熏，故愈横。两邪相合，为病最多。"朱丹溪有云："湿热为症，十居九八。"故病之繁且苛者，莫如夏月为最，以无形之热，蒸熏有形之湿，误发其汗，则湿热混合为一而成死症，仲师指谓重暍者此也。湿热两分，其病轻而缓；湿热两合，其病重而速。湿多热少，则蒙上流下；湿热俱多，则下闭上壅，犹如《伤寒论》之二阳合病、三阳合病也。盖太阴湿化，三焦火化，有湿无热，止能蒙蔽清阳，或阻于上，或阻于中，或阻于下。若湿热一合，则身中少火，悉化为壮火。而三焦相火，有不起而为病乎者，所以上下充斥，内外煎熬，最为酷热，兼之木火同气，表里分司，再引肝邪，痉厥立至。胃中津液几何，其能供其交征乎？至其所以必属阳明者，以阳明为水谷之海，鼻食气，口食味，悉皆阳明。邪之侵袭也，阳明为必由之路，盖此症多由口鼻入也。国医言哲理，谈病则曰六淫，而气化病之最精奥者，即此湿热是也。诸君今夜按题发挥，而于至精微之学理，阐扬备至，此不特本会之福，社会之福，而国医前途实有无穷之希望。余已老迈，但时自惭愧，对于学术毫无建树，深希诸君继续努力。

风寒湿痹之研究（第五次座谈会）

风寒湿痹，与脚气症完全不同，外间患者甚多，无不误认为脚气，以致缠绵不愈。此症与痛风类似，究竟三症如何分别，其病因病状，如何分析，治疗如何差异，试详论之。

出席者：游杏南　张海珍　陈瑞堂　吴秉璋　吴龙飞
钟惠我　杨一峰　谢斋孙　陈占伟　符鸿潮
陈超伦　曾和生　吴瑞甫　陈占朴　曾志远

主席：吴瑞甫

司会：曾志远

记录：谢斋孙

诸位，此次座谈会所讨论者为痹、脚气及痛风，在这三种的病状各有不同之处，但亦有类似之处，所以有些医生对于这三种的病状，罕作详细的分析，而在处方的方面，也仅同样的拟了那况驱风祛湿的药味，其中虽有获效者，可是不获效者占大多数。这些的责任，完全是为医者对此三症的异同之处，不作详细的分析，以致药不对症。南洋地方卑湿，此三症——痹、脚气、痛风特多，吾人身为中医，负有病者生命安全之寄托。此三症详细之分析，实为吾人当前之急务。本座谈会之研究，深希各会员细心注意，国医幸甚，社会幸甚！

司会　谁也明白，痹系由风、寒、湿三气杂至而成，脚气也同样风寒湿之病，痛风是身体某部分发生剧痛之病，可是痹症虽然是风、寒、湿三气杂至而成病的，但其中有寒多、风多、湿多的不同，而受病的部位，不如脚气的仅指明病在脚。因为风、寒、湿三气之侵袭于某部，某部即有痹之可能。痹之严重者，不但四肢脊背麻痹，即胸、头及腹部亦有麻痹的可能，《内经》谓"风胜者为行痹"，即今之人所时患者，"一流动性之忽焉其痹在此，忽焉其痹在彼"之痹症，亦即病者不知为痹病而自名之曰风是也。寒胜者为痛痹，即病者之时自误认为伤是也。湿胜者为着痹，即病者之自认为失血麻痹是也。脚气，据西说谓人体上缺乏维他命B。其为病也，多发生于脚部，间虽有冲心之危候，然其病原亦系由胸部而起，国医名之蹠跛。素问曰"清风袭虚，则病起于下"，灵枢曰"脾有邪，其气流于两股；肾有邪，其气流于两腘"。股腘，即脚之局部名词耳。痛风，即身体某部发生剧痛之病。痛处皮现青色，触物如火灼，其症与痹症之寒胜者类似，故亦有痛痹之称。此症多由湿气伤肾，肾不能生肝，肝风挟湿，流走四肢，以致肩颙疼痛，拘急浮肿，夜则病甚，惟痛有走处，不似历节之走注流痛。肾为寒水，肝为风木，湿伤肾气，肝风挟湿，亦即风寒湿三气之病。是以此三症——痹、脚气、痛风之病因，皆由风寒湿而起。故其病状多有类似之处，希各同仁阐扬而精研之，不特病黎之福，亦国医之光也。

杏南　夫医者之治病，虽贵乎博，尤贵于精。因博能识广，精能知微，若博而不精，则处方时，漫无鹄的；若精而不博，于辨证下，似觉模棱。故曰处方难而辨症尤其难也。譬如痹症与脚气及痛风三症而论，每使医者感觉眩惑，以致痹症误认为脚气，脚气误认为痛风者，比比皆是。盖此等症，因外形相似，常令人恍惚，究之则完全不同。兹将其三症之病因与病状及治疗之差异，略为述之，是否有当，惟希诸同仁，有以指示。

（一）痹症者，风、寒、湿三气杂至，合成为痹。风胜者为行痹，寒胜者为痛痹，湿胜者为着痹，而其痛为局部之痛，亦无如脚气病之冲胸气逆之候，亦无如痛风之骨节疼痛如掣之状。不同之点，即在于此。但其所致痹之因，乃其人阳气衰微，无以卫外，如是邪风得由直入营分，营血被滞，气不独行，遂成痹症。故经曰“邪入于阴则痹者”是也。

（二）脚气者，即《内经》所谓缓风湿是也。古无脚气之名，自晋苏敬始有此名称，又以病从脚起，初发肿满，故后人称为脚气也。总之，此病之来，人感地湿之气，由足而传皮肉筋脉，或其人食而不劳，食积于胃，脾失消磨，亦能致病。虽分内因外因，而其关键，总不离乎湿。因其见症之初，人多不觉，不过二脚软弱，不便步履。继则发现浮肿，亦有不肿者，名为干脚气。胸胁痞痛，上气冲胸，唇青面青，皆成危候。以上见症，为脚气病之特异处，医者不难得而知之。

（三）痛风者，即《金匮》所谓少阴脉浮而弱，弱则血不足，浮则为风。风血相搏，即疼痛如掣，亦即病历节不可屈伸疼痛之症也。此症虽由风而致病，而其要系少阴血不足，风入遂着而成。若其人胃气旺，谷气实，风邪虽入，必与汗偕出，故曰“趺阳脉浮而滑，滑则谷气实，浮则汗自出”，读此则知风邪入于营分，久则邪风变热，热烙经络，筋急不用矣。

以上所述，不过略举梗概而已，但病因病状之不同，主治当然亦异。如痹症之治法，首在驱风逐寒除湿；脚气之治法，重在疏导开湿降气；痛风之治法，必须补血荣筋育阴。故经曰“虚虚实实”，补不足，损有余，即其义也。

司会　善哉！游君之言也。游君对此三症作细详之分析，对本座谈会确有相当之贡献。南方之地卑湿，故此三症特多，南洋之病痹、脚气、痛风，正如北方之病伤寒。吾人负病黎之生命安全之寄托，而服务于此地，对于三症，不可不作精细之研究。修园曰：“欲治风，先理血。”是以修园之治痹，主以秦艽汤、三痹汤。仲师之治风湿也，主以桂枝附子汤、甘草附子汤。二方之义，正如游君所言，驱风逐寒去湿。余每借用以治痹，而加以蒺藜、茵陈之类，颇多获效。脚气一病，始于晋之东渡，古人治此之方论，散见于《千金》《外台》等书。专书存者，惟宋董及之《脚气病治要》。近人所著书，则有南海曾心壶之《脚气刍言》。家君久客三宝垄，悯该地患脚气病之多，潜心研究，具有心得，在《医粹》第七期所登表之《脚气概要》，甚为详细。痛风，若施以针灸法治之，收效甚捷。余任职同济医院，遇此症，每助以针灸之疗法，收效之捷，每驾于汤药之上。

斋孙　我人自古籍各医书中，看对于痹症的记载和所用的方药，我人可以推出痹症是以关节的肿胀和疼痛及肌肉之不仁、瘫痪、疼痛等为主症。遍考西医学说中,各疾病之能相当于中说言痹者,为运动器病之急慢性关节湿痹症、畸形关节炎、慢性脊柱强直症、肌肉湿痹症、多发肌炎及神经系统疾患中之神经痛。运动神经麻痹多发神经炎、脊髓劳、痉挛性脊髓麻痹、震颤麻痹等,非谓以上各病皆属中医书中之痹症,实只言中医之痹症乃概括以上各病为一病耳。由是我人知痹之由来,或为传染病菌,或因湿痹性因子之影响,或为外伤,或为力学、器械、化学、损害,或为肌肉过劳,或因沉溺酒色,或单独,不能只以风湿寒三气为病一说而概括也。治法因其症状繁多,症异治遂不同,若于我国之对症疗法,列出方药,将多至不可胜数,是以不举出之。痛风虽有与痹症中之以关节症状为主之疾痛相混乱,然各有其特异之症状得以区别之。痛风之病,以关节肿胀发热疼痛为主,但全身症状如发热等则甚轻微,且痛风多发于夜间,日则较轻,继续发作于三四夜之后,其势必杀。其所以致病,则为体内尿酸积聚过多而来。脚气者,近已由各大医学家证实其为维他命 B 的缺乏,且由气候湿热为诱因而发之疾病也。其症状以两脚麻痹肿胀及循环障碍为主症,此病殊少有关节症状,治之除补其缺乏之维他命 B 外,尚当观有否其他症状。就方治之,未有不愈者,痹、痛风、脚气,虽其症状颇为相似,若能深研其病因症状,则自有其清楚之分别界限。如有了清楚界限,则用药自当不误。

司会　善哉!谢君对此三症之分析之。谢君以西说指出痹之病状,理法颇见完密。中医以哲学为主,言病多主气化,故痹之为病,在中医乃指出由风、寒、湿三气杂至而成;西医以科学为主,言病多主形质,故言痹则指为运动器病、脊柱强直症……学无分中医,要之,我人之责任,在能治愈患者之病,不特中说可用,西说亦可采用。查西药之治运动器疾患(即中医之言痹),如阿基达谟、盐酸喜那美仁、醋酸铅……在治疗上亦不过驱风去寒湿为主。痛风与痹之差异点,谢君特别指出痛风多发热于夜间,日则较轻,但痛风之发热,夜重而日轻,乃湿毒入血,血为阴,故夜重而日轻。试以阴虚血枯而虚热,其病多夜重日轻,夜间发热而不成寐,日间始稍思睡,盖病在血分之所以然也。脚气确为人体缺乏维他命 B 为主要原因之一,幼米糠富有维他命质,祖国之人,少患此疾,虽曰气候及地方之不同,但祖国之人,所吃之米,多是自春者。因为是自春的关系,所以维他命质的幼米糠,尚有多少的存在,不如米较米的仅存米心,一些的维他命质都不存在。医院之用糙米,亦取其较有维他命质耳。南洋因气候的关系,旅居者多须冲凉,冲凉时,水由头而下至于足,体温亦下压。擦时亦先头而身而四肢,有时疲倦时,则脚部不加以擦磨，致体温蕴结其间，日而月之，年复一年，一旦受诱于外因，而脚气病侵袭矣。此系极平常之普通常识，因其极平常，故人多忽视。我人负病黎之生命安全之寄托，故宜引而言之，以促社会人士之注意。

海珍　痹者，闭也。皮肉筋骨为风寒湿邪气杂感，以致血脉闭塞而不流通，致成痹症。《内经》有行痹、着痹、痛痹之分，司会及游君言之已甚为详细，惟痹贵于早治，若邪郁病久，风变为火，寒变为热，湿变为痰，则治法又当别求，此义惟朱丹溪言之甚详。

司会　张君之言是也，风善行而数变，理血所以祛风，古之明训也。丹溪治病，以补阴为主。阴者，血也，是以丹溪于此义，别具慧眼。然吾人治病，贵乎先有成竹在胸。

惠我　痹之病因，由于风、寒、湿三气犯经络之阴，留而不去。其症状麻木不仁，《内经》行痹、着痹、痛痹之分，诸君言之已详，惟痹之为病，未可分属，但视邪盛耳。风胜者，治以黄芪桂枝五物汤、乌药顺气散、大秦艽汤；寒盛者，治以附子汤、术附汤；湿胜者，治以茯苓汤、羌活胜湿汤。脚气，由于血气凝滞，经络壅闭，是以又名壅疾。风寒湿热皆能致之，惟湿为患最多，诸君论之已详，治宜通利经络。挟湿者，可用羌活导滞汤、五苓散；夹热者，当归拈痛汤；挟寒者，活血丹；挟风者，越婢汤、风引独活汤。痛风，由于痰阻经络，气血不通所致，治宜舒利经络，如独活寄生汤、指迷茯苓汤、控涎丹。

司会　钟君之言是也，所举诸方，亦见妥善。仲师以黄芪桂枝五物汤治血痹身体不仁，状如风痹。盖取大枣、芍药滋营血而清风木，黄芪、桂枝、生姜理营卫。倍生姜者，所以通经而祛痹也。陈修园之治脚气，誉难鸣散为第一方，据云寒湿之气着于下焦而不去，故用生姜、吴茱萸以驱寒，桔红、槟榔以除湿。然驱寒除湿之药颇多，而数品皆以气胜，加以紫苏为血中之气药，辛香扑鼻，更助其气。气胜则行速，取着者行之之义也。又佐以木瓜之酸，桔梗之苦，经云“酸苦涌泄为阴”，俾寒湿之气得大气之药，从微汗而解之。解之而不能尽者，更从大便以泄之。但余治脚气，用此汤获效甚微，语云“尽信书，不如无书”，诚哉言也。痛风以针灸为最妥捷，余已言过，惟针灸学者颇鲜，欧美近在开始研究。余在中国佛学会曾作义务之讲授，但学者不多，盖国人对此学术，似认为难而不易学。三病之分析，诸君言之甚详，南洋地方卑湿，故此三症特多。余意痛风在发热时，紫雪丹或可用以开泄。

主席　诸君之言，金石之论也。中医言气化，谈病则曰六淫，人身如小天地，风雨晦明，天之六气之所变也，人身应之，疾病之所由生也。六气非有形迹可寻，西医在哲理上赶不上中医者此也。人之死也，其血犹存，死者气绝耳。气非有形可观,故气化学说,最微妙之学说。六淫之为病,果能施治得当,每见一剂甫投,病告霍然!痹非死症,以其病非在脏腑也,每有十年病痹不治者。脚气为地方秽浊,故有冲心之危候。痛风如司会所言,湿毒入血,故夜重而热。吾人治此三症,果能先细辨而后用药,必能得相当之收效。医者意也,余愿与诸君共勉之。至于今夜之座谈会,可说是相当成功,将来如能继续不辍的推动,国医药前途,未始无望,诸君幸勿因处此风雨飘摇之危机而意冷心灰,须知国药之价值,社会上自有定评。吾人惟勤求古训,博采众方,时作学术上之切磋耳。

正疟与似疟非疟之研究(第六次座谈会)

出席者:吴瑞甫　曾和生　陈素娴　陈占朴　游杏南
陈占伟　吴龙飞　吴秉璋　谢斋孙　陈瑞堂
张海珍　杨一峰　钟惠我　游鸿南　游廷华
曾志远

主席:吴瑞甫

司会:陈占伟

记录:谢斋孙

前　言

疟疾(Malarial Fevea),西说谓:疟疾原虫寄住于血中,隔一定时间发作。其发作可分为三期,一、恶寒期。恶寒战栗,脉搏频数,持续三十分钟或以上。二、发热期。灼热头痛,眩晕大渴,体温达三十九至四十度或以上,持续三或五小时。三、发汗期。发汗淋漓,而诸证消散,尿比重甚高,有多量之赤色沉滓。发作时不同,有每日热、隔日热等。其持续时间,每日热六至十二时,隔日热六时,四日热四时,脾必肿大。寒热期,在褥中安息,用温布摩擦法,以温其身温,饮热茶或热水。发热期反是,用冷罨法,饮清凉剂。间歇时,服盐酸奎宁,但对于奎宁恶液质者,用铁剂牛乳或转地疗养。预防法,每日内服盐酸奎宁,避蚊之刺螫,此外用砒剂如六零六号注射。中说谓:邪伤肝胆,病在少阳之经,偏于“太阳”则恶寒,偏于“阳明”则发热,主以小柴胡汤等法,有正疟似疟非疟之辨。盖中医以气化立论,寒暑燥湿风火六气之不同觉之触于人身,而人身当有不同感之疾病。中说之精于处在此,疟亦六气病之一，病在“少阳”而发作有时者曰正疟。邪客膜原或于他经，发作无固定之时间曰似疟，如《伤寒论》所云“形如疟”。西说以细菌立论，故无似疟之别，一遇似疟之疾，找不到原虫，时觉难以应付。正疟之定义，学说上西说似较详细，但因不明六气之传变，时难窥及病原。治疗上则中法越优，因中医明六气之传变，故能于正疟之外，明似疟非疟之疾。谁谓中说不合时代，惟为医者不提倡阐扬耳。

主席　诸位，今晚吾人所讨论之题目为正疟与似疟非疟，此证在中说以气化立论，西说以细菌为主，希各位各举所知，贡献于社会。学术无中外之分，但求治愈疾病耳，诸君宜各努力。

杏南　疟之一症，病因最多，有从风寒自表传里而得者，有从伏气由里达表而发者。而其见证，总不离寒热往来。方书有正疟、瘅疟、牝疟、暑疟、风疟、疫疟、瘴疟、虚疟、间日疟、三日疟之别，名目过多，临症时，反易眩惑。据近代欧西医学家，则谓由一种若安欧非蚊吞噬人血管，则生此症。但我国则以阴阳气血为分，故《疟论》云“卫气与邪相并则病作，与邪相离则病休，并与阴则寒，并与阳则热，离于阴则寒已，离于阳则热已”。彼言原虫，我言六淫，两者之说，无可非议，惟正疟可由显微镜之检验病者之血液而资判断。若似疟非疟，则又非显微镜之所能辨别矣。此我国之论疟以阴阳立论，确有见地也。兹将正疟、似疟非疟各条分述于后：

(一)正疟者，即寒热往来，应时而作，或寒多于热，或热多于寒，或寒热并重。但其脉自弦，使人易辨，因其邪在半表半里之间，即是少阳转枢之所。偏于阳明则发热多，偏于太阳则恶寒多，少阳则寒热相等。所以小柴胡汤能愈疟者，从少阳经气着手，安内攘外，强主以逐客也。西医以奎宁霜亦能愈疟者，乃从病原虫着手。两者治法，各有至理，但多服奎宁，往往耳鸣，医者不可不知。

(二)似疟非疟者，即感非时之邪而为时疟也。如春欲温而反寒，夏欲热而反凉，秋欲凉而反热，冬欲寒而反温，新邪引动伏邪，遂成此证。其发热恶寒，状似疟疾，但其脉象，未必是弦，宜辨其所感何气，所夹何邪，随经施治，不能呆板。或从叶天士之《风温论》，或从吴鞠通之《温病条辨》三焦分治，虽不中亦不远矣。

又南洋卑湿，最多湿热病，其恶寒发热，亦如疟疾。此等疾，属阳明、太阴者居多，中气实，则病在阳明；中气虚，则病在太阴。病在二经之表者，多兼少阳三焦；病在二经之表里者，每兼厥阴风木。按阳明为表中之里，即里中之表，故其见症，亦有寒热往来，非如正疟之应时而作。其脉或弦或数，或浮或沉,或模糊不清,一起即胃呆纳少,与正疟之病发后能食不同。医者不察,即认为正疟,开手用小柴胡汤,壅遏邪之出路,以至愈医愈坏,至死不悟,良可叹也。须知小柴胡汤,为培养正气,推其邪由少阳以为出路,兹施之于湿热证,则甘柔浓郁,使湿热之邪,直犯脑筋,变成痉厥,所在多有。盖柴胡汤为劫津之升药,人参、甘草、大枣为腻补之品,最能滞邪。生姜辛温,仅可用以驱寒。虽有一味黄芩之苦寒,但孤掌难鸣,无济于事,司命者,其可忽耶?至于湿热症治法,可参薛氏《湿热篇》,兹不多赘。

秉璋 按正疟者,乃应时而作之寒颤,发热,出汗也,唯有寒多热多之分。又有日发间发之别,《疟论》所谓“卫气与邪相并则病作,与邪相离则病休,并于阴则寒,并于阳则热,离于阴则寒已,离于阳则热已”是也。而西说则谓此病乃有一种原虫,侵入人之红血球中,经过若干小时,即能发育成熟,将该血球分裂破坏,故使人寒颤、高热、汗出等情状。又该原虫有二十四小时即能发育成熟者,有须四十八小时或七十二小时方能发育成熟者,固有间日疟、三日虐之分,是该虫发育成熟之时,即为疟疾发作之日。是说与《内经》所谓“卫气与邪相并则病作,与邪相离则病休”等语似无不合之处。唯西人疗法,多主用奎宁霜者,乃从病原虫治疗得效也,而我国则以小柴胡汤为主者,乃从少阳经着手而得效也。故日医渡边熙谓“从仲景法,不必从事于杀菌,而病菌自能消灭”,可见我国医学乃从天时气候及人身三阴三阳之经气精研而出也。又考欧西学说,对于此证,计分瘴热症、疟热症、壮热症三类,而治疗者从病原虫立法,而我国方书所载,则有瘅疟、牝疟、瘴疟、风疟、寒疟、温疟、暑疟、湿疟、肺疟、心疟、劳疟、疫疟、食疟、厥阴疟、少阴疟诸名目,病状各有不同,治法则有导引、化浊、养正、祛邪等法,固非一味截堵所能了事也。至所谓似疟非疟者,最易误事,因其症亦有寒热往来、汗出热退等症状,温热病及伏暑症,最多此候,倘误用截疟套法,未有不出事者。盖温热所以似疟者,因伏邪盘踞膜原,显出表而不能遽达,显陷里而未得空隙。故见半表半里之少阳症,温热兼风寒症,初起时多有之,唯每日之寒热或一次,或二三次,而时间亦无定也。至伏暑症之所以似疟者,亦因夏令吸受之暑气,与湿气伏于膜原,至秋后乃发。其症初起,恶寒发热,午后较重,入暮更剧,至晨得汗而热稍退,日日如是。此症者以湿热证治法,察其外候如何而施治则愈,若用疟家方药治之则剧,是亦为医者所当知也。

鸿南 正疟者,寒热往来而有定时者也。其症总不离乎少阳,盖少阳居半表半里之间,邪入与阴争则寒,出与阳争则热,争则病作,息则病止。正疟之脉必弦,弦数多热,弦迟多寒,弦虚宜补,弦紧宜汗,惟胃气必虚,故疟止而食欲如常，仲景之用小柴胡汤，取参甘大枣以扶胃气，即佐柴胡以透邪，黄芩清热，半夏以滁饮，诚为安内攘外之妙法。至于似疟非疟，病因甚多，治法亦多异。如伤寒邪在太阳、阳明，亦有发热恶寒，似疟非疟症候，如仲景所云“桂枝二越婢一等症”是也。但太阳之身寒，在未发热时，阳明之身寒只在初得之一日，至二日则恶寒自罢，便发热而反恶热。惟少阳之寒热，有往而复来之异，寒来时便身寒，恶寒而不恶热；热来时便身热，恶热而不恶寒，与太阳如疟，发热恶寒而不恶热。阳明如疟，潮热恶热而不恶寒者不同也，此言伤寒之似疟非疟者也。若温热病，由新邪引动伏邪，亦有寒热形如疟之状，治宜先解外邪，后清里热。更有温热病邪气渐衰，正气渐复，或化时疟而解，或由战汗而解，均有寒热如疟之象。宜养津透邪，因势利导。更有湿热遏于膜原，亦有寒热如疟之象，宜加减达原饮，开泻透邪。复有伏暑在肺，湿热阻于三焦，亦有寒热如疟之象，宜杏仁汤以宣肺气，或三仁汤以分解湿热，均不得执古人小柴胡汤以施治，全在医者临症时之权衡耳。

廷华　古称风湿暑寒，皆能成疟，然必客于营卫之舍，然后成疟，不尔不成疟。又云“无痰不成疟”，其说可商。疟者，暴虐之状，因形而得名也。经曰“阴阳相搏而疟作矣”，阴搏阳而为寒，阳搏阴而为热，阴阳互相胜负，故寒热并做也。大抵正疟因风寒者多，初起用香苏散散之，或用加减小柴胡汤和之，二三日发者，止疟丹截之。久疟脾虚，六君子培中涤饮更加柴胡以透发之。中气下陷，补中益气汤以升举之。元气既固，疟症自止。然考古书，又分为风疟、温疟、湿疟、瘴疟、牝疟、痰疟、食疟、虚疟、痎疟、三阴疟，临症之时，不可不辨。愚见以为风疟求之太阳，温疟、瘴疟求之阳明，湿疟求之太阴，痰疟、食疟乃疟疾之兼症，不必另立病名。疟久则原虫破坏赤血球，往往贫血，补血养营而寒热自止，不必斤斤计较于杀虫也。三阴疟必见舌绛腰酸，宜滋阴济阳，壮水制火，切勿误为寒症。此外又有伏暑而似疟非疟者，雷少逸谓伏暑天所受之暑，发于秋后是也。其症寒热如疟，不能如疟之分明，其脉必滞，舌苔白腻，脘闷气塞，口渴烦冤，午后则甚，入暮更剧。天明得汗，诸症稍缓。日日如是，最难速愈，滋腻留邪，温燥则伤津。雷氏于初起用清宣温化法，前哲石芾南论此症最精，学者宜参阅之。

斋孙　《素问》第三十五篇《疟论》曰：“夫痎疟皆生于风。”此之所谓风，因当时古人未明何所谓原虫与细菌，而以此“风”字作为病因之代名词耳。其蓄作有时者，何也？疟之始发也，先起于毫毛伸欠，乃作寒慄鼓颔，腰脊俱痛。寒去则内外皆热，头痛如破，渴欲冷饮，阳阴上下交争，虚实更作，阳阴相移也。《素问》近世有人考察非黄帝作品，乃后人假托之作，但其为秦汉以前作品，固无疑义矣。以二千年前之书籍，能作如是记载，与之新医书籍比较，虽不及其详细，然疟之主要症状已无遗漏，殊为难能可贵，且亦可证明秦汉时代中医学之发达矣。近我人诊病以见症与前所引者同可谓为正疟，普通疟疾特征，为寒、热、汗三期相继发病，病发过除重病及久病者外，可恢复若常人。至一相当时期，又起而发作，倘无此症状，即为非疟。假若寒热往来，发作既无一定，而寒热亦与疟迥异者，此可谓之为似疟。以此易分清楚之疟疾，何后世医家立说纷纭，致医者纠缠不清，诊病既不确，用药亦不准矣！此何使然，乃后世学说之误人也。余特于此举近世最受人爱戴之王孟英学说代表之，兹录之如下："伤寒较轻而入于少阳经者，不为伤寒，则为正疟，冬伤于寒，而不即病，则为春温。夏热之证，其较轻者为温疟、瘅疟。若感受风温、湿温、暑热之邪者，重则为时感，轻则为时疟，而温热、暑湿诸感之邪气流连者，治之得法，亦可使之转疟而出。统而论之，则伤寒有五，疟亦有五。盖一气之感证，即有一气之疟疾，不过重轻之别耳！"全段写者主旨是在因世人治疟皆用小柴胡汤为主，而彼欲人兼用凉解药，而造此段文字以使相信其学说。然彼全不思此不但不能使"能读书之人"相信，反因此导人入迷途。盖彼在病因学说上，可言得头头是道，条理分晰，然若一临床，试问何见症为正疟，而正疟时疟与温疟、瘅疟又将何分别？此不但读其书，不能解释，我相信王孟英本人亦不能置答呢！并且彼是种学说还有使人以为外感皆有疟疾可能，真害人不浅。在这里余不得不再引用王孟英本人所说另一段话亦录于此，使人有所遵行，彼曰："余对疟疾，何秘之有，第不惑于昔人之谬论耳。"

实本病系盛行于热带及亚热带乃至温带之原虫病，世界各国几无处无之。疟疾因症状之不同，分为三种：曰三日热，曰四日热，曰热带热。其发病原虫亦有三种，本病由蚊类传染而来，故发生之地多为泥沼、河泽、低湿之地，故本病名泥沼热。又因蚊类仅在热时出现，故本病大致系夏秋之病，惟三日热之发生以六、七、八三月为多，而恶性热之传染多在九、十两月，其原因不明。

本病依发热之形式及经过言之，斯疾实可分为二大类，兹引西籍所记载，言之如下。

一、为轻症疟疾，包括三日热与间日热。

潜伏期长短不同，因人而异，至少在十日以上，平均二星期，有不定之前驱症状，如全身倦怠、食欲不良、头痛项痛、四肢痛等，亦有毫无前驱症而直接发作者。本病本身可分三期，(一)初为寒战期。病人觉有恶寒，全身颤栗，并有重病之感。其时四肢稍冷，全身苍白，颜面略作紫蓝色，然其时身体内部之温度，业已开始上升，以后迅即成高热。寒战期，平均持续一二小时。(二)次继以干热期。皮肤渐成灼热，颜面发赤，上期中微小之脉搏变为洪大，心动亦是旺盛，体温迅即上升而达高度，鲜有在四十度以下者，往往可至四一.五度。此期持续常较寒战期为长，以三至五小时者为最多。在本期之后来，高温已开始下降，亦有再接至第三期发生盛汗，方行下降者。(三)出汗期。病入此期，则皮肤初变湿润，不久开始盛汗，然病人之一般状态，反见佳良，体温继续下降，数小时之后，已达常温，大约在七至三十小时之内，发作完全告终。其后之体温，往往暂时反较正常为热。本病之特征，不但在其热发作之特异，尤在于其发作重起之特异，倘病人不受治疗，则常以一定时间之间隔，反复发作。此外有每日发作者，称为日发热，实即因三日热原虫之两代同时存于血中而起，故一名重复三日热，又有每日发作两次者，甚罕见。本病之若干可起不全发作，特于曾受奎宁治疗之病人见之。又儿童之疟，其寒战并不著明，儿童仅苍白而呈紫蓝色，次发高热，有时可起沉重之神经症状。

二、热带热与恶性疟疾

本病发生初极急，先有剧甚至恶寒颤栗，继即突发高热，同时并有沉重之全身症状、剧热之头痛、心部之闷窄痛、四肢肌痛、胫体部剧痛等。每次热发作之持续，自二十至五十六小时，并无一定，其各期不能细分，在最高期时往往作稍陷之状。其热型并无一定，大抵系不安定之稽留热。第一次发作方过，即继以第二次发热，如此继续起伏，可于五六日乃至二星期中，体温完全呈留热之型，状如肠热证。病令若干即于此期死亡，照其大多数则经过约三星期之发热后，体温渐渐下降，以达常温，亘延复发，乃重现上述症状。多数病人之皮肤均作泥土状，灰白色，皮肤干燥，易成皱裂，下腿及足部有浮肿出现。脾肿常在后期中发生，惟贫血则自始即著明。

以上所言，为热带热之轻症。热带热之极沉重者，称为恶性疟疾，但此亦有自三日与四日疟传变而来。其时发生最多者，为神经系方面之沉重症状：(一)头痛、不安、意识朦胧、肌肉震颤等，几常发现；(二)又有起癫痫样或破伤风之痉挛；(三)在最重症时，则可发生昏睡状态，持续数日或数小时不退，病人忽起剧烈之头痛，数小时后，意识忽不清，且开始谵妄，遂陷入昏睡状态；(四)又有所谓脑性疟疾者，可起脑膜炎之症状，例如项强及脊髓液压亢进等是也。

热带热往往呈赤痢之症状，此我国之所谓疟痢也。称为赤痢样型，即在三日热或四日热，亦有时见之。凡未受治疗之疟症，其中之平常发胃肠障碍，例如食欲不振、呕吐、便秘或重痢、胃部之压痛、虫样突起部之压痛及自发痛是也。

总之，前之所谓轻型疟疾，即与我国之所谓疟疾同。至所谓重型者，我国似乎统之于温病门中。近世我国有人曰疟疾，非全为蚊传疟原虫所致，盖冬天无蚊而有疟，此非其证乎？余于此再引一学说以证其非，盖疟症原虫本于人体，行无性生殖，而于蚊体行有性生殖，但疟原虫有时可于人体内行处女生殖，即大生殖体之核裂成无数小核。其次原形质破坏，遂逸出而成无数幼虫，此种幼虫亦与新自赤血球破出之幼虫同，能侵入赤血球。按近世西医临床事实，往往并无新传染之机会而有复发疟症者，即此之故。

疟疾自发现奎宁为特效药后，治疟疾者，咸用奎宁以治之，此固无庸疑议矣。但奎宁为对于新生之原虫，确有特效，而对于原虫在人体内已发育至生殖形态，以及深匿于内脏中之原虫则无效。故疟疾经奎宁治愈后，往往变成慢性复发，故近时对此治法为先行各种人工的激动方法，以唤起新作用，而后投以奎宁。奎宁之用法，近日多用N式法，即以一日量一.〇公分为五次，自晨六时至下午二时，每隔二小时令服〇.二公分，不问有热无热，或以发作或将发作，均用之。退热后之第一星期，除二日停药外，余五日每日五次，每次〇.二公分，第二星期停三日服药，第三星期则停四日，第四则停五日，第五、第六、第七则停六日，至第八星期方可停药。倘能如是用之，或许可以断根，但用奎宁有数点所需注意者：(一)用奎宁久，有发一种奎宁热，即习惯所致也；(二)奎宁有促进子宫收缩之作用，昔时有人用之作下胎药，但扑疟母星则无。故为慎重计，最好用扑疟母星更佳。

至近世对疟疾治法，已大有进步，除原之特效药奎宁外，有新发明之亚的平及扑疟母星，但因副作用及毒性甚大，故未被认为佳品。最近英国继发明弥拍奇灵之后，而发明疟疾根治药柏灵特灵，亦有译为怕罹屈林。美国方面亦发明与扑疟母星相似而无扑疟母星副作用之药品，命名为格鲁若奎，或戊奎(平他星化合物)，且于最近由加州理化学院化学教授于《化学协会月刊》发表，对我国治疟疾药常山含有二种化学物质，一种叫费勃刀富精，它的治疟效力胜于奎宁百倍；一种叫伊索费勃刀富精，即无何效力于疟疾云云。常山本我国自古用以之治疟，但因科学不昌明，无力证明其治疗成绩，而受西医所赏用。至中医亦有几无用者，需候至外国化验证实，方被正式承认为治疟药品于世界。此点我辈中医，尚不自觉，需力求进步，以免外人越俎代庖乎！

司会　疟疾一病，西医以原虫命名，中医以疾状命名，故中医所言疟病，范围较广，不仅麻拉尔亚原虫为患也。西医以奎宁为特效药，然时疟用之，往往无效，久疟亦不效，转不如中医之对症治疗，因势利导，排泄毒素，则寒热自除，取效亦捷。久疟多虚，西法用绿化铁酒以补血，与中医之用补中益气，人参养营、首乌、羊肉、当归，正有殊途同归之妙。虚极者，一味鹿茸有效，予曾试之矣，可见治疟不必斤斤计较于杀虫也。此外尚有少阴热疟，西医书所不载，其症舌绛脉弦数，腰酸不寐，用生地、元参、丹皮、龟板、鳖甲、冬虫夏草有效。有疟来而昏迷发厥者，谓之疟厥，用雷氏宣窍导痰法有效。有疟发则齿痛，疟止则齿亦止者，乃胃与少阴俱病，用玉女煎以生地易熟地有效。有患疟而吐蛔者，有疟将起即泄泻数次，乃发寒热者，均属厥阴疟，用仲景乌梅丸有效。此二条他书不载，惟吴师瑞甫《四时感症》曾论及之。更有一种恶性疟疾，西医用钹信水，中籍《圣济总录》亦用砒石，缘此等原虫，非砒素不能扑灭。设投奎宁则无效，孰谓中西治法不同乎？

至似疟非疟之症，以温热、伏暑、湿温三者为多。温热兼风寒，邪客膜原，故寒热如疟，宜加减达原饮。温热已入阳明胃腑，经大下后，腑热已清，病势渐衰，舌苔渐退，乃现脉浮，寒热如疟之状。此客邪欲由太阳而解，仲景所谓“浮为欲解”，一日二三度发，为欲愈也，宜迎而导之。温热末期，正气已虚，津液尽劫，连投复脉养阴之药，正气渐充，推邪外出，乃有寒热如疟，战汗之象。此时不必服药，但以茅根、芦根煎服，透邪，则大汗淋漓而病解。复有伏暑一症，其浅者邪客于肺，舌白，渴饮，咳嗽频仍，寒从背起，吴鞠通所谓肺疟也。宜三仁汤，清宣肺气，分解湿热。其重者，苔腻脉滞，微寒发热，午后较重，状似疟疾而不分明，继而但热不寒，热甚于夜，天明得汗，身热稍退而胸腹之热不除。日日如是，往往五七候始解。此症石芾南论之最详，医者宜参。湿温虽有寒热，须权其湿重热重。湿重者，从太阴着手，芳香化湿，佐以开降；热重者，从阳明着手，清解之中，佐以开湿，能从薛生白、何廉臣诸家治法，自无余蕴矣。

主席　诸君之论，金石之言。今夜之成就，获益于社会不少，一俟整理之后，刊之报端。其裨益于人群者，岂恒河沙之功德？余年迈，深希各位继续努力，百尺竿头，再进一步，社会幸甚，吾道幸甚！

小儿痉病之研究(第七次座谈会)

出席者:吴瑞甫　曾和生　陈素娴　陈占伟　曾志远
　　　吴龙飞　吴秉璋　谢斋孙　陈瑞堂　张海珍
　　　游鸿南　钟惠我　游廷华　杨一峰

主席:吴瑞甫

司会:曾志远

记录:谢斋孙

诸位,今晚吾人座谈会所探讨之题目“小儿痉病之研究”,回忆在前次座谈会时,吾人曾以脑膜炎为研究之材料,虽然痉病和脑膜炎有多少类似之处,可是亦有不同之点,希望诸位认清医学有关社会健康问题,各举所知,按题发挥为盼。

司会　诸位,痉病在《金匮要略》有刚痉、柔痉的分别。邪在肤表,发热无汗,反恶寒者,名曰刚痉;邪中肌腠,发热汗出,而不恶寒者,名曰柔痉。据《灵枢·经筋篇》云:“足太阳之筋病,脊反折,项筋急,肩不举,腋支及缺盆中纽痛,不可左右摇。”又云:“足少阴之筋病,主痫瘈及痉,在外者不能俯,在内者不能仰。”又云:“经筋之病,寒则反折筋骨,热则筋弛纵不收,阴痿不用,阳急则反折,阴急则俯不伸。”《素问·至真要大论》:“诸痉项强,皆属于湿;诸暴强直,皆属于风。”《骨空论》:“督脉为病,脊强反折。”准是以观,合西说的脑膜炎、脊髓膜炎不能范围了痉病的病义。我们明白,痉病总由阴虚血少,筋脉不能营养之故,老人有此疾,产妇有此疾,疮家有此疾,小儿亦有此疾。夫小儿体小液少,易被风热所劫,故此症特多。而本夜座谈会亦以小儿之痉病为研究之主要点,吴鞠通云:“小儿肌肤薄弱,脏腑嫩小,传变最速,故易患痉。”鞠通对于小儿之痉病,分为九大纲:(一)寒痉,即仲景所云太阳证,项强几几然脉沉迟之类。(二)风温痉,乃风之正令,阳气发泄之候,君火主气之时,宜用辛凉正法,若神昏谵语,兼用芳香,以开膻中。(三)温热痉,症同风温论治,但风温之痉,病者轻而少;温热之致痉者,多而重也。(四)暑痉,俗名小儿急惊风者,惟暑月最多,而兼症最杂,非心如澄潭,目如慧珠,笔如分水犀者,未易辨此。盖小儿肤薄神怯,经络脏腑嫩小,不奈三气发泄,邪之传变,势如奔马,急如掣电,如夏月小儿,身热头痛,项强无汗,此暑兼风寒者也。学者倘能于《温病》三焦篇暑门中细心求之,可知其要,但用法宜分用,或用四分之一，或用四分之二，量儿之壮弱大小加减之。南洋长年如夏，暑痉最多，小儿之急惊风症，几为每一为父母者，谈痉变色。鞠通之意，对此治法，宜新加香薷饮。有汗则仍用银翘散，重加桑葚；咳嗽则用桑菊饮；汗多则用白虎汤；脉芤而喘用人参、白虎；身重汗少，则用仓术、白虎；脉芤多言面赤、喘渴欲脱者，则用生脉散；神识不清者，则用清营汤加钩陈、丹皮、羚羊角；神昏者，兼用紫雪丹、牛黄丸等。吾师瑞甫先生对此惊风症治，阐述甚详，据其手著《中西温热串解》云："惊风二字，喻嘉言辟前人谓凿空妄谈，方中行谓即痉病，吴鞠通因之而作解儿难，举世宗之，莫不以惊风为谬说，而不知其仍本《内经》，惊风即痉，痉即惊风，命名之差耳。夫惊者，言其躁扰也；风者，言其强直也。《素问·著至教篇》曰："三阳积并则为惊，其病起如猋风礔砺，阳气旁溢，九窍皆塞。"《内经》云："诸暴强直，皆属于风。"由二者观之，惊风言症，痉亦言证，一而二，二而一者也。今试以新学说互证之，惊风即脑膜炎，每随四时各热证而起，多发于一岁至七八岁之年龄，大人热证亦有昏晕。但小儿变痉每在初候，大人变痉每在末期，此则其差异之点。小儿之惊风，常在新生齿时期，或因跌打震荡脑髓，或近傍炎症之波及，或脑部有充血之倾向，皆能发此证。小儿之将发痉也，全身违和，食思不振，夜卧难安，时时啼泣，发热三十九度乃至四十度，或更腾于四十度以上，于俄顷间，遂即发痉。或有将发热而即发痉者，其为状也，频频惊愕，唇爪失色，瞳孔散大，眼睑下垂，现昏睡状，有时开眼直视，弄舌齘齿，人事全然不省。凡罹脑膜炎，即暑痉之小儿。头骨囟门有阔人肿起之倾向。（五）湿痉，中湿即痉者少，盖湿性柔而下行，不似风刚而上升，然湿为浊邪，最善弥漫三焦，上蔽清窍，内蒙膻中，故久湿多能病痉。（六）燥痉，燥气化火，销铄津液，亦能致痉。（七）内伤饮食痉，此症先由于吐泻，脾胃两伤，叶天士医案有"风阴入脾络"一条，言此症最详。叶法之妙，全在吐泻时，先防其痉，非于既痉而后设法也。（八）客忤痉，按小儿神怯气弱，或见非常之物，听非常之响，或失足落空、跌扑等因而致痉。因惊吓之故，症多发热，或有汗，或无汗，面时赤时青，梦中呓语，手足蠕动。（九）本脏自病痉，此症由于小儿之父母恐儿之受寒，覆被过多，着衣过厚，以小儿每日出汗，汗多亡血，亦如产妇之亡血致痉。夫肝主血，肝以血为自养，血足则柔，血虚则强，故曰本脏自病。以上述九大纲观之，则痉病之因可以知其大概。在治疗上，国医偏重气化学说，故善治痉者，只治致痉之因而痉自愈，不必沾沾，但于痉中求之。若执痉以治痉，乃医学之下术。大痉，病名也，头痛亦病名也，善治头痛，必问致头痛之因。盖头痛有伤寒头痛、伤风头痛、暑头痛、热头痛、湿头痛、燥头痛、痰厥头痛、阳虚头痛、阴虚头痛、跌扑头痛。国医言六气，据吴鞠通痉病九大纲观之，六淫皆能致痉。六淫皆能致头痛，吾人若治痉之病因，则痉自愈。

秉璋　按小儿之痉病，俗名惊风，乃伤寒痉症也。惟伤寒之痉症，则不分大小，而有刚痉、柔痉之分。俗名之惊风，乃专指小儿而有急惊、慢惊之别，实则所谓痉也。痓也，惊风也，乃督脉病也。《难经》云“督脉为病，脊强而厥”，《金匮》云“脊强者，五痉之总名，其症卒口噤，背反张而瘈疭”。由是观之，痉病属诸督脉者，已无疑义。且中医所谓督脉者，即西医所谓脑脊髓神经系也，故小儿之病痉者，往往特多，因小儿脑髓娇嫩，神经脆弱，一受外邪冲扰，顿时昏厥，周身神经系皆起反射机能。因之目系反牵窜视，或强直不动，同时脊髓神经亦因充血之故，而起痉挛角弓反张种种状感，此即俗所谓惊风八候之搐、搦、掣、颤、反引、窜、视是也。但小儿既无七情六欲之感而易病痉之故，虽由于脑脊髓神经系受刺激而成，要亦由医者不明六气感人之理，一见小儿发热，不论何邪，概曰风寒夹食，辄与辛燥升散，而杂以苦温消导，以致阴液被伤，肝风内动，鼓痰升上，扰及脑脊髓神经中枢，而痉病起矣。又见其痉瘈也，便称惊风，乱投冰麝、金石苦寒剽悍毒药，以为开窍镇惊、清热祛风，或则挑筋刺血，强推强拿，以为家传秘法，殊不知小儿肌体薄弱，脏腑嫩小，用药稍误，传变最速。是小儿之多痉病者，未始非由误治致变耳。故欲研究小儿之痉病，必先研究六气之病理，苟能明其为风湿、为暑热、为燥火、为寒湿、为伤食、为客忤，而用辛凉、清热、润燥、温中、平胃、安神等法，因见症而施治，则痉病之源自绝矣。如司会曾志远君所言，“善治痉者，只治致痉之因，则痉自愈”，岂不较于见痉治痉为愈哉。

司会　吴君之言是也，督脉自脊骶骨端之厥骨穴起，并于脊里，上至风府，入脑上巅，循额至鼻柱入唇口齿上龈缝中之龈交穴。西说脑髓脊神经系，实为其经气流注之穴道，在针灸治疗学术上，对此小儿之痉病，时取人中、大椎等穴，足可证明此病与督脉之关系。吴君以辨六淫之病理以治痉，而见识又超，因治疗之要诀，在胸有成竹，切勿头痛医头，脚痛医脚。

杏南　小儿痉症，即今人谓之惊风。盖痉言其状，惊风言其形，可以分，可以不必分，刚才曾司会已在致词中指出。经曰“诸痉项强，皆属于湿；诸暴强直，皆属于风”，可见痉病之原，总不离六气中之风与湿。按风为阳邪，湿为阴邪，风性迅速，引动伏邪，故能爆发。湿性凝结，湿郁化热，故能项强，所以《金匮》有刚痉、柔痉之分。叶氏有风湿致痉之说，而唐宗海以《金匮》治痉主风寒，谓非正方，盖有由也。大抵小儿痉病，属于风热者，十居八九；属于风寒者，百无一二。因小儿为稚阳之躯，腠理未密，最易受邪，初中风寒，旋即入里而化热。其背项强直，腰身反张，头摇掣瘲，口噤不语，发热头痛，非太阳病也。此乃少阴之脏，从火而化，厥阴肝木，相得益彰。此时认为太阳伤寒，以桂枝加葛根，或桂枝加括蒌治之，则事殆矣。所以唐宗海谓非正方者，其意在此，须知太阳之底，即是少阴；少阴之表，即是太阳。虽见以上诸状，断不可误认为太阳伤寒，施以发汗之剂，故《金匮》治痉条内，有发汗致痉之明文，必须急急救阴，柔筋清热。至于温燥之品，亦在所禁也。总之，六气之邪皆能致痉，而其血虚生燥，则无疑义。

司会　善哉，游君之言也。惊风之痉，确为血虚生燥，而西说谓之脑膜炎。脑膜炎，即脑膜神经系发炎。脑膜系之神经，为督脉经气流注之部位，刚才吴秉璋君言已言及之。《经》谓督脉属阳脉之海，盖人之脉络周流于诸阳之分，譬如水也，而督脉则为都网，故曰海。又曰“头为诸阳之会”，脑膜炎者，亦可说是头之诸阳发炎，发于督脉之部位，即痉之惊风症也。然脑膜系之神经，亦有太阳经脉流注之部位，如通天、玉枕、大杼等穴，皆与脑膜神经系有关。《金匮》之刚痉、柔痉，乃脑膜发炎于太阳经脉所流注之部位，非惊风之痉之发热于督脉所流注之部位，故在治疗上有不同之点，游君恐人误解，故特别指出，意至善也。

杏南　小儿痉病，其症状头摇项强，角弓反张，目斜齿齘，手足挛急，为经筋之反常而抽搦也。《金匮》刚、柔之分，诸君言之已详，惟六经皆有病痉之说，尚见忽略。本席谨以此说，就正于诸君。痉病之头痛项强急，脊背反折者，病属太阳；口眼㖞斜，两胁拘急者，病属少阳；头面动摇，口噤齿齘者，病属阳明；腹胀不便，四肢拘急者，病属太阴；恶寒倦卧，俯不能仰者，病属少阴；睾丸上升，阴中拘急者，病属厥阴。痉与抽搐症俗谓惊风者，虽同为经筋之见症，然亦有不同之点可辨，若不详加考究，往往混而为一，在刚才司会曾君指出鞠通对于痉症分列为九大纲，并指出头之诸阳皆能发炎，而惊风则独指督脉发炎，并引针灸法之刺人中穴为证，是惊风与六经之病痉确有不同之点。且夫小儿经脉孱弱，脑髓娇嫩，偶一感于风寒而发热，则热扰脑系神经，而同时周身神经系亦皆起反射机能，遂现抽搐齘齿、背反折诸情状。其因不同，在治疗上亦有分别。抽搐症之惊风为痰塞窍道，致神经机能受阻抑而起，且惊风抽搐为小儿之专有症，而痉病则成人亦有之，此点亦大值得注意。

司会　诚如钟君之言，六经皆能病痉，而惊风则专指小儿而言。夫痉为经筋之见症，经曰“筋伤则脉不舒，不舒之甚则痉病生矣”，吾人倘能细味经旨，当知其要。

海珍　小儿痉病，皆由风湿而成。湿为本，风为标，风邪内引伏湿，则病痉矣。偏于风者,为刚痉,盖风性刚急,法宜小续命汤去附子。若痰气壅盛者,加南星、半夏、茯苓、枳壳、陈皮、紫苏以清痰顺气。若内热便秘,大小承气汤亦可选用;便于湿者,为柔痉,法宜小续命汤去麻黄,再服附子理中汤或六君子汤之类。至于久病之小儿,调理失当,亦能致痉,惟希为父母者须加注意。

司会　张君之言是也,风邪内引伏湿则病痉,所举小续命汤加减亦有见识,惟此方非尽可靠,用之宜小心。

鸿南　小儿痉病,皆由血枯津少,筋无所养而然。其证身热足冷,颈项强急,恶寒,面赤目赤,手足搐搦,独项动摇,卒口噤,背反张是也。推其致痉之由,大抵内因气血虚弱,不能养筋,故邪得以侵袭,外因风寒湿气挟痰水而发。至于太阳病有刚痉、柔痉之分,此为辨痉认病之法,非痉病之本证。盖二证乃伤寒兼见之症,然误治亦能致痉,如太阳发汗过多则痉,风家下之亦痉,疮家汗之则痉,妇人产后病痉。小儿之易于病痉者,以稚阳之体,气血两亏耳。治法宜补血降火清痰去湿,随症斟酌。

司会　游君之言是也,血不能养筋则病痉,此经所言"筋伤则脉不舒"之谓也。所举病因,大见精确。余无言曰:"疮家不可发汗。"乃指痈疽、疮疡之破溃流脓,气血大泄,则虽周身疼痛,不可误认为表症而误发其汗。盖此身疼痛者,属于血气两虚,不能濡充筋脉所致,当以人参养营汤等法治之。若误汗之,则营血愈虚,筋脉抽搐而病痉。至若初起,气血未伤,胃纳亦佳,故可一汗而愈。经曰"汗之则痉已",此之谓也。准是以观,则血枯为痉病之要因,游君之指出"血不能养筋",实为至理。

斋孙　《金匮·痉湿暍脉病证篇》曰"病者身热足寒,时头热,面赤目赤,独头动摇,卒口噤,背反张者,痉病也",又曰"痉为病,胸满口噤,卧不着席,脚挛急,必齘齿",此二条已概括痉病之症状矣。我人据此症状于儿科书中,可觅出属于痉病项下者,计有(一)噤口;(二)撮口;(三)脐风;(四)天钓;(五)内钓;(六)惊风,于惊风项下,又分急惊、慢惊、慢脾三种;(七)痫证,于痫证项下,又分为阳痫、阴痫、惊痫、痰痫、食痫、风痫六种。

各书籍对于上述各病记载,虽其症状大同小异,然在分类上未免有所混乱,有曰噤口、撮口、脐风,乃一症也,不外见症先后之分而已。或曰惊风者即痫也,《活幼心书》有云"急惊惟曰阳痫,慢惊惟曰阴痫",《小儿卫生总论》则曰"小儿惊痫者,世俗之总名,须分轻重,轻者但身热面赤,睡眠不安,悸惕上窜,不发搐者,此名惊也;重者上视身强,手足拳发搐者,此名痫也",如是言之,则一切小儿痉病如天钓、内钓、惊风等,皆属于痫矣。《金鉴》则曰"痫与惊痉二症相似，实不相同，其别在痫发病时，但四肢柔软，一食之顷即醒，依然如无病之人，非若痉风一身强硬，终日不醒”，又曰“天钓症异于惊风者，但目多仰视，内钓则异于此，但见目有血丝血点”。吾人读《金鉴》，觉其于天钓、内钓所列与惊风异者，惟此而已。则觉得天钓与内钓，实即惊痉属也。盖因其所列异症，实乃痉惊病中常见之症状也。喻嘉言曰“惊风一症，不见古典，实乃伤寒太阳症中刚痉、柔痉之证也”，盖小儿初生以及童幼肌肉、筋骨、脏腑、血脉，俱未充长，阳则有余，阴则不足，不比七尺之躯，阴阳交盛也。惟阴不足阳有余，故身内易生热，热盛则生痰、生风、生惊，势所必然也。

由于上段所引各书籍对本病记载，吾人可体会到古籍对于病名多所混乱，且所列病名，亦繁杂累赘，有明明一病，而故多分其名称至数种以上。此不但对于治病无益，有者惟使学医之人，眼花为之瞭乱，认病既易混乱，而用药亦必因之易陷于不准矣。然吾人亦可于此各家分不清之记载中，体会到其所以分不清，实固于古代研究工具未臻如现代之齐备，致病源无能分判清楚，而各病外见症状又各相似，是其所不能分得清楚，乃势所必然。因此吾人亦可由而测知上述各症，实皆属于痉病范围中矣。

倘我们对于新医籍稍有涉猎，我们可知痉病之因及病理，能直接见痉之病计有破伤风及脑脊炎病，他如疯犬病之末期、传染病热高期、迁延失治之慢性病，俱能见痉挛之症状。而我国之所谓痉病，实即概括以上各症而言。此外有一值得我们注意之点者，即小儿何以多见痉病，余有一意见与诸君斟酌，即小儿之惊风——痉者，一方面固有些传染病如流行性脑脊髓膜炎易发于小儿所使然。此外尚有一点更当注意者，即吾人读近世解剖生理学，我人知儿童身体构造及机能非全同于成人，除各组织未有健全长成外，最特异者为脑脊髓与全身体重之比例，小儿脑髓重量占体重四分之一，成人则无此比例之大，如此则身体各种疾病及热度之易于影响脑神经，其理明矣。我国言小儿为阳则有余，阴则不足，而为易起惊风之原因，其所谓阳者即脑乎？抑或指为各组织未健全而易受刺激、易起作用之机能乎？此则非现下我人学力所能解释。

我国所谓脐风者，即外国所谓破伤风之一种也，其致病由于脐创护理不洁，破伤风杆菌侵入而起。此种细菌非似疟原虫直接能使人起病，实乃由其所生毒素进犯神经而起。本病常发于初生儿脐带脱落后六日、七日之间，潜伏期四至十四日。患儿初见精神不安，睡眠中常号叫而醒，此非我国之所谓惊耶？颚部搐搦，上颚上下颤动，口围肌及咀嚼肌有痉挛症状，因哺乳困难，牙关紧急，此非吾国之所谓噤口、撮口乎？未久颜面亦起痉挛，前额皮皱褶著明，眼睛半开，难于紧锁。瞳孔缩小，鼻翼上举，咽下困难，或竟全然不能，渐次伸张至全身肌肉，如项肌及背肌之强直，角弓反张，下肢挣直。其硬如木，腹肌亦紧张呈板状，二上肢半屈，手若握拳姿势，痉挛初发作数分钟，间歇期尚可授乳。病症进展，发作频频，间歇期大为短缩，尤易受反射性的诱发。其他脉搏急速，体温上升至摄氏四十度至四十一度，患儿发病三至七日(重者三十六小时内)，呼吸肌声门挛痉，此吾中医之所谓浮痰乎！营养失治，终至死亡。反之，本病亦可治愈。前述诸症，渐渐减轻，治疗期中，长久安眠，四日至七日痉挛不发，以至痊愈。

西医治破伤风病，有破伤风抗毒素注射，我国则有玉真散、撮风散、江螵丸。近世有余无言经验方药，用金蝉蜕五钱，去净头足(研末)，用好酒一碗煎滚入末调匀，服之立瘥。

至天钓、内钓，时或噤口、撮口，亦可属于小儿流行性或非流行性之脑脊髓炎病项中。本病之流行性大多发于小儿，据 Hirsch 氏之经验，流行时，十岁以下之小儿被犯者占八十八巴仙，内中有二十五巴仙为乳儿。本病由脑膜炎双球菌传染而来，由咽部进入淋巴道，更由血路而至脑脊髓腔，因而发病。潜伏期为三至四日或更延长，初期症状不特殊，如鼻感冒、四肢疲乏、头痛等，或食欲不振，或见腹泻，有时兼见唇疹肌肉抖战，此非我国之所谓噤口唇舌上生疮如黍米者乎？病之进行急速者，早期即可发生颈项强直，头极度向后屈曲，以手使之倾于前方，感觉强烈反抗。本病以此为主症，如是非我国之所谓天钓乎？本病且常因脑头部充血，故头痛及眼红，如此非我国所谓内钓乎？进而见角弓反张之征，在其他结核性及化脓性脑膜炎如是之速，常引起高度脑水肿，乳儿可检得大囟门突起，头骨缝有软波动，五官盛觉显过敏性，并见震颤、斜眼不眠，或见短时安睡，但有时可在睡眠中突然大叫而醒，意识初期无障碍，常有呕吐及下痢。病之经过，长短不同，或于数小时内继续痉挛，即行死亡，亦有初期显高度弛张热，二三周内死亡；亦有热渐低降，脑膜炎症轻减，仅头项稍硬、震颤等，消散较迟。全身症状中，脉搏与体温平行或反迟徐及不匀，固无足异。呼吸多表浅性，作呻吟状态，较大小儿呕吐头痛甚强而能告诉，视神经乳头因脑压太过高而充血，以致渐次萎缩，终身盲目，同时发生内耳炎、多遗及聋症。

此外各种急性传染病，如麻疹、肠伤寒等，于其热度至高热，均可因其热影响脑神经而见惊及痉挛症状，此我国之所谓急惊乎？至因慢性病消耗体力过甚，而肌内神经失却润养而起强直痉挛，此非我国之慢惊慢脾乎？总而言之，我国之某一病，只能言其接近新医之所谓何病，但却不能言其完全即为某病，所以我归结起来，噤口、撮口、脐风、惊风、天钓、内钓、痫症，在中医皆痉病之属也。至其相当于新医之何症，我前已言之，无庸再述。但其有一点须声明者，即对痫症，余赞同《金鉴》认为痫症虽有略同痉惊之病，然此实不相同，我们切不可混合为一。盖痫病为脑实质病，与乎上述其他各种病症不同故也。

至于治疗惊风与及上述类似各病，余赞同恽铁樵先生意见，即此等病于见痉挛时，多用虫药以止其痉；在其未见痉挛者，则就其何病而用何药以治之。吾人读书，贵一隅反三，不可刻舟求剑，否则书既不能尽言，而吾人所得者，亦不过书中之糟渣耳。且小儿为未来之主人翁，素有哑科之称，吾人其可不慎乎！

司会　善哉！谢君之意也。谢君欲以中西医不同名称之学说汇贯为一，意至善矣。谢君以古代研究工具未臻如现代之齐备，致病源无能分之清楚，此说本席未敢赞同，据《通鉴》记载，王莽剖罪人以明人身之脏腑经络，不过当时所剖之成绩报告，只一班的官医知道，民医难知其要，这在当时也许认为剖人是一种不道德的事吧。痉以身体拘急言，乃就其病形以为病名，凡十二经络以及任脉、督脉受六淫所侵袭而见拘急者，皆得谓之痉病。故《灵枢》列入经筋篇，而指为经筋之病，小儿之惊风、天钓……乃各属痉病之一种，非痉即惊风。痉，即天钓……如中国、日本、暹罗同为亚洲民族，可说中国人是亚洲民族之一，而不能说亚洲民族都是中国人。质言之，痉病可以包括惊风、天钓……而惊风……不能包括痉病之范围。中医对于疾病之部位，分为十二经络及任脉、督脉，以六淫为致病之主因，而西医对于疾病之部位则分为血行器、呼吸器、消化器、泌尿器、运动器、神经系统……筋属神经系统，故痉亦神经系统之病也。

在过去文化不如今日的发达，故在当时文义以简要为主，如《三都赋》十年始完篇。因文化交流不如今日之发达，故医学书籍文义之精奥，实为后学者认为最讨厌之事，而于文义不能了解之时，则指为玄说。但此为时间、环境问题，吾人不能以此而厚非古人。吾人相信，假如当日文字及印务有如今日之发达，而一切活人的医学，古人在仁慈心驱使下，必会用语体文细细地描写和分析。为着各地的方言不同，同一药物，每有三四种的名称，甚至有多至五六种名称者。药名如此，病名何能例外，所以我们要研究每一部医书之时，须先注意著作者是什么地方的人和当时的时代性和环境。

为着小儿的惊风占了痉病的最大部分，所以今人都以痉病指惊风，且一谈惊风，几乎妇孺皆晓，而痉病反不引起人家注意，正如感冒症之属于太阳病，如果你说感冒症，人家是懂得，你如称之曰太阳病，人家会莫名其妙。中西医学，在疾病之部位各有不同之分析，当然各家之名称，只在类似中，而不能指出中说某病即西说某病也。譬如脑膜炎系指脑膜之神经系统发炎，可是在中医则分出太阳经、少阳经、阳明经，如足太阳膀胱经之穴位通天、玉枕、天柱……足少阳胆经之穴位天冲、本神……足阳明胃经之穴位头维……其部位皆属脑膜神经系，故曰头为诸阳之会。因其发炎之部位不同，而有经络之分别。足三阳之部位，由足至头，与手三阳连系，故发炎因经气之相通而拘挛。本席之意，中医重气化，西医重形迹，不但名称不能混而为一，治疗方法亦有差别。要之，惟吾人细加玩味之。

主席　诸君之论，金石之言也，其获益于小儿岂浅鲜哉？为社会福利计，希望诸君百尺竿头再进一步。

写于座谈会之后

什么叫做痉？痉是身体强直。《灵枢·经筋篇》："足太阳之筋病，脊反折，项筋急，肩不举，腋支及缺盆中纽痛，不可左右摇。"又说："足少阴之筋病，主痫瘈及痉，在外者不能俯，在内者不能仰，故阳病者，腰反折不能俯；阴病者，不能仰。"又说："经筋之病，寒则反折筋急，热则筋弛纵不收，阴痿不用。"《金匮·痉湿暍病脉证篇》："病者身热足寒，颈项强急，恶寒时头热，面赤目赤，独头动摇，卒口噤，背反张者，痉病也。"又说："痉为病，胸满口噤，卧不着席，脚挛急。"又说："太阳病，发热脉沉而细者，名曰痉，为难治。"我们明白，痉病的筋脉拘急，角弓反张，多数是由于太阳病发汗太多，及风病误下、疮病误汗所致。因为误汗者必伤血液，误下者必伤真阴，阴血受伤则血燥，燥则筋失所滋，筋失所滋，则为拘为挛，而反张强直的病，势所必至，固不必待风寒湿热的相袭而后始病痉。而且痉病总由阴虚血少，筋脉不能养荣之故，亦不一定皆由误治而病痉。小儿对此病特多者，是小儿体小液少，易被风热所劫，治宜养阴清络、调和气血为主。邪甚者，兼治其邪；邪微者，急补其血。血充于经络，则拘挛搐急自除。痉脉弦或沉细者，这是汗后欲解。脉至如蛇或弦紧者，没有危险；伏坚者难治；脉如雨溅，散出指外者，立死。在治疗方面：（一）血虚发痉，或手足搐搦，或但左手足动摇或反张者，宜十全大补汤加钩陈、蝎尾。（二）风热痰壅，发痉不省，或手足搐搦，或但右手动摇者，宜祛风导痰汤；（三）痉病胸满口噤，咬牙脚挛急，卧不着席，大便硬者，宜大承气汤。（四）贼风口噤，角弓反张者，宜仓公当归汤。（五）金衰木旺而痉者，宜先用泻青丸，后用异功散。（六）因肾水虚而痉者，宜六味丸。（七）肝火旺而痉者，宜先用加味小柴胡，次用四物汤。发热者，用加味逍遥散。（八）木侮脾土而痉者，宜补中益气汤加芍药、山栀。（九）脾经郁结而痉者，宜加味归脾汤。（十）脾土湿热而痉者，宜三一承气汤。（十一）病后或汗吐下后，气血虚弱而痉者，用人参、白术浓煎，佐以姜汁、竹沥，顿服。（十二）若见戴眼反折，瘈疭汗出如珠，角弓反张，离席一掌许，小儿离席二指许者死。为着痉病具有了这么多的原因和危险性，所以我们对此又须加以注意。我们明白，在大人病痉，我们可从病人或其亲友中探出其诱因。可是素称哑科的小儿，直是使我们有点麻烦，不但他不会说出他的病之诱因，以使按病诊治，同时他在病中，不能自制，时时搐搦，使人家感觉可怕，且这急性病的痉挛，时会失治而死的。

末了！在学术力求公开的今日，惟有集体讨论，才能阐扬古圣先贤的秘旨。

谔谔子书于座谈会之后以为补白

——《医粹》第257～284页

为整庸与救庸问题致医学会书

陈习庭

瑞甫医师伟鉴：

闻先生之大名久矣，不意贤者竟寄迹南洋，诚非我人之意外之所及，是不特马来医药界之光，亦侨社之福也。庭向拜读先生大著医籍，时深向往，每以无缘识荆[①]为憾。今而后，请教有自，指益有所，不致长作孤陋寡闻之人矣。穷以南洋医界复杂，庸劣为数多矣。日前阅报，尝悉贵医学会有议取缔之说，此为快人快事。不过以敝愚见，“整庸”不若“救庸”，同属危亡医阵中人，总可感化及之。况以先生为近代有名医贤，登高训化，庸者能不感悟？化“庸”为“良”，直如反掌之易。今后苟能“提倡医生读书运动”，使人人知“医学之基础，在高深学问”，蔚成风气，则医生贤愚，相形之下，高低判然。则愚者悦服知奋，贤者图进竿头，医界学识水准提高，外界轻辱自然消释于无形。事之快乐，莫逾于此，未悉先生以为然否？诊务偶暇，聊贡数言，藉当晋谒[②]。倘先生苟不以庭为庸劣，进而教之以道，则幸甚矣。肃此，敬致诊安！

敝陈习庭于槟城南华医院[③]

——《医粹》第 226～227 页

---

① 识荆：敬辞。原指久闻其名而初次见面结识的敬词，今指初次见面或结识。

② 晋谒：进见、拜见。

③ 南华医院：1876 年开始筹备，至 1883 年正式建院，以中医中药服务贫病。一直是马来西亚槟城华人社会中重要的慈善机构，而且一度曾是当地唯一的慈善机构。

复陈习庭大国手书

习庭大国手钧鉴：

弟学疏迂腐，不幸在鼓浪屿避乱，暴日寇侵占厦门，屡次强迫，欲任瑞以维持会长之职，瑞以彼欲倾覆我国家，再三婉辞，又欲任瑞以海军秘书之职，以年老不能胜任，托友力辞幸免。越年，暴日军长到维持会佥议，又欲任瑞甫以市长，倘再不就，决意拿办。维持会员与弟有来往者，赶达于弟，时弟被迫已十数回，经向太古洋行先期买安徽船单，于该轮临行时，警报又至，匆匆下船匿在买办房郑买办处，获免。越三日，日寇军官率日警两名，带铳二支，及通译一员，直到敝住家严搜。幸舟行已三日矣，所以寄迹南洋，正为此故。

弟医学本属平常，因十四岁时，先君子以医为吾家世业，自明迄清，相延已久，不宜中断，训瑞习医，须本慈善性质，不宜作营业性质。奉命以来，自愧未能履行，每念及此，潸然涕下，日惟兢兢，恐不称职，致虚先大人明望，是稍有获利，即广置医籍，所批阅医书，达千余本。后又查得上海博医会，专译东西洋医籍，尽量购买，参考外册，又十多年。且与习东西洋医学者，引为益友，于临证共相讨论，顿悟东西洋医学，尚在试验时代，拘于形质之末，而于最多之感冒气分症，并没有发明，且微生物及神经证居多，于热症除疫病外，最畏者小肠坏症，且云小肠坏有杆菌，而齿痛亦有同样之杆菌。齿痛乃轻症，小肠坏为重热症，如何有同样之杆菌？且既为杆菌，如何并无药品可以杀除，如何仅藉营养，以旷日持久，而俟病菌自然消灭。查此症，即我国之湿热症，用薛生白法多效，并不必延期以俟病菌之消灭，此不可解者一。其次言痢疾，查痢疾，据东西医，菌有二种，而以阿米巴为重，然谓患痢者，百人中只十人有此菌，而此十人中，又能将此菌传染他人。细思痢疾为病，只十分之一，何以能据为确定之名词，此不可解者二。又次盲肠炎及肠结症，查盲肠炎，又名虫样垂。我国医书无此证，第西法多用剖割，得失总未确定。依我个人经验，先以没药三钱，开水泡服，治其痛。后以五香丸去其根，随手取效。即肠结症至吐粪时期，西法必须剖割，并云甚多危险，然每次用五香丸一钱，井水泡服，亦多化险为夷，此不可解者三。至外科之用剖割，在西法手敏心灵，自臻神妙，然亦有一二未臻纯粹者，查疔疮西说名毒脓疮，用剖割每致走癀，多成死候。发背有剖割而渐次痊愈者，有剖割舌绛津枯，发热昏沉，至不可救者。其实发背症，中法之灵验，效如桴鼓，此不可解者四。弟性疏慢，从未敢有所轩轾，自读中西医书五六十年，阅历已久，虽日孜孜，自知不足，尚不敢有可争论，但就临床经过之情形言之，西药直达病所，取效多在顷刻。苟有兼证，化学药品浑合多变毒，如两病同时并发，用西药分治，取效颇难，而我国药于合病并病，治愈甚速，此不可解者五。鄙人见闻有限，绝不解近医偶袭西说，便将我国医圣之大经大法，一齐推倒无余，不中不西，非驴非马，诚不知国医之如何立场，如何存在？

阁下来书，推奖逾恒，愧不敢当。所陈取谛庸医，不过会中偶有人谈及，大家都知我国尚无此法令，即医会亦无此权力。所以互相提议者，意在使滥竽充数者流，知愧奋读书，有相观而善之处，于社会不无少补。先生主张感悟，以化庸为良，仁人君子，其言蔼如①，时即孔子为不厌诲不倦之宗旨，亦即孟子所谓以德服人，中心悦而诚服之大意。鄙人甚服其卓见，用敢不揣冒昧，以甘苦备尝之语，就正于有道之前。所惜年事已高，学术又迂腐，以此在星近十年，未敢有建白②。呜呼！医理高深，欲求澈悟，难如登天，如弟合五洲学说，朝夕考稽，所就仅有限。一读先生函，益自惭愧，不能负此重任也。敢布区区，诸祈霁照不备。

同安吴瑞甫具复于中国医学会

——《医粹》第227～228页

① 蔼如：和蔼可亲貌。

② 建白：提出建议或意见。

六经病论

吴锡璜遗著

占伟按：先师吴瑞甫先生精于伤寒温病，尝谓伤寒一书，脉络贯遇，往往有言在此而意在彼之妙。我院于一九八一年出版吴老《四时感症论》，深得医界好评，浙江中医学院副教授徐荣斋先生亦来函称誉，评价甚高。今特刊吴老《六经病论》，以见先生学术之一斑，想阅者必以先睹为快也。

太阳病论

太阳，六经经气之一也。何谓经，以气言之也。统阅伤寒全书，有经气、腑气、脏气之别。自人身固有言之，谓之本气；自其受病者言之，谓之客气。气无形可见，故病体之变迁，亦随经气、腑气、脏气而发见于病态之中，此三阳三阴之为病所由名也。今即言太阳之病变，太阳居最外一层，凡六经之病变，应有尽有，王肯堂谓其如神龙出没，鳞甲森森，良有以也。浅识者流，徒据桂枝、麻黄等方，以为太阳本病之治法。今读《伤寒论》太阳篇，凡汗吐下温清和，无法不备，即关于六经之病变，亦无法不备。论云：太阳与阳明合病，喘而胸满者，主以麻黄汤，此病邪未传入阳明，仍藉太阳为出路之治法也；太阳表里俱热，时时恶风，舌上干燥而烦，用白虎加人参汤，此太阳病已将化热，表症未罢，用清法以解邪外出之治法也。因发汗而加烧针，则亡阳证具，宜四逆汤，此太阳温经回阳之治法也；胃不和而谵语，用调胃承气汤，此太阳病用下法仍为和法之治法也。发汗过多，叉手冒心，心下悸欲得按者，桂枝甘草汤主之，此因多汗而心阳虚，须用强心之治法也。发汗后其人脐下悸者，欲作奔豚，茯苓桂枝甘草大枣汤主之，此心气虚而动及肾气之治法也。太少合病，自下利，用黄芩汤，此太阳病移热于脾之治法也；吐下后，心中逆满，气上冲胸，起则头眩，身为为振振摇者，茯苓桂枝甘草白术汤主之，此因汁吐卜而致肝气虚逆之治法也；太阳病发汗，汗出不解，其人仍发热，心下悸头眩身瞤动，振振欲擗地者，真武汤主之，此因发汗伤其津液，致肾气虚微之治法也。

伤寒五六日，往来寒热，胸胁苦满，默默不欲饮食，心烦喜呕，或胸中烦而不呕，或渴，或腹中痛，或胁下痞硬，或心下悸，小便不利，或不渴，心有微热，或咳者，小柴胡汤主之。此节据张隐庵注解，谓太阳之气，逆行皮表，从胸胁而出入，须藉太阳之枢转而外出，以胸乃太阳出入之部，胁为少阳所主之枢也。其云默默者，太阳之气，不能合心主之神而外出也；不欲饮食，阳明胃气不和也；胸中但烦不呕，涉于少阴之气分，渴者阳明胃热也，腹中痛，涉于太阴之脾气；胁下痞硬，涉于厥阴之肝气。心下悸，小便不利，涉于少阴之肾气，欬则涉于太阴之肺气。一太阳病，而五脏之经气，无不备具，彼拘于形体之学者，亦何足以语此。近世习西医者，不知十二经即是经气，非剖割学所能理解，竟谓十二经都是无形的虚线，躯体里面，绝对找不到的，不知无气形质，如何找到？鄙人考究各国医书十余年，竟无气病，其检查无病菌者，竟云原因未明，只有对症疗法。试思原因既未明，如何对症，此一疑问也。我国医学，气病特多，从气病治疗，往往一二剂可愈。读桂枝汤方下云，若服之得汗，止后服，不必尽剂，显见一服可愈也。余尝患桂枝症、麻黄症，依法施治，一剂而愈。即他人延余治，果系桂枝症、麻黄症，亦一服即愈，由病在气，故治之速效。果系实体，能有此效力乎？方下注云，若病重者，一日一夜服，周时睹之，服一剂尽，病症犹在者，更作服。此由药力未胜病气，取其中病愈病，一二日而即取效也。习西医者，未明我国医圣医贤，理足方效，竟误认伤寒即近世之肠窒扶斯，张冠李戴，错误殊甚。为问彼之治肠窒扶斯，有速愈之法乎？病情相去天渊，不惜妄抒己见，贻误后人，竟以古圣贤四千余年明效大验之大法，信口雌黄，为问彼之临症经历曾有几千年，而以掇受外人之一知半解，妄议四千余年历试有效之圣法。清夜自思，能无愧色？果有治效胜于前人，犹可以说，乃查其书，并无肠窒扶斯杀菌之治法，竟以禁食谷品，俟三四星期，病菌自毙，方能转愈。以此妄扯为伤寒，其可乎？况果系伤寒，就仲师法对症用药，断无不效，何必须数星期，方能转愈耶？

习外医者，于伤寒全书，未能细心探讨，竟以后来发现之病症及解剖之形质，妄为附会。不思古今病症，类有不同之点，且有古无而今有者，若痧症、鼠疫，流行症、瘟疫是也。况剖割以察脏腑之坏，则初期与末期，当截然不同。今即以肠窒扶斯证之，其初起，头痛体软背痛，腹胀觉痛，体温渐升，舌苔厚积，须一星期外，方能于血中检出杆菌，此时尚属轻症。到第二期，热度较高，腹部或有小红点出现，受按则色退。此时患者，常昏迷谵语，盖由肠有溃疡，或将蚀破也。到第三期，则热度渐退，但此期内，或有肠穿破，或大孔流血之危险，而心力衰竭者，往往或有。统阅三期病候，与伤寒病绝不相类，移甲作乙何为，乃竟以此刺议仲师之治法，谓笼统的桂枝汤，治太阳病发热脉浮缓，不论患者罹的是肠窒扶斯，或流行性感冒。苟有此等症状，即发热恶寒汗出，脉浮缓，便可使用桂枝汤。这种疗法，不是原因的疗法，是头痛治头、足痛治足之疗法。为此语者，不特于伤寒精义未通，即对于国医治流行性感冒，亦未尝有所体会。夫桂枝为有汗恶风者而设，麻黄为无汗恶寒者而设，用之恰当，效如桴鼓。桂枝汤治恶风有汗脉浮缓，此等症虽在密室，仍然恶风；麻黄汤治恶寒，无汗脉浮紧，此等症虽多衣厚被，而有片隙未周之处，便觉恶寒，有此病候，用无不当。此乃鄙人屡经阅历，而知其必然者。若流行性，其脉浮重，按之仍鼓指，且一发热，便不恶寒恶风，于麻桂二方，均属不合，尤当于温病及湿热门中求之。界限谨严，并非笼统者可比，今乃信口漫骂，谓叶天士、吴鞠通、章虚谷、王孟英辈，于六淫之外，又唱一温，变六淫为七淫，把肠窒扶斯，再归热，败血脓毒证等，一网打尽，那知道这些传染病，各有各的原因，与温无涉。不思温病亦系根据《内经》《难经》，并非天士等所伪唱，且温为热之渐，温较热有轻重之分，即病原菌之发热，亦有温有热，不但六气为然。以此驳我国学说，已陷于理障而不自知。呜呼！此风一长，此后医道，尚忍言哉。

阳明病论

《世补斋医书》于伤寒首重阳明篇，以为能治阳明，则对于六经治法，可不烦言而解。究之真能读伤寒书者，不论何章何句，俱有活法变通之妙。如太阳篇之赅括六经病症，阳明篇之经气、腑气、脏气，及阳胜则入阳明之腑，阴胜则入太阴之脏，柯韵伯所谓阳明不实使是太阴病是也。少阳篇则为由阳入阴，由阳出阴之大关键。仲景全书，变通尽利，精细无疑，微论阳经阴经，见表症则用表药，见里症则用里药，凡拘滞鲜通，死守句下，概不足以读《伤寒论》。《医宗金鉴》集全国名医编纂，犹未免割截经文，甚矣，医道之难也。

今即以阳明篇解之，阳明为燥土，汗多胃中燥，为胃家实之所由来，故下症为多，而病之浅深轻重，尤当审察。其曰本太阳病，初得时发其汗，汗先出不彻，因转属阳明，此为太阳传阳明之初候；其曰伤寒脉浮而缓，手足自温者，此为系在太阴，太阴身当发黄，若小便自利，不能发黄，至七八日，大便硬者为阳明，此为阳明、太阴病机参错处之准的；其曰阳明症，不吐不下心烦者，以胃气不虚，少阴君火受邪而入于中胃，调其胃以解心烦也；其曰其热不潮，未可与承气，若腹大满不通者，可与小承气汤，微和胃气，勿令大泄下。仲师立法，慎之又慎，以泻法而寓和法也。其曰汗出谵语，有燥屎在胃中，阳明谵语潮热，反不能食者，胃肠必有燥屎，悉主以大承气汤攻下，此为阳明病之较重者立法，尤浅而易见也。至于若吐若下，中胃虚微，病仍不解，不大便五六日至十余日，尤为三阴主气之期。日晡所发潮热，不恶寒者，阳明病气将内合于太阴矣，独语如见鬼状，神气昏愦，则为太阴之剧矣。循衣摸床，惕而不安，四肢筋脉瞤动，病气将内合于厥用矣。一阳明病，而有三阴之见症，犹可割截经文，胶柱而调瑟乎？

统阅以上各法，阳明症虽以胃家实为提纲，而二阳三阴之症悉具，是固然矣。然有正面，便有对面，论云：阳明病，胃中寒不能食，小便不利，手足濈然汗出，此欲作固瘕，必大便初硬后溏。所以然者，以胃中寒，水谷不别故也。论又云：阳明病不能食，攻其热必哕。所以然者，以胃中虚冷故也。此为阳明病胃中冷与胃家实之对子，余若脉迟，食难用饱，大便初硬后溏，已露虚象。倘脉浮而迟，下利清谷，则有四逆汤之温法；脉浮汗出多，微恶寒，则有桂枝汤之和法；脉浮无汗而喘，则有麻黄汤之汗法；食谷欲呕，尤有吴茱萸汤之大温法。圣人立法，无所不包，随举一经，而皆有融会贯通之处，谓非通天人之秘，而有此至精至微之经气，足以赅括无遗耶？近世习洋医者，对于三阳三阴之大经大法，尚未问津，竟以胃溃疡、胃酸过多之杂病，强扯入阳明篇中，不伦不类，杂乱无章。以此而斥国医学说为虚玄，几若非科学化无以存在者，而何以东西医所不能治者，国医每能治之，是又何说。

少阳病论

仲师少阳篇提纲云："少阳之为病，口苦咽干目眩也。"后世习洋医者疑之，以为肝与胆及十二指肠相交通，若其气上溢于口，必取道于十二指肠，由十二指肠至胃经食道而达口腔，该胆气能否任其通过，此一疑也；其气通过诸脏器，不起化学变化乎，此二疑也。由是观之，足见口苦非此胆气上溢也明矣。口苦既非因胆气上溢，究为何因，此不得不明释也。以科学之理述之，口腔之所以润滑者，则藉唾液。唾液者，为唾液腺中所分泌之液体也，其中含有唾液酵素，能分解淀粉，故吾人日常食含淀粉之物，初有甜味，继而反觉微苦，此即唾液酵素发生异常之变化，则津液之分泌亦必减少。反之，则分泌增多，而成流涎之症。本篇所述者，为唾液分泌减少之症也。唾液减少，口腔干燥而不润泽，故口苦与咽干，有连带之关系，必同时而作也。目眩者，即视物昏花是也，此视神经障碍时所起之症状也。目为头部之器官，如何亦列入于少阳，此不得不研究也。

按依上说，作为实地之研究，见地亦自分明。惜东西医晚出，其论病仅拘于局部，而于经气之来历，多未能澈底参究，则美哉犹有憾也。仲师作《伤寒论》，自谓撰用《素问》九卷，则此节之少阳经提纲，字字确有所本。《素问》云："有病苦口者，名曰胆瘅。"《甲乙经》曰："胆者，中精之府，五脏取决于胆，咽为之使。少阳之脉，起于目锐眥，少阳受邪，故口苦咽干目眩。"《灵枢》曰："足少阳之证，上肝贯心以上挟咽出颐颔中。"故又曰："是动则病，口苦，苦胆之味也。咽之使也，口苦咽干，热聚于胆也，眩目旋转而昏运也。"《六元纪大论》云："少阳所至，为飘风燔燎，故目眩。"据上诸说，以口苦咽干目眩归诸少阳症，有何可疑？再考近人唐容川先生云："少阳是三焦肾系命门之中，水中之阳，故曰少阳。从肾系达肝系，而与胆通，水中之阳上生胆木，是为春生之阳，故曰少阳。胆寄于肝，秉风化而生火，故又为风火。设病少阳胆木之火，则火从膜中，上入胃口，而为口苦咽干。设病少阳胆木之风，则风从膜中上走空窍，入目系合肝脉，肝脉贯胆入目，胆经与之合，则风火相煽而发目眩。"参观此说，则仲师少阳症之提纲，大义益明。

仲师阳明篇云："上焦得通，津液得下，胃气因和。胁下硬满，不大便而呕，舌上白苔者，与小柴胡汤。"可见阳明、少阳均以通津液为主。少阳有四禁，正虑伤其津液也，故曰少阳中风，两耳无所闻，胸中满而烦，不可吐下，吐下则悸而惊。盖言吐下则伤其津液，津液无以养心则悸，津液无以润肝则惊。又曰少阳不可发汗，发汗则谵语。以汗伤津液胃中必燥，故谵语；又曰若已吐下发汗温针谵语，柴胡症罢。此为坏病，知犯何逆，以法治之。可见少阳四禁，一经误治，皆有变症之可能。此乃所谓经气也，少阳为游行之部，其病机可由里出表，亦可由里入表，故曰半里半表。若必以西说之拘于形质者，牵强附会，断不足以读《伤寒论》也。《少阳篇》原文仅九节，而对于全书互相关照处尽多，如汗则谵语，已兼阳明病矣。全文虽寥寥数语，而有三阳合病之法，有烦燥为阳入阴之法，有三阴当受邪，能饮为三阴不受邪之法。夫曰阳去入阴，则少阳可以传入三阴可知；曰能食为三阴不受邪，则不能食为三阴受邪可知。况一犯四禁，则无论三阳三阴，皆可以传变。读"知犯何逆以法治之"一语，仲师明明示人以汗吐下针，一误则病变将百出也。唐容川先生于此节最有体会，谓以法救之，究用何法，仲景已详于三阳三阴各篇中，按各经法治之可也。今试略举一二，论云："凡柴胡症下之，若柴胡症不罢者,复与柴胡汤。”又曰:“得病六七日,脉迟浮弱,恶风寒,手足温,医二三下之。不能食,两胁下满痛,面目及身黄,颈项强,小便难者,与柴胡汤,后必下重。本渴而饮水呕者,柴胡不中与也,食谷者哕汤。”又曰:“伤寒五六日,已发汗而复下之,胸胁微结,小便不利,渴而不呕,但头汗出,往来寒热心烦者,此为未解,柴胡桂枝干姜汤主之。”可见少阳误治,有宜用柴胡汤者,有不宜用柴胡汤者,论中多有备载,历代医学名家,所谓《伤寒论》法中有法者,正谓此也。夫何自洋医学说侵入,国人厌故喜新,不惜张冠李戴,自诩奇特,因本篇有“面目及身黄”一语,遂附会为胆石症。究之胆石症,果有由阳入阴之病状乎,果有三阳三阴皆可传变乎?今且以其所言之胆石症,附列于后,以资判别。

按胆石病为胆囊胆管中重要之疾患,每发于二十五岁以上之人,而女子尤多。胆石凸凹相接,其体愈小,则其数愈多,由胆脂胆汁色素及石灰结合而成,凡足使胆汁郁积之原因,皆为胆石之诱因。如执坐业而错少运动者,多发本病。罹痛风、糖尿病等症者,亦易发生,此外如嗜酒肉者,亦多患之。盖硬石虽在胆囊或胆管,而大多数不呈症候,及死后解剖始知。或胆囊内结石,有增大成肿疡,而可触知。或有绝无病征,而偶然排泄者。若胆管有结石,必胆囊增大,超绝肝缘。诊腹时在胆囊内有胡桃样,或肝脏亦同时增大,其症以疝囊为主证。其原因乃排泄黏膜为胆石刺激所致,痛之轻重,视胆石体积之大小及硬度而定。若胆石大而硬者,其痛必甚;小而柔者,痛必较轻。其痛如刺如裂,多限于右季胁局部胆囊部,放散于胸部或右肩胛。患者欲避去压迫,常取右侧卧位,而屈伸伛偻,腹壁紧张如故。胆石疝痛,筋肉之痉挛性状收缩,同时发呕吐者有之,通常数小时即行下降,偶亦持续至一二日。剧痛时,热型有似间竭,骨条中所得病六七日等语,即因其腹部有剧烈之疝痛,而复有高度之身温,以致误用下法,而病不稍轻也。面目及身黄即黄疸,为输胆管所闭塞之铁证也。窃谓此伤寒症与胆石症,绝不相类,其发黄亦与黄疸不同,附录于此,以俟知者。

太阴病论

谨按伤寒太阴篇脉证,仅有九节,后人疑其缺略。即西学医者,亦谓与胃肠病较合。若脾之功用,为无管线之一,就动物试验,将脾脏割去,无特殊之障碍。今即以西说还诘之,动物如兔,饲以砒霜,不但不死,且能肥硕,人类服之即毙,讵能一律等视?况人一摘其脾,则血液发生迟缓,安得谓无障碍耶？次谓脾之生理，一为胎生时，有产生赤血球之机能，为有摧残赤血球之作用，此即我国言五行相生相克之原理，乃脏腑自然之气化，其所以产生或摧残者，乃所以宽脾动脉，为自然之机括，即欲穷其所以然，恐亦无从悬揣。三谓脾有产生白血球之机能，以抵御传染病之作用。缘白血球之功用，在消灭霉菌，其抵御传染，如白血病及疟疾，一脏肥大，可达至数十倍，以增殖细胞，将病体化为无害，以此为脾之造血器官与消化系无直接关系。据西说种种考究，力辟我国言主消化之非。近三十年来，再从新探讨，乃谓脾主生脾脏之甜肉汗，以消化食物，方叹我国古书，其哲理之精粹，殊不可及。我人受天地之中以生，其脏腑机关，具有互相贯通之妙用。《内经》所谓饮食入胃，散精于肝，输精于肺者，即英医合信氏《人体新论》，亦信其然。原脾之所以发生赤血球，摧残赤血球者，谁非从饮食运化而来，方有此机括，必从消化器而死板解之，岂能得脏腑活活泼泼之灵机？况且所以有此灵机，全在经气之作用，西说偏于形质，故于经气不能透达。人身非气则无以生，气无形可见，考各国医书，除谈轻养炭以外，从无有言气者。而我国医学，则全从六气立场，伤寒何以标明五脏六腑，而言三阴三阳者，正从六气而保原立论也。

今即以太阴经言之，《灵枢》云："是动则舌本强，食则呕，胃脘痛，腹胀，身体皆重。"何以动则以脾苦湿，湿胜则腹满而吐，食不下，自利益甚，时腹自痛，诸病皆作。伤寒太阴篇之第一节提纲，彰彰如是。考隐庵云："太阴为病，腹满者，隐腹为脾土，太阴之所居，脾气不能上交于胃，故腹满；胃气不能下交于脾，故吐。脾胃之气不能相通，故食不下。自利益甚者，为湿气下注也。时腹自痛者，经络上通也。若下之，则更伤阳明之气，故必胸下结硬。"已将太阴受湿寒之气，和盘托出。其第二节言太阴中风，四肢烦疼，阳微阴涩而长者，为欲愈，以脾主四肢，湿邪未利，故烦疼。阳微阴涩而长者，为欲愈，未利，故烦疼，阳微阴涩而长。第三节言阴病欲解时，从亥至丑上，以亥为阴尽，阴尽则阳生，阳生则寒湿自去，故从亥至丑而解也。第四节言太阴病脉浮者，可发汗，宜桂枝汤。因脉浮则湿寒将由里出表，阴经不得有汗，湿寒既欲出表，用姜桂以助阳，阳生则得汗而解也。第五节言白利不渴者属太阴，以其脏有寒故也。当温之，宜四逆辈，以自利不渴，乃脾脏湿寒之表示，故宜四逆辈以温脏而去寒湿也。第六节言伤寒脉浮而缓，手足自温者，系在太阴，当发身黄，至七八日虽暴烦下利，日十余行必自止，以脾家实，腐秽当去故也。是言脉浮而缓者，寒邪出表，胃气已和之象，手足自温者，胃气复而脾阳得振之象。三阴症最易厥冷，手足自温，则脾阳得振，故曰系在太阴。在太阴者，身当发黄，若小便自利者，不能发黄，以太阴有湿寒、湿热二症，发黄则为湿热。小便自利，则阳气输化有泌别，湿寒自去，湿去则不发黄，而阳得复财能泌别，湿寒从小便而去，湿热亦得从大便而解。此节与少阴篇言“烦而下利，手足反温者”，均为欲愈之候；第七节云：本太阳病医反下之，因而腹满时痛者，属太阴，桂枝加芍药汤主之，言太阳表邪未解而误下，寒邪乘虚而入太阴，以至腹满时痛，乃湿寒所生病也，仍用桂枝以解外，芍药以和中，而满痛自阴；第八节云：大实痛者，桂枝加大黄汤，乃言太阴本无可下之法，而偏有必下之症。因大实痛，则湿土已变为燥土，虽腐秽当去，亦当防脾阳之衰败，故变和营卫法，而为兼通胃肠法；第九节言：太阴为病，其人续自便利。设当行大黄、芍药者，宜减之，以其人胃气弱，易动故也。此又言太阴虽有下法，又当慎重以防湿寒之易动，仲景于太阴篇慎重如此。统观太阴九节，均从湿热二症体验而出，仲师虽不明示，意已见于言外。西人不知我国言六气至为精微，无如习西法者，动以死守形质之学说，哓哓混辩也。

少阴病论

六经病气，每由足经而发，独少阴症则以手经为多。其提纲云：少阴之为病，脉微细但欲寐，则以病至少阴，正在入深之后。其神机及血脉，寒热错杂，均能为患。读《内经》云“心之合脉也”，其营血也，以见脉为血脉，脉微细则营血已亏，心阳便为之不振。少厥二经为病，得热则轻，转寒则重，出阳则轻，入阴则重。仲师以脉微细但欲寐为提纲，正从此病机参错，出入生死之大关头以垂训，俾后人审症论治，确有准则。篇中多言手经者，正以心为一身之主，心脏衰弱，变局甚易。西说对于病体虚弱，每用强心剂，正为此也。

少阴主心肾二经，据西说心脏之运动，一张一缩，秩然不紊，而更有一奇妙之调节机能，当血行亢张时，可约束之。心脏机能强盛，其收缩运动，即以调节全身血脉之循环；心脏运动衰弱，即血液减少，各脏器失其营养，必皆陷于萎缩或衰弱之状态。脉微细者，即心脏衰弱，左心室向大动脉管射出之血重减少，则血压下降之征也。为此说者，以论心脏之调节机能则可，而以言伤寒之传变则不可。何者？伤寒言经气，非言形质也，则以西说证之，心脏之运动，非气为之乎？气在血先，由呼吸之运动血液，而融和温煦之气，油然而生，犹蒸水然，釜下有火，而鼎中之水，运转流吐而水自开，此造化自然之妙用。人身之气与天地通，天积气而成，少阴亦天气之热也。不言心肾而言少阴，正在无形气之活法通变处，以探源立论，非拘拘于形质之末也。今且就形质言之，少阴之脉微细但欲寐，为心脏衰弱，此显而易见也。何以欲吐不吐，自利而渴，明明为胃病，而仍属诸少阴症？腹痛下利不止，便脓血，明明为肠热病，而仍属诸少阴症？推之少阴三急下症，皆以阳明为出路，何以不曰阳明病，而曰少阴病？况提纲明言脉微细，是心肾之真阳已亏，篇中且言烦然则生，厥冷不回则死，自应温养心肾，刻刻顾其真阳，何以用大承气急下再虚其阳？不思仲师立说，理治兼备，该以可疑处，即其精粹处，徒拘拘于形质之末，断断不能读《伤寒论》。夫欲吐不吐，自利而渴，为胃肠病是矣。而心烦欲寐，则心阳已亏，肾阴上逆，经气过抑，有无可奈何之象。愚尝治一周姓，见此病状，以真武汤救之，渴利止而精神顿复，方服仲师之理足方效也。下利便脓血，肠热症是矣，而利久则心脏衰弱，神气日虚，加以脓血过少，穷必及肾，关门不固，下焦弥益滑泄，仲师特标明为少阴病，甚为卓见。

少阴病有忌汗忌下之明文，仲师云少阴，咳而下利谵语等，被火气劫故也。小便难，以强责少阴汗也。又云少阴病脉细沉数，病为在里不可发汗。又云少阴病，微沉数，不可发汗，阳已虚，尺脉弱小者，复不可下之。细读经文，知少阴当无下汗之法，然麻黄附子细辛汤，非汗剂乎？少阴之三急下症，非下法乎？仲师之法，不但太阴有表里症，即少阴亦有表里症。伤寒凡在表者，皆以汗解，太阳脉浮紧而发热，为邪在肌表，故在麻黄汤，振营卫之阳以发汗。少阴脉沉而反发热，为邪将由里出表，故用麻黄附子细辛汤，升肾中水液以作汗。近世习西说者，仅谓麻黄附子细辛汤为心脏衰弱而设，而于少阴肾未曾体会及之，尚非确切之论调，但所言如因肾脏分泌障碍，水液停潴，而发全身水肿者，与麻黄附子细辛汤，亦多见效。足见心肾皆属少阴，未可偏举也。人身阴阳合体，偏则为害，阴胜则寒，寒甚则脉微厥冷，故少阴症温养心肾之方为少；阳胜则热，热甚则销烁肾水，故少阴病应下之症亦不少。阳明三急下者，以胃热炽盛，不急下则阳亢而死；少阴三急下者，肾液被烁，不急下则阴竭而死也。急下其阳以救其阴，为千古不磨之理法。若仅以新学说解释，以为肾脏分泌水分，由司球体司之，尿中之固形物，如食盐尿素之类，大部自曲细肾管而排泄于外，是少阴肾仅主分泌，几与人身之气化无关。为此说者，又乌知人身之真阴真阳，固有互相维系之妙谛耶！

少阴病若附子汤、四逆汤、白通汤、白通加猪胆汁汤，皆为脉微脉沉手足厥冷，或厥逆无脉者立法。其所以温心肾之阳，以防其虚脱，实为阴经最重要之主方。然其中若真武汤症，则曰其人咳，或小便不利；于四逆散则曰或欲或悸，或小便不利，于咳而下利谵语，则小便困难；于猪苓汤症，则于利小便方中，寓有育阴之意。圣人立法，讵不知肾为泌尿器，然不以泌尿器立论者，以人身经气，无所不通，津液一伤，则变症百出，既有汗吐下法之妙用，又有忌汗忌吐忌下之大禁。陈修园谓读仲景《伤寒论》全书，始悟出“存津液”三字，知言哉。

厥阴病论

厥阴为阴之尽，阴尽则阳生，天道无此，似无以见四时递嬗之机；人身无此，则无以识二气良能之妙。故厥阴病有纯阳无阴之症，有阴阳错杂之症，有阴阳相等之症，有阴阳相等欲愈未愈之症。故知此阴阳气化之流行，延之万世都无可易，非从灵素生理、大易繁词，细心探讨，不能悟出。惟仲师默契此旨，知人生亦受天地阴阳之气而生，故厥阴篇分别阴阳二症，而诸凡病症，无不概括其中。宗儒程子云：“阴阳者，天地之功用，而造化之迹也。”正惟有此功用，愈知人之有生，确由天地之阴阳气化而来。天地惟有此气化，故四时之纯行有序，人身惟本天地之气化，故六气之衍变无穷。有天地而后有四时，有四时而后风寒暑湿燥火，无不浑涵之二气之中。

此厥阴风木，所以为百病之首者，即随天地之气所支配。仲师于厥阴篇，只于提纲言厥阴病之仅言厥、言热、言下利，正以见阴阳气化，随病机而参错。而凡所谓出表为顺，入深为逆；化热为顺，厥冷为逆。无不从本热标寒一语体验而出。虽曰天地气化，而人身气化，亦即准此以为转移。其所以不从标本而从中见者，正以阴阳胜复，太过不及，病变至为错杂，不能举一以概其余。惟从中见少阳之中气，胜复方抵于中，即受病之机，亦从此得握要。病由里出表里，关键在此。即病之厥不还，躁不得卧，汗出不止，热重则死者，其关键亦在此。必须有少阳冲和之中气，方能使阴阳和，万物遂，而人之气体寒热，亦悉得其平。乃厥阴病由阴出阳、死里求生之实际，厥阴之所以不从标本而从中见者，其关要悉在少阳一经，藉少阳冲和之气以调济阴阳，使无太过不及之弊。仲师自谓撰用《素问》九卷，在厥阴篇尤为显豁呈露。设非探天地阴阳之秘，能有此耶？

近人习西法者，每喜以西说解经，其实西说拘于局部，且不知气化为何物，而于人身阴阳经气各体用，全未达到。所以西人所视为不治之症者，用中法施治，愈者甚多；西人所视为全病并病，须分治而难于取效者，用中法治愈甚捷。可见经气学说并非玄虚，其实验彰彰可纪，在我国已占极重要、极确凿之位置。《内经》《伤寒》对于阴阳寒热，阐发无余。蜀人邓钦安又将阳虚阴虚问答，阐发其所以然之妙，是为我国医学病理之精粹。良以阴阳二字，统周身之生理病理全部言，非以局部言也。即以仲师厥阴篇，论中言心下悸、言四肢痛、言吐脓血、言利下清谷、言腹胀满、言谵语、言吐涎沫，其关于六经症者，无不应有尽有。必执厥阴肝经而死板解之，彼乌知仲景以厥阴篇命名之大意耶？

——《新加坡中医学研究院第七届毕业纪念刊》

伤寒三阳三阴为医学重要之问题补论

吴瑞甫撰述

经曰:“阴阳者,数之可千,推之可万。”是世间无论何事何物,皆在阴阳二气赅括中。宋朱子云:天以阴阳五行,化生万物,气以成形,是阴阳即气化。天得之以资万物之始,地得之以资万物之生。天地成位,而阴阳即在其中,阳动而变,阴静而合,而五行从此生焉。伏羲龙马负图,以五行泄苞符之秘,孔子系易,以天地互为生成,阐五行之奥,在地曰木,在天曰风;在地曰火,在天曰热;在地曰土,在天曰湿;在地曰金,在天曰燥;在地曰水,在天曰寒;是五行已通气化之征。木位东方,风气布春;火位南方,热气布夏;土位中央,湿气布长夏;金位西方,燥气布秋;水位北方,寒气布冬。是五行以气化合四时之序。推之大挠作甲子,不但岁时有准,具百工元鳌,庶绩威熙。即人身脏腑经络,气血运行,靡不为所支配。倘气候有愆,则民殃于疫。读《礼记·月令》一篇,可知其义,五行气化之关于天地之道,性命之微者,因如此其重要。业医者必须明天地阴阳五行六气之理,始能探其病原,察其病变,此仲师以三阳三阴名篇之所由来也。不曰五脏六腑,而曰三阳三阴,一以见人禀受天地三阳三阴六气以生,一或有偏,即能为病;一以见人身气化与天地通,病变无常,标本互治,表里寒热异宜,不能拘形质之末,以贻误病机也。再以《素问》证之,经曰“风寒湿燥热火,天之阴阳,而三阳三阴奉之”,可见六气乃天气,而三阳三阴上奉之以布令,人身五脏六腑亦禀受之,为以生以育之根本。读此而仲师之以三阳三阴名篇,更昭然若揭矣。

近世习新医者,越重形质,动辄妄议气化为玄虚。读其书,大都言血不言气,且检查细菌,不遗余力,不思细菌亦气化所产生,得末忘本,于病理讵为完善?夫人之生,一口气耳,此气一绝,则脏腑、筋、骸、血液,皆属无用。三阳三阴,正就天地气化之功用,与人生气化之功用,探讨而出,为一切生机病机所莫能外,讵偏于形质之学者,所能望其项背?今即就形质言之,如骨主支持,筋肉主机括活动,皮肤主被覆保护,脑主知觉运动及记性,肺主呼吸空气,脾主生红白血球,肝主生胆汁,萃主生萃液,胃主消化食物,小肠主吸收食物内之精液，大肠主吸收食物内余液以传渣滓，肾主泌溺，男女生殖器主繁殖。分别睹之，官骸百体，具有本能，而所以主是本能者为何物，则气为之也。再就其功用类别之，其支柱全体以为运动之机者，曰骨骼系统。附着于份骼之上，以起运动者，曰筋骨系统；被覆于筋肉之前面以保护者，曰皮肤系统。其他制造滋养物者，曰消化器；其运转滋养物，以分布全身者，曰循环器；其收取全身之废料，以运输于体外者，曰排泄器。其因运输废料，致血液污秽，须吸收空气，以变为鲜红者，曰呼吸器；其能繁殖人类者，曰生殖器。其能统一骨骼筋肉皮肤、消化器、循环器、排泄器、呼吸器、生殖器，以使之各有作用者，曰神经系统。因而生特别之感觉者，曰五官器。总上各机能，体用具备，而所以有机能体用，无非中气标本之所在。今试综核诸说，伤寒以经气传变言，其参究病情，活泼泼地，使人知三阳三阴，为通治万病根源，以之治伤寒可，以治杂病亦无不可。何则？人身经气一而已，能分经施治，依六气审症用药，就伤寒方均可变通尽利，仲景所以为百世师也。西说注重形质，使人知人身各系，一系有一系之功用，一系有一系之病情，虽未能达经气以活法通变，而能就形体病处以求实验，于审症用药未始无补。倘习医者能融会贯通，就气化形质参互考订，将来愈阐愈精，为能于世界医学首届一指，企子望之。

——《新加坡中医学研究院第七届毕业纪念刊》

为槟榔屿医药之声[①]社十二周年纪念进一解

吴瑞甫

自中央国医馆有以科学方式整理国医之说，全国医学家竞相附和，几谓中医皆蹈常故，不如新医之日有发明。矫枉过正者，且谓必须将中医药废除净尽而后已，而不知中东西各医学，实有难于沟通之处，亦均有不可磨灭之处。夫中医以气化胜，西医以化验剖割胜。气化者，从天人交关处言之也；剖割化验者，从后起形质言之也。浅识者流，每鄙中医学说为玄虚，为不适时用。究之风寒暑湿燥火脏腑自然之支配，我人固无一日而可离者，特偏则为病，以药物得气候之偏者为之调剂，而病可立愈。此乃溯源立法，非拘拘于形质之末也。

全国之精于医者，均能有此实验，有此把握，曾玄虚者而有是效力乎？鄙人学浅才疏，在医界中，不过如荑稗之于五谷，而自幼喜读中东西医籍，见其验症处方，大有不同之点。以其病症之多、药物之繁，即竭毕生阅历，恒有未周之处。今欲比而合之，以揣摩时尚。一班无学之辈，厌故喜新，非张冠李戴，必削足就履，势必酿成不中不东不西之恶习。医者前途，一受影响，人命生命之危机，必层见而叠出，恐其害更有甚于洪水猛兽者。

夫医重任也，有学而无识，有识而无学，均不足以负此重任，即有学有识而阅历不深，亦不能肩此重任。鄙人以六十年之读书，六十年之阅历，曾见有同一病症，而其症候有一二不同之点，非将古方去取精细，难收效果，即东西医器械诊断，亦恒有错误之处。厦门惠济堂某，患喘症，余诊为肺液干燥，非大生津液不可。其哲嗣中学生，素信东西医治法，延数外医诊察，力断为肺体酿脓，力主剖割，谓一星期可愈。开刀后，肺一边枯槁，无丝毫脓液，竟

---

① 《医药之声》：中医学刊物。1936 年 12 月在马来西亚创办，由医药之声社不定期发行。设有医药言论、医药研究、医药丛话、医药新闻、医药余兴等栏目。刊物因第二次世界大战加剧被迫停刊，后于 1947 年复刊。该刊以发扬和提高中医学术，促进中医在马来西亚发展为宗旨，讨论中医发展的现状，研究中医理论和医术，刊载医案、验案、特效药，报导医药界新闻，普及中医中药治疗常见病知识，介绍了中医中药在国外应用的情况。

数分钟而毙。近有蒋某、吕某，经东西医辞为不治，均经余治愈。可见科学医胶柱调瑟，亦有时穷于所用。今谓中医须科学式整理，为问学说相去天渊，如何贯通融合？

今试以中医学论，我国医圣首推仲景，自汉至今崇之，历代医学名大家，无不尊之为理足方效。即东人著作家，亦尊崇备至，其书不以脏腑名编，而以三阳三阴名篇，以三阳阴，正气在所从出，亦即五行六气之所自祖。近人喜谈西学者，对于五行六气，诸多驳斥，盖不谈灵素伤寒之过也。或者西说以注伤寒，恒不无牵强驳杂之处。又或谓三阳三阴固有是症，而五行六气则宜推翻，尤为说理不精，令人喷饭。

或谓西医近百年来多所发明，而吾国医学则默守旧说，尤非确论。今试睹唐孙思邈之《千金方》、王焘之《外台秘要》，其书广博阅微，已集汉晋以后之大成。即以宋许叔微之《发微论》、吴义斋之《活人指掌》、金成无已之《明理论》、李嗣庆之《改正活人书》、元李杲之《活法机要》、朱震亨之《丹溪心法》，明卢之颐之《疏钞》、方有执之《条辨》，皆卓卓可传。越有清医学力为发挥尽致，广大昌明。若叶大士之治温热杂病，每能发前人所未发。徐灵胎首推为不惟名家，可称大家，信不诬也。余者王晋三之《古方通》、周扬俊之《伤寒三注》、汪苓友之《辨症广注》，其他有关于伤寒论说者，计共一百七十种。其《辨舌心法》，自林观子以下，计共一十七种；其暑湿温各名著，若沈目南之《医微》、叶桂之《温热论》《温热续论》、陈平伯之《指南集》、吴瑭之《温病条辨》、王士雄之《温热经纬》、柳宝诒之《温热逢源》、凌嘉六之《温热类编》，与凡关于暑湿热名著，计共五十七种。其以风科专著者，若叶壎之《中风经纶》、张寿颐之《中风斠诠》，与夫《阴证略例》、《六因条辨》诸书，能发前人所未发者，计共一十二种；其有关于瘟疫论著者，若刘奎之《松峰说疫》、戴天章之《广温热论》、孔毓礼之《补注瘟疫论》、熊松园之《治疫全书》、吴宣崇之《暑疫述原》、李钻之《治疫避疫》等，计共五十五种。至痧症一门，尤为前代所未有，如林药樵之《痧症全书》、陈清远之《治痧全编》、沈金鳌之《痧症燃犀照》、凌嘉六之《痧症发微》等，计共二十五种。其有各科全著者，若《医宗金鉴》、张石顽《医通》、《徐灵胎十三种》、《陈修园二十一种》、生子《赤水玄珠》、顾松园之《医镜》，《王潜斋之十四种》、《黄元御之四种》、陆清洁之《医学顾问》，均见地独高，足以传世；眼科如《审视琅函》、《目经大成》，妇科如沈尧封《女科》、张寿颐《妇科笺正》，外科如徐灵胎《疡科选粹》、王惟德《外科证治全生集》、许克昌《外科全书》，均能发挥透辟，突过前贤。

不知医学者，动谓吾国医学踏常习故，无新发明，此大误也。学者能将以上各书随心体会，熟读精思，以之应无穷之变，尽可措之裕如。习外医者，每谓彼乃从科学立场，其实以科学认证，其不识证者常多。试观显微镜之检查，首重动植二菌，竟有检查无毒菌，仅施对症疗法，谓其原因未明者。或检查有毒菌，而无杀菌之药物者，讵为完善。（未完）

——《医药之声》1948 年第 6 期

《中国医学原理》[①]序

吴瑞甫

象数基于羲易，理化源于科学，凡稍涉中西学理者，类能言之。顾其学均有精神奥妙之处，非切实研求，断难窥其涯涘。况医学尤为广大精微，自非博而通之，化而裁之，何由沟通中西以造其极？仅以国医论，非遵《内经》通天地人之秘，加以阅历深，临证熟，不能通晓其所以然之故，遑言科学？近数年来，医学家动言科学化，几于喧腾耳鼓[②]，究竟如何科学化，茫无机绪，非余所敢知也。

当读柏格森进化论，谓哲学家能将科学家所未明之处，持证实际，谓之玄学，甚言沟通之不易也。梅县黎伯概[③]先生，能明象数理化，融合贯通，溯源立论，精神透辟，得未曾有。盖开千古未有之学术，而尤为近世言科学化所必需之学术也。以视空谈科学化者，其学问意境，相去何可以道里计！

先生医理，讲求实际，不尚空谈。十余年前，余甫到星洲，即耳先生名，知其学问具有根源，曾踵门求谒，与先生谈医理，深佩其渊博，而尤能溯本求源，有所讨论，先生亦韪余言，相契颇深。且深知先生著述繁富，屡欲借览以资裨益。先生适患脑溢血，正在静养，以此未敢有所请求。不幸而先生猝归道山，年事已高，亦复何憾？

哲嗣宽裕君，以先生《医科象数理化通论》，问序于余。余读其书，计十一章。其第一章言象数起源，首重《内经》，而溯源于苞犧氏及孔孟程子之学说，言圣学亦即言医学也。

其第二章根据《系辞》及岐黄羲文周孔，以见五行阴阳，悉属天地之大用。推而极之，至于天枢地球，热带、寒带各气候之关系，及生长化收藏之妙

① 《中国医学原理》：该书原题《医科象数理化通论》，详述中医学与阴阳五行的关系。

② 耳鼓：鼓膜。

③ 黎伯概：黎伯概（1872—1943），原籍广东，于 1900 年南渡新加坡。新加坡中医中药联合会发起人之一，《医药月刊》主编。遗著甚多，所著有《中国医学原理》、《医海文澜》及其主编的《医药月刊》与《医航》，所载之论文，多至数十题。

用，而人身脏腑身体悉应之。探原立论，殊非浅学者所能望其项背。

第三章言象数之纲纪，以象数发生阴阳，不徒以之支配身体，且其生克制化之关于岁时、气候，与关于人身之色脉病状，及药品味之配合，在在有密切之准则。藉非精深中西医理，断不能道其只字。

第四章言象数统括一切学术，举凡天文、地理、礼乐、刑、政、道德、学问、农工商贾、卜筮医药，靡不该括其中。能汇而通之，则哲学科学，均可作进一步之考验。读《大易》一书，知阴阳五行，不仅为医学言，其统括一切学术，皆可由此以立其基。

第五章言中医重哲理，西医重物质，中医能探性命之源，以之治病，固有相当之奇效，是以垂四千余年而不破。然于形质剖割不详，实一缺憾。西医于物质上备极昌明，以治气血生动之人体，手术偶不当，不免气损血败。于中西医利弊，剖析甚精，切当不易之论也。

第六章阐发地球日系与星月朔望各关系，初阅之似与医道不甚关联，然以第七章言空气、言水、言光、言热、言磁、言电、言质力、言五带海陆面高低地之异，与夫纬度之特异互勘，概为医学家所宜讲求之点。其博大昌明，殊不可及。

第八章言人在地球上之生活，凡日光之关系，空气之关系，水之关系，热之关系，寒之关系，居住地方之关系，又对于卫生治病，饮食调养，确有实际。设非好学深思，何能曲曲传出？

第九章则于人体生理上之化学，透发无疑。

第十章则于人体病理上之化学，挈要提纲，萃中西医之精髓，而融化于此数篇之中，诚科学化之先导也。

第十一章则言稍习西说者，诟病阴阳五行，尽量诋毁，未免不智。且深慨近世中医，易行医，而难以论道。习西医者，尤漠然于岐黄国有学粹，沦胥以亡。得西失中，未必无憾，洵切中时弊之谈。

用特比而论之，中医道也，非艺也；西医艺也，非道也。中医之学，由阴阳五行而出。阴阳五行，本诸河图洛书。昔者伏羲氏之有天下也，天以龙马负图，表圣王之瑞，为阴阳五行所自始。举凡政令教化，无不准此为基本。读《羲易》《尚书》《礼记》《春秋》及历代史，可知大概。故《系辞》十章曰："河出图，洛出书，圣人则之。"其范围不过，曲成不遗，无一而非道，医学特其一端耳。西医则仅能剖割形质，于人身脏腑筋骸，巨细毕具，而于天地之撰，神明之德，与夫阴阳变化之故，未能洞彻其所以然，吾故曰艺也，非道也。

乃者黎伯概先生，于《内经》《易经》及各经史，讲求有素。于圣贤大道，灿若日星之明，而又以其余力讲求西法。于天地日月光电气候，言之凿凿，已于医学别开生面，谓之艺可也，谓之道而兼艺亦可也。学者得此书而读之，于中西医学所以汇通之处，自有门径可寻，其有裨于人群殊非浅显，愈以见黎先生立言之功，尤为不朽。余爱之重之，爰特揭而出之，以告世之习医者。

公历一九五一年吴锡璜瑞甫氏序于星洲之同安会馆

伯概老先生，为我国医界泰斗，所著《医科象数理化通论》，衷中参西，摘英撷华，洵为医家不可不读之要籍。去年夏，宽裕世兄以原稿见示，嘱为参校。余因携原稿偕杏南、悟庵两兄往谒瑞甫师，并求序文。瑞师欣然应诺，甫脱稿，而瑞师病风痹，竟致不起。嗟乎！乌知此篇序文，即为瑞师之绝笔耶！古称三不朽，立言居其一，是书出，两先生亦可稍慰于九原，岂仅嘉惠[①]医林而已哉？

陈占伟识

——《医海文澜》[②]第 2～3 页

① 嘉惠：施恩。

② 《医海文澜》：本书为新加坡名中医黎伯概先生之遗著，五十万言，经许云樵教授校注编次，计分四集：甲、中国医学原理，详述阴阳五行学说与中医之关系。乙、中医理论，除论阴阳五行外，并检讨《内经》、《难经》及《伤寒论》等之精义，及中西医沟通问题。丙、药理医案，以科学方法检讨中药药理及其真伪优劣之辨别，所列医案均与本书之理论相合。丁、医史文献，均由 1929 年中国废止中医之议所引起之口诛笔伐及其实际行动之文献，可补中医史料之不足。末附《先医临床实训》九十则，皆摘自《素问》《灵枢》及《伤寒论》，分类罗列，并加按语，以利后学。

题赠爱华先生

羡君昆季久医名，衣钵流传足回生。
学本叔和探秘旨，功参海藏得神情。
揣摩德可追俞就，通变方能酌重轻。
起摩扶衰推妙手，近贤应许媲猛英。

瑞甫吴锡璜(年八十)

——《同济医院一百二十周年历史专集》

各界赠吴瑞甫先生回国诗辑

瑞甫乡先生避地南来，瞬经十载，提倡医学，主持风雅，咸瞻之如泰山北斗。兹以久客思归，为诗饯行，想同社吟侣，定有珠玑见锡，以志鸿雪。因不惜抱砖，欲思引玉。

洪镜湖稿于同安会馆

三秀矗灵洲，双溪濯众流。山川多胜概，文献仰前修。
寒竹经霜翠，风松历劫遒。松榆留硕果，珍重送归舟。
（注：三秀双溪，邑中山水。寒竹风松，宋儒朱子墨迹，在轮山石上。）
皤皤黄发叟，底事复南来。鼓浪涛声恶，山阳笛韵哀。
沉沉观落日，黯黯尽阴霾。阅历沧桑后，难忘到劫灰。
风雨犹如晦，茫茫百感中。八年劳抗战，同室又兴戎。
皓首思归隐，苍生苦困穷。还须医国手，于变见时雍。
国事蜩螗日，归期未有期。故乡劳梦寐，异地定栖迟。
秋水伊人溯，西风动客思。黄香垂晚节，对景相花宜。

编者按 吴锡璜，字瑞甫，世居同安县城，书香世业，孝廉茂才，萃在一门。君弱冠游庠食饩，旋于癸卯乡试秋捷。世代皆以医名，幼奉庭训，经史而外，兼习岐黄家言。自少即有声医林，所著各医书，出版后俱名噪一时。以品学为官绅所重，佥议聘任以总纂县志，在厦公举为国医馆长及国医学校校长，造就颇多。沦陷后，移住鼓浪屿，暴日屡欲屈致，以不就，累被威胁，乃南渡星洲行医。未几变为昭南，处境遭逢，殊为可痛！又皈依佛乘，消除尘虑。光复以来，其名益显，今将返国，合阐幽光，以为世范。

吴瑞甫师近将归国赋诗送别即次镜湖先生原韵并序

吴再炎

师与予相处十余载，厦岛沦陷，师避居鼓浪屿。余适返梓省亲，复数月后，余则由南安过鼓岛，悉师健在，即造谒。师愕然曰：余年耄矣，未能执干戈以卫社稷，当此之时青年人宜自爱重，戮力从公，以固国家之元气，汝何重践此暴日垂涎之地乎，宜速离为要。余则以欲南来绘画筹款，聊尽国民一份之责相告，师于是欣然为余作序。当暴日在厦欲设立海关至船中检查之翌日，余蒙师之勉，即毅然离鼓赴港。嗣后来星，承厦门公会诸同人邀请，参加星华书画联合筹款大会，以悉数收入充作赈款。而师于越年亦因暴日强迫其主政不屈，逃难来星，相见之下，不觉默然。越两年，星洲失守，师复与余朝夕相处，均以国家民族为前提，暴日必败相警戒。其世兄树潭君被检证加害，为演说深明大义而死。死复何恨，师泰然处之，高风亮节，于斯益彰矣。光复后，余能以几根傲骨相慰故人者，皆师之陶冶也。今师欲返国，诸友人皆赋诗饯行，余焉能无动于衷，因抒积悰，藉表微忱，并希诸大吟坛赐教。

遁迹驻星洲，人居最上流。
高风钦晚节，明月证前修。
竹翠筠偏劲，梅香韵更遒。
倦游思返国，大著满行舟。

（注：师别号肖筠，言其节气。其曾祖芳泰公由晋江移住同安，购梅山山地族葬，地灵人杰，数代书香。所著医籍及《同安县志》，有声于海内外，非偶然也。）

劫地忽重开，轰声动地来。谋生方出走，随处悉悲哀。
海立风逾黑，阴凝日易霾。是谁甘祸首，转瞬便成灰。
尽有灵光在，声名远播中。文章追子固，医术胜元戎。
人老心非老，时穷道不穷。还期大国手，调燮洽尧雍。
矍铄是翁者，归与正预期。为医愿世业，行道足钦迟。
岛噫应同慨，天伦享所思。家山供啸傲，何地不相宜。

送吴瑞甫老先生荣归即步洪镜湖兄原韵

丁　江　许炳文

盛誉播南洲，中坚砥逆流。医宗钦泰岱，儒学仰齐修。
自昔功名显，于今憩息游。临风遥寄祝，顺送一帆舟。
今日君归去，何时君再来。侨团梦破裂，政局陷悲哀。
东北山河碎，西南雨雾霾。好凭医国手，扫尽炮烟灰。
否泰循环理，兴亡变态中。升平崇礼乐，混乱尚兵戎。
济世人争颂，悬壶士固穷。著书忘岁月，归隐乐熙雍。
浩劫频年惨，惊心何所期。君能归去早，我尚此栖迟。
故国疮痍溃，他乡药石思。真人吴大道，再世保生宜。

送本会主席吴老夫子瑞甫医师北归感赋七律四首录尘斧政

海外相逢亦夙缘，况因师友乐忘年。
诗文豪迈争传诵，医学昌明得秘诠。
点石成金钦月旦，回生起死喻神仙。
忽闻北返真消息，无限羹墙忍悄然。
时亲謦欬见襟期，湖海咸钦一字师。
文贵将兵兼将将，术精医国复医医。
治生悟彻华佗秘，遁世常怀张翰思。
此日荣旋人共羡，一堂星聚耀门楣。
八闽山斗共瞻韩，阅尽沧桑眼界宽。
富贵平生如敝履，文章几度挽狂澜。
卧薪卅载穷经旨，倚马千言仗笔端。
问道匆匆赋归去，连宵立雪梦难安。
博通今古不矜奇，医界词林亦我师。
旷达胸怀无挂碍，良知指示采机宜。
异乡送别难工韵，浊世能清具卓思。
七六高龄独矍铄，预谋他日祝期颐。

送吴瑞甫夫子回国国(有序)

林庶利

瑞甫夫子,医参造化,学究天人,执海内外文坛医社牛耳数十年,道德文章为世所钦。利虽未行束脩以上,但于拙作应征,屡蒙拔取,千里神交,虽同嵇阮,而师生名分已定。今夫子荣旋祖国,用赋一言,为他日拜见之容耳。

悲天浩劫悯人穷,吾道其南大有光。
一代儒医瞻泰斗,盈门桃李抱春风。
交同嵇阮情尤挚,谊黍师生讯未通。
今日送公归国去,福星移照八闽中。

送别吴瑞甫先生步友人林庶利原韵

陈住楠

星斗罗胸运不穷,医人医国有殊功。
回天续命才如海,避地同仇义可风。
句贮奚囊称意满,神交有道藉情通。
梅山归隐春风淡,云树苍茫想望中。

送别吴瑞甫先生(有序)

梁如山

山与先生各因匆忙医业,致乏过从,而文字因缘殊有相知之雅,因而效颦步林庶利原韵。

名儒经术已无穷,挟术能参造化功。
共仰泰山兼北斗,遍沾时雨与春风。
国手称奇遵仲景,笔花擅妙继文通。
而今道范言旋日,德望留人胸臆中。

送别吴瑞甫先生

晴　庵

文章道德久钦迟，海内推崇一代师。
术比仓公怀济世，才如杜老抱伤时。
门墙挑李夭桃植，绛帐春风化雨施。
今日扬帆归国去，吟坛从此孰评诗。

送吴瑞甫先生归国有序

梦花谢晓南敬赠

先生字瑞甫，名登贤书。寿越稀古，业绍岐轩，才同李杜，精明医术，活人无数。劣作应征，累蒙录取，翰墨结缘，威仪未睹。闻欲荣旋，骚坛乏主，送别赋诗，自惭愚鲁，口占二律，班门弄斧。

大名久仰愿瞻韩，邂逅缘悭面识难。
业绍轩岐医济世，才推李杜擅吟坛。
心宏乐育桃栽遍，手妙回春竹报安。
闻道欲归归未得，冀聆佳诲契金兰。

再步晴庵先生原韵

医务缠身返国迟，斗山敛仰共尊师。
验方编辑书成日，秘诀宣传誉著时。
国外侨胞咸泽被，门前桃李感恩施。
骊驹待驾留难久，送别情殷竞赋诗。

呈赠吴先生瑞甫

刘润芝

久客他乡忽倦游，荣旋指日别星洲。
文坛从此虚名席，医界于今几巨头。
士为乱离居异地，人因风雨感同舟。

豪吟未减凭谁判，行色匆匆不可留。

赠吴瑞甫先生

张斐章

同道荣旋欲定期，临行屡献送行诗。
鹭江医会谁争长，狮岛骚坛幸得师。
点铁成金垂妙谛，奇方异术悉良规。
慈悲便是先生德，中外同胞口尽碑。

赠吴瑞甫翁

李华亭

一　步刘润芝先生原韵

报道先生返国游，荣旋顺利别星洲。
诗章此后谁评判，医会于今孰领头。
万里长风乘破浪，一天明月送归舟。
曾闻指日悬帆发，老大还乡不久留。

二　步张斐章先生原韵

近闻指日作归期，饯别殷勤屡赠诗。
此后清吟谁做主，教人惆怅失良师。
名山著述千年业，白社赓歌百世规。
松菊犹存应媲美，高风亮节口皆碑。

呈赠吴先生瑞甫

陈习庭

自从大著溥南方，精义传宣利泽长。
桃李盈门皆颖秀，阴霾尽扫莫披猖。
高风所至名逾重，时雨同沾道益彰。
忽听一声春欲去，求知何处倍神伤。

呈赠家瑞甫先生归国

吴秉璋

只因避世到星洲，亮节英姿第一流。
倭寇岂能教屈节，秦风早已赋同仇。
诗宗李杜谁能拟，术绍轩岐孰比俦。
从此锦旋偿素愿，林泉啸卧乐优游。

送别吴瑞甫先生

钟惠我

不甘共傀儡，离厦到星洲。
正气参天地，芳名贯斗牛。
医林称国手，学说布寰球。
载誉还乡去，家国好息游。

送吴瑞甫夫子回国(二首)

游杏南

闻师将返国，遐迩遍诗情。
节义三能耀，文章四座惊。
高山常我仰，流水送君行。
最喜春风坐，天教月伴庚。

汉室珠崖弃，男儿渡海归。
大榆催暮景，明月照空屏。
佳节难如愿，良师不复依。
天缘如可假，立雪兴遄飞。

送别瑞甫伯回国

谢云声

蛮触争犹烈，如何返国行。
十年嗟客倦，此别动乡情。
松柏经霜劲，诗文到老精。
青囊不自秘，随处拯苍生。

吴瑞甫夫子回国

贺用樑

聚首难言别，临歧泪黯然。
星洲春露满，闽海渡云连。
戴月休嫌苦，迎风每欲仙。
德高碑载道，医史费留研。

瑞甫宗老伯将返国敬呈五律二首赠之

星洲延陵联合会

倏忽登上寿，皤然一老彭。
降年知日永，树义觉天惊。
著述光寰海，旋归计旅程。
心源崇四圣，卓越冠群英。

离乱遍神州，飘然万里游。
满腔家国恨，一望海天秋。
愤绝来时苦，心伤去路悠。
老怀应少慰，珍重送行舟。

送吴瑞甫老先生归国

金门居士

我爱吴夫子，素怀济世心。儒行醇而粹，医术宏以深。
家学有渊源，早折蟾宫桂。覃思穷内经，遂弃帖括艺。
秘典阐灵兰，虚室藏金丹。揣摩五十载，遇疾无困难。
用药如用兵，擒王先擒贼。竖子潜逋逃，黎元苏千亿。
闽南开学府，桃李酷春风。卢沟变忽起，二岛沦沙虫。
避地来炎荒，贤郎遭检证。与我病相邻，鸣冤群响应。
相从组医会，拥戴为主盟。专刊发今古，国粹益昌明。
冠冕风雅人，吟坛重拜将。九原起薮园，分庭礼可植。
功成身欲退，浩然思故乡。何以壮行色，词翰压归装。
海运忆前期，大鱼为大鸟。无限云水程，长留雪泥爪。
遥知都人士，欢迎南极星。彼岸一回首，视此荣生灵。

送瑞甫吴公归同安

醒　老

学贵时代化，如盘铭日新。
知新本温故，譬犹果与因。
更迭宣兹旨，恨悔徒谆谆。
偶因文字缘，知己得两人。
薮园不可作，公又归同安。
万家老生佛，十载去复还。
自来中西药，伊吕伯仲间。
唯当互与学，得道皆孔颜。
公归整原校，何止复旧观。
仰高一叹喟，重重山外山。
还逢旧相识，含笑开广寒。

恭送吴瑞甫前辈归国二律

雪庵初稿

海角会明经，爱予眼独青。
文章高北斗，才学冠南溟。
胸豁藏山岳，心澄映日星。
相邻奚独厚，只为惜惺惺。
婆心功济世，药到病魔除。
医案成千册，验方累五车。
仓公池上水，扁子袖中书。
黄裔同施惠，亲亲特爱予。

——《同安乡讯》[①]1948 年第 2 期

① 《同安乡讯》：侨乡刊物。旨在沟通侨胞与家乡的消息，介绍南侨与家乡各方面的情况。其中对新加坡同安会馆及同安华侨在家乡所办的实业及公益事业有较多报道。

吴瑞甫先生六秩晋四寿庆征文启

受业史悠经撰述

盖闻太上立德,其次立功,其次立言,均得永垂不朽。愿能致力于立言以济人利物,则其德愈大,而功亦愈宏。吴锡璜先生,字瑞甫,号黼堂,籍同安县,先世皆以儒医称世家焉。传至先生,十四岁时即精研历代医籍,参汇东西学说,博稽考证,不遗余力。岁甲午,邑侯钟德门病痰饮八载,喘促不能卧,耳先生名,延聘施治。先生为之处方,十六日而久病全痊。访知先生世代均粹于医,特奖七世名医匾额,由是医名大噪。

当先生弱冠时,以县试第一名捷黉宫[①],越年食饩,未几复宴鹿鸣。伯兄锡圭,功兄鸿枢,均先先生举于乡。伯兄麟书、胞弟锡综,均游泮水,阖邑称盛。而先生益自谦抑[②]冲虚[③],肆力于文章医术,其兼董双溪书院,增广月课,文风丕振。清末筹款建筑学校,增添学舍,莘莘学子得以广厦咸依,先生之力也。时政府正举行新政,先生同乃兄煌枢办理地方自治传习所,诱掖[④]后学,一门桃李,遍栽闽南。朝旨饬同安县易简,促先生赴桂省候补,以知县任用,目观清政不纲,遂淡于仕进,力却之。以儒者不为良相,当为良医,于是挈眷迁厦门,深以济物利人,莫出于医之一端,益致力于中西医学原理,探本穷源,合一炉而冶之。以迩来中风病日多,中医谓之中风,西医则谓脑出血,抑何相歧之甚。先生取熊叔陵《中风论》原本正之,深谓中医所谓中风,言其病象也;西医所谓脑出血,言其受病处也。引据《景岳全书》,治风先理血,血行风自灭。撷中西学说,以会其通,举凡脏腑功用,脑病源流,阐发入微,足为后学津梁。

生平注医籍,著作等身,精研西医学说,多所折中,即中医学说经先生从

① 黉宫:学校。

② 谦抑:谦虚。

③ 冲虚:恬淡虚静。

④ 诱掖:引导扶植。

实验推勘精微，靡不簇簇生新。视汉唐以下旧著医书，模糊影响，揣测者何止霄壤。著《中西脉学讲义》、《温然串解》、《删补中风论》、《评注陈无择三因方》，又删正《续名医类案》，多所评骘[①]，上海文瑞楼主人聘先生校勘《圣济总录》，刊印行世。

先生既擅岐黄，尤长史学，总纂《同安县志》，体例虽本于省志，而严谨则过之。郑成功开府思明，有明忠义之士，悉归之。据金厦两岛，以抗清师，同邑人物最盛，而皆明之荩臣。旧志以关于鼎革，记载从略，新志目三十七门，弗计及此。先生独搜罗尽致，以发潜德幽光，而悉以思明州人物录系之。夫郑氏以复明号召天下，始终奉明正朔，系以思明者，即春秋公在乾侯之例，亦即紫阳纲目尊蜀汉为正统之遗意。虽志书与正史有别，而体例斟酌完善，自非长于史学者不能。至于列传，弗为沿讹袭谬，独从汉赵岐三辅录之例，邑令林学增称其最为卓见。盖国体既变更，则志书体例亦当随之而变易。列传以别于本纪，既无帝王本纪，安有所谓列传？本此以纪载人物，庶几准古酌今，有所矜式。

又慨中国医药兴替，关系国家盛衰、民生裕困，民国十四五年间创设厦埠医学公会传习所，编辑讲义，多所发明。民国二十年中央国医馆成立，各省市县设立分支馆，群推先生长思明国医支馆。旋奉中央命令，创设厦门国医专门学校，培植医药人才，躬自编纂各科讲义，坐拥皋比，讲授要旨，焚膏继晷，兀兀穷年。各州县人士之有医学常识者，多跋山涉水，均以得从先生游为幸，凡此皆先生立言之卓卓彰著者。本年夏历四月一日为先生揽揆良辰，年符卦数，而气体象乾，天行永健，爰拟华封三祝，邀哲嗣树萱、树潭、树谐谋为祝嘏。先生则谓当此国势阽危，何得为此无谓之举，坚辞不肯，不许设礼堂。然同人等心难释然，遂擅为议定，屏除虚华糜费，藉文字因缘以祝金刚不坏，敬祈海内外当代文豪赐以诗文词等，作为颂祷，汇成一册，仍将成册刊印寄赠，当亦诸君子所赞许也。谨启。

陈培锟、柯荣试、洪鸿儒、余焕章、黄庆元、黄庆庸、杨廷枢、杨遂、李禧、韩福海、李伯端、余少文、周幼梅、陈桂琛、柯徽庸、陈颐堂、谢铭山、郭大川、杜保祺、郭有家、陈清渠、洪翥鹍、廖海屏、吴蕴甫、吴克明、郑鹤亭、吴德三、林孝德、陈筱腾

受业林赐熙、余小梅、陈影鹤、廖碧谿、林秋瑞、郭斐成、黄淑顺、黄尔昌、陈佩瑶、李礼臣、张子贞、黄奕昌、吴庆福、刘羲尊、李在宽、孙博学、杨太龄、

① 评骘：评定。

黄瑶卿、许廷慈、史悠经、林穗、黄成龙、许国粹、潘翀鹤、傅赓声、汪应龙、施玉燕、林学琛、李进宝、翁清吉、刘腾蛟、曾绣华、张志民、陈清溪、蔡奕川、陈昶方、蔡仲默、翁乃恭、叶浩然、王[illegible]梅、朱清禄、林玉琨、魏庆明、洪文富、吴仓庆、郑耀经、吴钟廉、刘俊英、林南源、林南渭、杨秀钦、郭天南、林康年、黄逸鹤、卢树根、陈德深、刘筱明、洪文壬、吴序斗同启

惠赐诗文词佳作，请寄厦门厦禾路厦门国医专门学校收（笺纸函案即寄）

瑞甫先生六四寿庆

居正拜祝

奇方肘后，着手生春。门盈桃李，寿世寿身。
人物有志，推陈出新。甲箓逾年，永祝大椿。

瑞甫先生六秩晋四志庆

蒋鼎文

星官有天医，儒林有经师。
经师精医理，良相功同奇。
科名如拾芥，鹿革早谱诗。
富贵如敝屣，骥足不受羁。
具得马郑识，乡土志所遗。
传遍扁和术，桃李花满枝。
吾愿东山寿，常作霖雨施。

瑞甫先生六十晋四荣庆

陈绍宽

延陵奕叶播芳馨，美荫长垂种德亭。
乡赋题名翘隽选，黉宫造士发新硎。
引年喜叫先天易，扣齿间参内景经。
邑乘手编堪寿世，渊怀看取券修龄。

瑞甫先生六秩晋四大寿

陈肇英

医术文章两擅长，先生春抱世争传。
从游门下皆名士，定有新诗祝未央。
良辰揽揆启初筵，正值清和四月天。
笑向皋比来鞠跽，羡公身是地行仙。

瑞甫先生六秩晋四大庆

陈立夫

室衍丰饶，家道笃厚。
积善有征，得以长久。
麟子凤雏，听韶行觞。
春阳和煦，曰寿无穷。

瑞甫先生六秩晋四大庆

朱文中

（诗文佚失）

——《国医旬刊》1935年第2卷第10期

吴黼堂先生六十晋四双寿序

黄　瀚

传曰：仁者寿。仁，何物乎？仁之一字，古今诠释诂解，无虑千万言，而惟恻隐之心，一言最挚。夫仁必尽寿哉，而寿之理寓焉。称仁既莫如恻隐之心，而恻隐之具于其心，加厚于其人人，且被及人人者，又莫如操方术之医士。医术之精与不精，心之虚与不虚，然莫不以起沉疴、生死人为职志。目所接，颠连羸顿之形；耳所闻，呻吟恻楚之声。悲悯之念，时时往来方寸中，于是恻隐之心，日以加厚。是其人也，仁之厚，寿之理，有不寓焉乎哉！

吾友吴黼堂先生，世儒世医之家，逮其兄若弟，蝉联游泮水，登乙科，亦莫不湛深医学。先生更于舞勺之余，即潜心于是，聪敏之才，可兼数辈。辞赋文章，下笔娓娓，动数千言。人谓先生儒而医，无宁谓先生志于医、力于医，辞赋文章，其绪余也。故著述表表者，若校勘《圣济录》二百卷、评注陈无择《三因方》一十六卷、《中西温热串解》八卷、删补熊叔陵《中风论》、删正《名医类案》诸编，于东西学多所折中，洵医林精粹，久已刊行寿世矣。至总纂《同安县志》，都四十二卷，发凡起例，卓有特见。世道更张，益淡仕进，而于建校造士、地方自治传习等事，又力任不遗。

忆厦岛未更邑，思明属同安县之嘉禾里，清光绪庚寅科试，乌学使取入学宫弟子员三十二人，余忝与是选。先生年未弱冠，冠其曹，逾年食饩，癸卯领乡荐，然从事医至今，仍无时或息。日则奔波颠连羸顿、呻吟、恻楚间，为之针砭，为之调燮；夜则讲授国医专门学校，出其心得，以灌输后学。推其恻隐之心，纳诸百十门弟子之怀，百十门弟子又广先生恻隐之心，自加厚于其人人，且被及千数十百之人人。驯是而薪烬火传，其仁愿不大乎！其得寿之理，不益信哉！推是理也，先生今逾耆硕，而耋而耄而期颐，可操券待，为汉李充也可，为商籛铿也亦无不可，但亦不过年齿之寿耳。其传诸书，垂诸后，足以灌输数十百世后学。纳此恻隐之心，于数十百世私淑弟子之怀者，精神之寿，乃莫知纪极矣。闲读《曲礼》“医不三世，不服其药”，解者多以父子祖孙相承三世为言，或则以为必通《神农本草》、《黄帝内经》暨《针灸脉诀书》等三世书。先生之门，钟邑侯德门，榜以七世名医矣。后参究中西会通贯串，抑奚翅三世相承，通三世书已哉？周方伯莲恒语人，吴黼堂今之扁鹊。盖任兴泉永道时，曾目睹杨提督岐珍事，提督届巡洋期，夫人病亟，延先生诊治，决起，旬日瘳。转力戒出巡，犹之生虢国太子而告齐桓侯也。提督滋不悦，行抵省垣，果病殁。

先生世居同安城，寓沪寓厦，罕宁家。嫂夫人俭勤持门户，无内顾忧。今年首夏朔，先生揽揆良辰，哲嗣树萱、树潭、树谐等谋所以絭韝而鞠跽者，先生却之；及门弟子谋所以鲜浆而酳爵者，先生又却之。乃欲以文寿先生而请于余，予不文，顾念向者同入学宫三十二人，曾几何时，凋零殆尽，岛中独余与先生两人在。余瓠落一无所长，不足以颂扬先生，亦欲藉申区区积愫，用弗克辞。操斧班门，不值先生一笑也。

愚弟黄瀚顿首拜撰

愚弟庄序易顿首拜书

愚弟陈培锟、洪鸿儒、黄庆元、黄庆庸、余焕章、余超、周幼梅、陈美和、柯征庸、吴蕴甫、吴德三、吴克明、郑鹤亭、谢铭山、郑大川。

受业林锡熙、余小梅、陈影鹤、林秋瑞、廖碧谿、郭斐成、陈佩瑶、黄淑顺、黄尔昌、李礼臣、许廷慈、杨太龄、李在宽、吴庆福、张子贞、黄奕昌、刘义尊、孙博学、黄瑶卿、史悠经、李进宝、施玉燕、傅赓声、许国粹、林穗、黄成龙、潘翀鹤、汪应龙、林学琛、翁清吉、翁乃恭、陈昶方、陈清溪、曾秀华、刘腾蛟、张志民、蔡奕川、蔡仲默、叶浩然、吴钟廉、吴沧庆、魏广清、林玉昆、洪文富、郑耀经、刘俊英、刘筱明、陈德深、黄逸鹤、郭天南、林南清、林南源、杨秀钦、林康年、卢树根、朱禄清、吴序斗、王筠梅、洪文壬同拜祝。

岁在旃蒙大渊献余月朔

瑞甫先生六秩晋四荣庆

于右任

祝拟华封耆英盛会，
年符易象硕德长春。

瑞甫先生六秩晋四寿辰

居正

学得养生主，斯能享大年。
灵枢探秘奥，金匮发真诠。
济世同良相，思明景昔贤。
南山欣献颂，遥祝九如篇。

瑞甫先生六秩晋四荣庆

孔祥熙

春驻蓬莱筹添海屋，门盈桃李望重乡闾。

黼堂先生六十晋四诞庆

王用宝

修真鹭屿有高贤，金匮奇方七叶传。
早向广寒标姓字，却来陆地作神仙。
茅君家学渊源远，葛氏门墙桃李妍。
恰值行年符卦数，自强不息祝诞年。

瑞甫先生六秩晋四荣庆

焦易堂

德盛文缛

瑞甫先生七旬开庆

程时煃

术擅岐黄寿绵七秩，辉腾斑彩华祝三多。

瑞甫先生六秩晋四大庆

童杭时

八八羲图卦象新，华堂祝嘏倍精神。
岐黄济世原非易，福慧如公自有真。
论史情能推义烈，回生术亦擅慈仁。
于今鹭岛成仙岛，胞兴为怀处处春。

瑞甫先生六旬晋四荣庆

潘公展

海屋筹添福履充，六旬晋四日方中。
利人利物功勋普，良相良医事业同。
著作等身推积学，李桃满院沐春风。
康强纯嘏由天锡，吉语当侔郭令公。

瑞甫先生六秩晋四大庆

李世甲

优游季重老南皮，文采风流又识时。
班马长才推柱下，扁卢绩学拥皋比。
云门眷属添佳日，鹿野科名薄旧时。
节是清和年大董，三珠齐与颂期颐。

瑞甫先生六秩晋四荣庆

林国赓

文章早岁动名场，讲学双溪道益先。
恬淡已辞求仕路，慈祥独著活人书。
及门桃李看承荫，绕砌兰茁羡挺芳。
正值清和时节好，满堂华翰兴称觞。

瑞甫先生六秩晋四大寿

刘光谦

杖乡无计客南洲，湖海文章壮少游。
彭泽功名轻百里，史鱼直笔信千秋。
云深红杏归何晚，灯晕青囊读未休。
莫问良医与良相，还他名士旧风流。

瑞甫先生六秩晋四大庆

沈觐康

抱负平生喜自期，不为良相便良医。
稀年已近身犹健，史学专长誉早驰。
桃李闽南夸后秀，文章海内拜师资。
尊罍设帨喧初夏，话到吴公有所思。

瑞甫先生六旬晋四荣庆

周敬瑜

寿比南山

瑞甫先生六秩晋四弧庆

余超

节届天祺启寿筵，万家崇拜活神仙。
医通中外超卢扁，识贯古今胜固迁。
舞彩瑶阶皆俊秀，称觞绛帐尽英贤。
遐龄恰喜符周卦，为进冈陵颂一篇。

——《国医旬刊》1935 年第 2 卷第 11 期

各类祝寿诗文

祝吴瑞甫先生六四荣庆

瑞甫先生六四筵开，筹添海屋，抱济世立说之才，瞻南极星辉之彩。子刚不才，聊进数言，以祝长庚之颂。

蓬岛烟霞阆苑春，九重笺奏附金函。
铜盘酒注丹砂炼，南极星联作寿杯。
紫毫粉壁题仙籍，玉树阶前五色芝。

常熟《国医杂志》总主编赵子刚题祝

——《寿世医报》1935 年第 1 卷第 5 期

祝厦门吴瑞甫先生六秩晋四荣庆

天生闽峤一仙翁，挂数年符气体雄。
桃李盈门称化雨，岐黄累代播仁风。
名山史笔精忠著，瀛海医编学理通。
时值清和看莱舞，长房缩地羡壶公。

武进钱今阳未是草

桐荫医庐诗钞·厦门吴瑞甫先生六四荣庆

清和时节麦秋天，海屋添筹颂大年。
华诞纯阳同四月，青囊济世亦神仙。
四座春风化雨长，栽培桃李满门墙。
岐黄累叶书香继，卦数欣符寿且康。

良医良相本同功，怀抱先儒文正公。
更以立言昭大德，期颐获寿自无穷。

宏愿尧夫矢寿人，著将妙手尽成春。
仁心自古天心佑，纯嘏由来锡尔身。

荆州但愿识先生，学术文章仰大名。
万丈光芒耀南极，天医星接老人星。（庚韵通青）

史笔医编付枣梨，博通今古贯中西。
名山尤有千秋业，寿世功高莫与齐。

吴县焕云陈章敬题

吴黼堂先生六秩晋四荣庆

吾寿吴夫子，欢迎祝寿诗。
寿星耀南极，寿母降西池。
（愿生彩凤双飞翼，随西池王母之驾，晋祝华堂也。）
寿世传名著，寿人仰国医。
宏开仁寿宇，眉寿介期颐。

吴县后学陈起云家骥敬祝

——《寿世医报》1935 年第 1 卷第 6 期

祝厦门吴瑞甫先生六旬晋四荣寿大庆

夙闻闽省有名贤，濂洛薪传理自然。
道德文章兼国手，总修县志笔如椽。

家学渊源独羡君，名医七世信超群。
采芹食饩攀仙桂，棠棣蜚声处处闻。

悬弧乃值麦秋天，八卦循环又复乾。

借得髯翁诗一句，祝君眉寿似增川。

公门桃李满三千，讲义新编独占先。
八八年华齐祝嘏，寿诗高唱写云笺。

广东梅县新中医学社陈一苇

敬祝吴瑞甫先生六四荣庆

题诗祝寿古风存，宴乐筵开酒满樽。
自古善人多吉庆，兰孙桂子喜盈门。
人生五福先言寿，南极星辉齿德尊。
是叟真为无量佛，优游杖履乐天元。
愈到晚年节愈坚，筵开六四画堂前。
恭维万寿无疆祝，龙马精神健似仙。
著作等身效前贤，中西融化独任艰。
愧吾旷学无华笔，贡献俚言附玉联。

江苏吴县倪达梦若未是草

——《寿世医报》1935 年第 1 卷第 8 期

吴瑞甫先生六秩晋四荣庆志喜

至德如君最可师，名山著作弃官卑。
棘围鏖战中秋月，花县荣旌七世医。
桃李三千才若孔，松椿六四卦符羲。
星辉南极清和节，梅水临水献寿诗。

梅县萧梓材祝

祝吴瑞甫先生六秩晋四荣庆

锦堂花簇日初长，华祝遥申献绿觞。
跌宕文章追屈宋，神明医理擅岐黄。
欣看桃李群英萃，始信松筠晚节香。

愿得壶中春不老，好教后学奉津梁。

吴县杨梦麒待删草

恭祝吴瑞甫先生六秩晋四良辰寿辞

广东翁源刘琴仙

“吴”公道德著乡邦。

“瑞”气霭华堂。

“甫”耳大名堪景仰。

“先”世业岐黄，至公益肆力南阳，医术媲扁仓。

“生”平好学，博古通今，擅文章。游泮水，掇芹香，廪饩补，科举乡。伯仲先后鹿鸣宴，昆季青襟尽联芳。

“六”经诗史根底，堪作后学津梁。

“秩”序分明阶级，步趋现示周行。

“晋”爵加官非所望，思明归隐潜藏。

“四”诊回生真无忘，同安县令颂扬。

“良”相非所愿，愿为医之良。学校专门传习，教育多方。县志总纂载笔，潜发幽光。

“辰”比譬如星拱，医界齐颂陵冈，及门上寿趋跄，哲嗣拜寿捧觞。敝社逖听荣诞，同人祝嘏歌狂。愧无蟠桃之献颂，聊借毛颖以荣彰。爰为之喜庆，歌曰：祝公多福兮，福降无疆；祝公多男兮，男尽贤郎；祝公多寿兮，寿而富。亦寿而臧，康且强，强更康，窃比于我老彭。

民国二十四年三月巳望脱稿于翁源第五区中医研究社

——《寿世医报》1935 年第 1 卷第 10 期

祝厦门吴锡璜先生六秩晋四荣庆

陈应期

华封叠祝，上颂二多。洪范九畴，详陈五福。猗欤庥哉！年何高，而寿何长欤？推原其故，殆有厚泽者，乃膺厚报；具大德者，方享大年。此固非造物之有私，而钟毓之独厚也。

洪惟吴公锡璜老先生，于民廿四年夏初一，寿诞庆祝六四，蟠桃应献三千。花甲一周，添重二，羲经八卦，数恰大同。鄙人忝属神交，屡蒙指教，躬逢筹盛会，寅开北海之樽，顶祝遐龄，申颂南山之句。

遥忆夫先生之原籍，同安县属，思明迁居。弱冠则名题雁塔，科试则宴饮鹿鸣。举乡先有锡圭鸿枢之伯兄，游泮复有锡琮麟书之昆仲，哲嗣却植三树，孙男竞秀多枝，济济一堂，称极盛焉。曩者，钟德门邑侯奖匾，“七世名医”高悬。清末叶，恩诏加官，候补知县辞却，只惟是担任双溪书院，栽成一脉斯文，月课公评，风声远播。后则学校建筑，款项筹资，学生则改良研究，造诣则优等观成，其立德为何如耶？兼之立宪变法，协同乃兄煌枢，办理地方自治，附设中医公会传习，创立国医学校专门。教人为医，即教医以医，实则教医以医医。医医乃可为医，其立功又何如耶？至于文学史学，两擅其长；中医西医，一炉而治。观其总纂《同安县志》，发表思明州人，笔削经定，奉大明正朔之书，褒贬维严，独从汉赵岐之录，以及中西脉学辨明，温热串文解释。其余《中风论》，则删补之；《三因方》，则评论之；《名医案》，则正续之；《圣济录》，则校勘之。煌煌《旬刊》，卓卓著书，其立言更何如耶？佥曰：太上三不朽，也不过如是云云。况又思明国医支馆咸推先生为馆长，培养医药人才，编纂医药讲义，取消秘默，恪守公开，意至美，法至良也。

噫！盛矣！先生其为万家生佛矣。期自维谫陋，敢贡谀词，愧凫趋之莫遂。堂上介眉，效兕酌之是将，筵前祝嘏，将来杖国杖朝，上臻耄耋，寿民寿世，定卜期颐矣！范文正公有言：不愿为良相，愿为良医。按此两语，不啻为先生写照矣。爰缀数行，上寿称觞，望先生而祝之。曰：俾尔寿而富，俾尔寿而臧，康健、健康，万寿无疆，万寿无疆！

——《寿世医报》1936 年第 2 卷第 2 期

厦门吴瑞甫先生六秩晋四寿庆

（一）

第一吴峰撷泮芹，更探桂蕊步青云。
万家生佛胥崇拜，七世名师特冠军。
活国活人怀陆贽，良医良相慕希文。
年华六四临风祝，孟夏花前借酒醺。

（二）

曾摘芹香璧水涵，秋风桂蕊更高探。

皋比坐拥专门学，鹿洞师承哲理谈。
馆长寿征逢八八，华封人共祝三三。
春来桃李都成荫，七世名医道既南。

广东梅县萧实宾补祝

——《寿世医报》1936年第2卷第4期

瑞甫吴先生六秩晋四荣寿纪盛

何佩瑜

其　一

羡公七世是良医，利济功深实可师。
作善降祥天必佑，知君上寿享期颐。

其　二

泮水方游宴鹿鸣，堪夸难弟与难兄。
一门俊秀书香盛，闾里争看衣锦荣。

其　三

公曾兴学董双溪，丕变文风赖耳提。
广育英才添学舍，芳名泐石永留题。

其　四

史学由来有特长，搜罗潜德发幽光。
详修邑乘捐讹谬，严谨原堪继紫阳。

其　五

新旧医潮积习深，公能知古复知今。
学无国界何须别，融贯中西费苦心。

其　六

医药兴衰系国家，年来不振总堪嗟。
赖公创设专门校，续绝存亡信可嘉。

前　　题

苏玉昆

其　一

一门鼎盛继书香，难弟难兄萃一堂。
共羡簪缨绵世泽，应知华国有文章。
双溪兴学留殊绩，邑乘修编见特长。
寿域宏开充喜气，此公矍铄杖于乡。

其　二

名医七世有真传，家学由来若广渊。
温故知新求博识，涵今茹古费穷研。
专门创设英才育，讲座亲登伟论宣。
志切寿人兼寿世，祝君眉寿庆如川。

前　　题

李燧初

其　一

真儒抱道器珍藏，良相良医志不忘。
砥行既推崇孔孟，立言尤阐发岐黄。
桂兰满砌承欢庆，桃李盈门得意扬。
太璞能完为士贵，形神全也寿而康。

其　二

八八春秋既杖乡，八闽毓秀集华堂。
八仙道证蟠桃熟，八世真传翰墨香。
八卦三连乾运健，八方多颂国医良。
八音齐奏莱衣舞，八韵新成祝寿长。

吴瑞甫先生六秩晋四荣寿赋此补祝

梁朝浦

知公道德与文章，学术由来多发扬。

医国医人功最巨，寿民寿世实堪彰。
敬闻大庆虔申颂，但愿康宁历久长。
桃李满门成荫日，先生能不喜洋洋。

前　　题

梁家维

素仰才华射斗牛，宏深著述义良周。
群英赖育功劳重，秉性仁慈意态悠。
灿烂卿云垂玉岛，融和瑞草满瀛洲。
精神体魄兼康盛，上寿期颐可与俦。

——《国医杂志》1935 年第 20 期

厦门市国医研究所讲义
已经中央国医馆编审委员会审查通过

本市国医研究所，自林德星、孙崧樵、骆朝聘、叶近仁、郑世隐、洪昭和、陈金波、陈汭意、李锡爵、陈清文、郑金墨、孙焕章等创办以来，已经年余，颇著成绩。其所编讲义，已经中央国医馆编审委员会审查通过。兹该所奉到福建省国医分馆训令第331号：略谓为令知事案，查前据该所呈送第七、八、九期讲义一案，兹呈奉中央国医馆指令第324号开，呈及附件均悉，所请审查讲义一节案，经饬据编审委员会覆称奉饬审查思明国医研究所呈送第七、八、九期讲义，各科大旨，尚属不差等情，应准备查，仰即转饬知照。此令，附件存等因。奉此，合行令仰知照，此令。

民国三十四年六月十四日

——《鹭声医药杂志》1935年第2卷第5期

厦门中医派别之分析

厦门一小岛，而中西医业与药店实多于其他任何商店。就中医言，至少全市有四五百人，其中略识百草，或药店伙计，或一观医书，即出而问世者，实占多数。民十六年，中央卫生部令废中医，经中医力争结果，准变通办法，改废止为取缔，设会审查中医资格，及格者给予行医照，准其执业，“国医”名词于焉产生。厦门自昔有中医公会之组织，建会所于傅厝墓，政府取缔令发后，吴瑞甫倡设一国医传习所，入所四阅月，便得毕业，领照行医，人多便而附之。同时林永泽、梁长荣亦出而组织神州医药分会，嗣当局以吴为领照顾问兼审查员，传习所肆业者多得提携，神州会遂寻疵具呈公安局，谓传习生不过数月，经验无多，人命可忧，暗斗明争，俱见尖锐。旋闽变发生，发照事中止，故目前本市中医尚多未领执照。中医会与神州会既不相能，中医会乃以“同地不得有性质相同之医会设立”为词，呈诸党部，党部因令神州会停止活动。二十一年冬，林大廷、林永泽、林妙彦又组国医研究会，举妙彦为学术主任，后妙彦卸责，内部亦相倾轧，传单宣言不一而足。又有陈琦生控林冠玉侵吞照费。客岁七月间，林大廷、林君仲复因医治林神教之子耀星，痘症致死，引起仇怨，复牵连林妙彦。林神教控君仲、妙彦“业务过失致人于死”罪，由地院而高院，由高院以症状及两林处方请中央国医馆鉴定，结果谓“妙彦对症用剂，君仲案药尚符，均无错误”，因此，此两个林国医皆宣告无罪。此案曾引起厦人之注目及医界之争论，尤以妙彦、大廷、君仲，笔战最烈，君仲因又控妙彦破坏名誉，妙彦亦反诉诬告，大廷则大出启事，自辩黑白，君仲则迁寓挂牌，市间无形中增加多少热闹云。

——《鹭声医药杂志》1935 年第 2 卷第 5 期

医籍考:类书提要·温病类·《中西温热串解》

王一仁、秦伯未述

旨在贯穿中西温热学说,盛道中医论治之神奇,大有扬中抑西之意。其书先以论辨,详载脉证、舌苔,中间搜采余师愚叶香岩、薛生白诸人学说,自为注释,以中医不用验尿器及寒温表等为病。末附西药如阿司匹林类。综其归趋,以中说为重者也。

——《江苏全省中医联合会增刊》1922 年第 1 期

介绍吴氏《中西脉学讲义》

此书系闽泉州同安吴黼堂先生撰述,择其精切有据,足征实用者,参诸西说,以会其通。举凡常法变法,新久病法,及察脉各玄机,大率皆旧诀所未见及之作。鉴别甚精,体例亦善,足为近今中医学校教授之善本也。总发行所上海文瑞楼,定价每部大洋八角。

——《绍兴医药月报》1925 年第 2 卷第 5 期

新加坡中医界近况

马来亚通讯　新加坡名医吴瑞甫先生主持之中国医药会本年十月二十七日适为周年纪念，除开会庆祝外，并在《南洋商报》医粹版出版特刊。新加坡中医师公会已有会员二百余人，会所及家具均由会员报效。负责会务热心者，有吴瑞甫、曾和生、陈占伟、黄少瑜、许允之、吴龙飞、陈瑞堂、杨一峰、陈建基、曾志远、游杏南、许精儒、应锡祺、陈庆元、吴秉潼、李会章、张景明、萧憬成、郭其俊、谢颂彰等。出资资助最多者，有许崇轩、方静堂、沈少洲、张伯贤、陈清辉、游杏南等。本届大会建议筹设中医学校，组织全马中医师总公会，创办医药图书馆等事业，前途至为光明云。

——《健康医报》1947 年第 46～47 期

《同安县志》弁言

县志者，《职方典》之所自祖，而亦即史学之绪余也。其体例有因有革，独至今日而言修志，则虽因而实创也。汉唐以后，凡属我国省、府、厅、州、县，莫不有志。志也者，以志地方之沿革，风俗之转移，越千余年无甚悬异，此乃所谓因也。洎乎清季，物质文明之学，倡自欧西，曰商务，曰邮政，曰电报，曰铁路，曰武备，曰学堂，曰实业，均与学术、政治、人心有递嬗之关系，而运会之升降亦随之。孙中山先生悯我国世运之就衰，谋所以救国救民者，莫重于革命。湖北倡义，举国风从，又能使五千余年之国体，一转而为民国。明大儒黄梨洲尝谓，国权在民，乃幸于近世革命家而实见之。综此四十年来盛衰之状况，时局之推移，革命事功之发展以言修志，乃创而非因也。

贞从事革命工作十余年如一日，幸诸同志努力前驱，风驰电掣，至今夏而北伐告厥成功。则革命时期复变而为训政时期，此后种种革新事业，当以各地方之志书为参考。近奉国府命调闽，以谋桑梓治安。适同安县长林学增以推促编纂县志成为予言，且问序于予。余惟同安乃声明文物之邦也，宋、元、明、清人才辈出，甲于省会。举凡文章、经济、理学、宦绩、武功，在在足以揄扬盛美。惜乎旧志仅成于清嘉庆三年，中断至今，垂一百三十余年之久，其间文残献阙，在所不免。然经县长林学增之督促，邑绅吴锡璜之博考群书，参订中外风俗、政教以总其成①，兼之吴绅煌枢、周绅江达、翁绅炳文、黄绅华、吴绅锡琮、苏绅万灵、王绅道尧、许绅荣等相助为理，而斯志遂灿然可观。贞取而阅之，其编订大旨，悉以纲常名教为宗，而以近世之新潮流为辅。若方括之图绘，纬侯之测量，与夫赋税、交通、实业、外交、校制、物产、垦荒、人物，皆斟酌中外大势，以会其通，而随在足以感发我国人图富图强之兴味，则《同安县志》之成，固有创而非因者。其书纪载虽限于偏隅，而世界之变迁，政治礼教之轨范，历代人物之类录，大端毕具，谓一邑之志书可，谓有

---

① 编者注：民国十二年（1923 年），吴瑞甫应时任同安县长林学增之聘，担任《同安县志》总纂，居功至伟。1928 年，县志定稿付梓，该志书现成为研究同安（包括今天的金门、厦门、集美、翔安、龙海角美）历史的重要文献。

关于世界革新之志书亦无不可也。

我闽省修志，倡办于民国四年，届今而告成者寥寥无几，此后商量邃密，或不免有晨星寥落之叹！吾为此惧，愈觉催促进行，殊不容缓也。林君学增能以此为当务之急，而该邑硕学通儒，尤能不畏繁难，参互考证以蒇其事。贞以其书分类至四十二门，具有上下千古之识，且于郑成功开府思明，仿春秋“公在乾侯”之例，网罗遗民，阐幽抉微，以补旧志之缺。湛深经术，即创即因，质之当代史学家，谅亦莫赞一词。用特泚笔序此，以为当世之纂修邑乘者劝。

中华民国十七年六月

国民革命军独立第四师师长诏安张贞谨撰

序　二

司马子长之作史也，有本纪、世家、列传以观其人，有书以观其政，有表以观其成，凡以究天地之际，通古今之变而已。班范而下，体例间有变迁，旨趣莫能逾越。县志之作，昉自《周礼》邦国之志，而后世之郡国志、乡土志，其滥觞也。虽无编年纪月之烦，略得属事比辞之要，其体例旨趣大都取法龙门”。若顾氏炎武之《天下郡国利病书》，则广收天下志乘成案及名人著作，就而录之，不立己见，于天下之形势沿革，皆能了如指掌，洋洋乎大观矣。而其实则积县志以成省志，枳省志以成天下郡国志而已。顾氏之书，虽取资于省志，然有待于县志者固深且大也。

同安僻处海滨，声名文物之盛，采风者语焉弗详。县志之修，远在前清嘉庆三年，而百余年来，铅椠屡更，撰述无闻。矧民国肇兴，开数千年未有之局，人心之趋向，风俗之转移，崭然一新，无以诏之，败坏立见，所谓究天地之际，通古今之变者，此其时耳。吴瑞甫先生为同邑宿学泰斗，其肆力于县志者易数寒暑，固已卓然成章，而县长林君学增复能于兵马仓皇，牒诉倥偬之中，与之下上其议论，钩提其玄要。更增聘苏、黄、王、许诸先生以赞襄之，汲汲皇皇然，一若同邑山川之灵爽，与夫先正之精诚，日伺其旁而敦促之也者，卒使鸿编巨制一旦告成，上以储国史之实录，下以立民志之大防。林君其知所先务哉！澄沄忝列戎行，奉命驻兹土，适逢其盛，不敢不为一言以志私幸。至其体例之精审，旨趣之深微，林序言之綦详，不具述。

中华民国十七年仲春之月

国民革命军独立第四师第四团团长王澄沄撰于同安军次

序 三

志书，非史也，然记土地、人民、政事，亦即史之绪余也。第史不必有图，而志书必长于测绘；史必有褒贬，而志书则重在实录。读湖北、山西各省志，可知大概。《同安县志》自清嘉庆三年纂修，后无闻焉。昔之官斯土者，但就旧志重刊，而于国计民生、人心风俗之转移，并不效輶轩之采，识者憾焉。民国肇兴，于各地方之土宜风尚视为当务之急。湖北首先倡义，其省志成立最早。我闽省虽处海滨，亦声名文物之邦也。省志局颁发志目十余稔矣，以地方多故，进行濡滞，察全省志书报成立者寥寥无几。岁丙寅十月，学增承乏邑宰，即闻县志已成十之八九，以簿书鞅掌，未遑兼及。迭奉国民政府、省政府叠次催促，即向纂修处吴瑞甫先生索志稿阅之，见其编纂概本省志目，而体例之严谨则尤过之。言纬候则度式必详，言沿革则原委毕具，言关税则痛言协定之非，言外交则力陈条约不当及不收回裁判权之害，言建筑、物产、实业、交通、学校、选举务在策励国民之自治精神与国民政府之整理内政、外交诸擘画若合符节。若夫郑成功开府思明，有明之忠义悉归之，当时抚有金厦两岛，在同邑人物最盛，而皆明之遗老。旧志以关于鼎革之事纪载从略，新志目三十七门从未讨论及之，甚缺典也。先生独搜罗尽致，以发潜德幽光，而悉以《思明州人物录》系之。夫成功以复明号召天下，始终奉永历正朔，系以思明州者，即春秋"公在乾侯"之例，亦即《朱子纲目》尊蜀汉为正统之遗意也。志书虽与正史不同，而体例斟酌尽善，自非长于史学者不能。至于列传，尤未敢沿讹袭谬，独从汉赵岐《三辅录》之例，最有卓见。盖国体既变更，则志书体例亦当随之而变，易列传以别于本纪也，既无帝王本纪，又安有所谓列传。本此以纪载人物，亦庶几准古酌今两无遗憾。

抑学增又有说焉，同安武略开创于许督，而文化实始于谢脩、苏绅诸流。自苏正简以经济文章甲天下，为朱紫阳所推重，许顺之、陈植又以理学品望师表群伦。大儒如魏了翁独推闽之文学，同安为最。越有明如蔡清宪、林次崖、洪芳洲、许钟斗诸先生，均卓卓可传。洎有清而身列帅府者至数十人，武功之盛为全省冠，固已足摛藻扬芬，增光史乘矣。民国以来，大中小学之设尤迥出于省会。邑之人才后先辉映，诚足令人歆慕。所惜吴君虽竭数年之心力犹未脱稿，学增因聘苏绅万灵、黄绅华、王绅道尧、许绅荣等重行调查，相助为理，仍由吴君负编纂全责，而后此书乃底于成。更请邑绅吴煌枢之品学兼优为邑人士所宗尚者，再加厘订，以示大公。行见此志一出，较之他邑志书，当必有独出冠时者。予肤学无能，每浏览此志，觉同邑之官师、人物、风俗、政教朗若列眉。吁，岂惟同邑然哉！闽省多史才，知必有较先生之苦心疏证尤为峻整者，余不禁为之拭目以俟矣。

中华民国十七年孟春之月

诏安林学增撰于同安县公署

序　四

昔赵崡有言：志书非董狐之直，邱明之核，不以操觚，故其文多可存。今之志，博雅不足，其弊俚；褒贬无当，其弊妄。甚者，狂心谩舌，聚论纷纭。呜呼，修志岂易言哉！我同志书，迄清嘉庆三年，届今并无嗣响，已垂百余年于兹矣。民国以来，国体变更，而省议会讨论，仍于县志视为当务之急。顾年湮代远，文献无征，在所不免，屡议修辑，邑人士群虑困难，吴君瑞甫独慨然任之。岁癸亥，余承乏县篆，与邑绅商共谋治安，适吴君编纂志书成，嘱余设校阅所，以昭公允。余因聘籍绅之品望、学术足为邑推重者，若翁绅炳文、周绅江达、吴绅锡琮共相厘订，缺者补之，讹者正之，而志书遂粲然大备。余又以志书关一邑之文献，不可不慎重其事，尝持赵崡之说以质吴君，吴君为予言，以此书之成，搜罗经、史、子、集达数百家，言皆有本，盖奉宣圣“述而不作”之训也。其间体例斟酌再三，独于列传不敢遵省志目，特从张煦、王轩之说，变传为录，以止旧志沿讹袭谬之误，似较严谨。盖传者释经之名词，司马迁惟有本纪，故作列传。纂修志乘者，并非史官，县志亦非国史，自不能为人立传。康对山《武功志》为志书第一，其于官师，仅曰官师志；于人物，仅曰人物志。而皆不名列传，即其例也。况变传为录，张煦、王轩又有所本。昔赵岐撰《三辅决录》，自序谓“其人既亡，行乃可述。”晋虞预著《会稽典录》，史家以为与《益州耆旧》、《汝南先贤》同。可见谓之录者，乃志书录取名实之例，且以示与国史馆有大区别，自属尊崇国宪之美意，体例尤为严正。

吴君纂修此志，凡阅三寒暑始成。其手不停披，旁搜远绍，苦心规仿，卒能使百三十年之掌故，厘然灿然。余爱之重之，用特弁数语于简端。

中华民国十三年八月

同安县知事许荣序

《莲山堂文集》[①]重刊本序

吴锡璜

邑之西北有莲山焉，峰峦耸翠，绝肖莲花，吾同之名胜也。山川钟灵秀之气，其间必有杰士畸人以德行文章垂为世范，或假物以传，或其人传并其地而亦传。故宋周茂叔以爱莲著为说，明陈如松即以"莲山"名其堂，而皆有德行文章可名于世。盖贤人君子之取义于莲，异世同符，有如是夫。

白南先生处有明之季，其时仕途芜秽，奔竞成风。先生独能守正不阿，孳孳[②]焉以民隐为念，上官之喜怒均非所计。服官数年，若萧山，若太仓，若河源，若信宜，至今犹盛称先生之吏治弗衰。其清理廉退，功德在民，有如此者。以视近世士大夫夤缘干进，贿赂公行，凡可以博长官意欲者，虽百计营求，不惜为小人卑鄙之行，甚且祸延苍生，亦有所不恤。前后不过数百年，抑何贤不肖之相去乃不可以道里计耶？今读先生《莲山堂集》，渊懿古懋，一种朴诚之气流露行间。又每于小中见大，言外见意，盖以世道人心为重者，不谓之纯乎古文而不可也。

戊午首夏，余将游西湖。陈君延香出先生集问序于余，云将请陈君敬贤备资刊刻，以广其传。余自愧谫陋，何足以序先生之文。顾念乡先辈以有功世道人心者著为文集，其功德在民，即其文章亦应垂诸不朽。是必有鬼神呵护，方仅留此断简残编，藉二君以永其传者。后之人善读古书，诵先生之文，

---

① 《莲山堂文集》：二卷，陈如松撰。陈如松，字白南，明代同安县翔风里陈坑（今属金门县）人。明万历四十年（1612 年）举人，令萧山、信宜、河源等县，秉公执法，革除陋习。是书辑其论、说、记、序、行状、志铭、檄文等，凡文九十余篇，多为仕宦之作。文集初刻于崇祯十七年（1644 年），后湮没不可考。同安陈延香得仅存之抄本于其父，爱如珍璧，请丘复共为订正，怂恿族人陈敬贤于民国七年（1918 年）刊于上海。重刊本有上杭丘复、建宁范毓规、同安吴锡璜、集美陈敬贤等作序。

② 孳孳：勤勉不怠。

对于先生之廉退高风，必能敦崇之，以为世范，于世道人心必非小补。用特书其事，以告来者。

民国七年四月

邑后学吴锡璜序于杭州西湖之新新旅馆

《石床题咏》序

余纂修邑乘[①]，见诸名山有所谓石笏、石枕、石床诸胜者，指不胜屈，以见闽地多山，无其不有也。第其石多雄伟魁奇，而山骨之崚嶒笨重亦所不免，鉴赏家惜之。余友孙君禄铭有石床一，姿致落落，纹理莹然，得之清李提督家。当时或为鲍昭之御侮，或为熊渠之射虎，非所敢知。特其苍古之色，凝白孕青，偶为高卧，正如御风而行，泠然善也。彼趋炎附热之徒，曾有此幽致否耶？昔米颠[②]拜石为兄，董偃以书石为床，陶渊明以醉石作枕，伊古高人逸士与石相亲就者多矣！孙君禄铭得石床甚喜，海内人士之精于诗者，多为导扬盛美，托诸诗以见志。余以石之介性，与隐君子[③]最相近，特弁数语，以勖孙君，并以印证，夫以诗言志者。

中华民国十八年中秋节
吴锡璜瑞甫氏拜序

---

① 邑乘：县志，此处指吴瑞甫担任总纂之《同安县志》。

② 米颠：北宋书画家米芾之别号。

③ 隐君子：隐居的高士。

为日寇占领厦门有感而作

吴瑞甫

民廿六年，日寇占厦门，厦市被占，地方惊惶万状，纷纷迁徙，市上屋宇倾颓计百余所，乡村及炮台附近炸毁尤多。余于廿七年正月即搬移鼓浪屿。越四月而日寇登陆，奸淫掳劫，靡所不至，洵厄运也。余在鼓虽幸免于难，然日寇闻余生平严谨，颇有声闾里，先迫余任维持会长，余不就。旋欲任余以海军秘书，余婉词却之。最后由日议会议决，再欲任予以市长，余倘不就，决派兵拘掳。有知者为予言，予于秘密中先搭英安徽轮赴星，得脱险。越三日，果派干员及军士二名、通译一名，到余寓搜查。余于第五日已抵星洲。追维往事，有感而作。

蚩尤吐雾昏且黑，弥地漫天不可测。
天生黄帝任诛锄，巨恶穷凶终惨恻。
大佪小丑敢跳梁？赤县神州肆攻击。
妖氛毒焰到闽疆，竟在鹭门相忿阋。
我时避乱赴洞天，老发已如白门皙。
搜罗尽致引汉奸，竟欲使予共休戚。
段干[①]昔日且逾垣，国仇未报忍附敌？
面缚衔璧似许男，声罪用刑不失的。
吁嗟乎！天道无知而有知，杀人魔王安所适？
愿教大义各深明，无使人民罹锋镝！

——《厦门轶事》，第329～330页

① 段干：即段干木，战国魏人。隐居魏国，不受官禄。这里借比自己拒不受日人委任官职。

吴瑞甫故居

位于厦门市大同街道后炉社区常青路 66 号，建于清代。原有前、后两落红砖大厝及左、右各一列护厝，现仅存后落大厝和西侧已改建为店面的护厝。坐北朝南，大厝与护厝总面宽 18.1 米，护厝前、后进深约 20 米，后落面阔 3 间 11.2 米，进深 2 间 7.4 米。中为厅堂，设寿屏。两侧边房，抹灰隔墙，硬山顶，燕尾脊。故居内保存有吴瑞甫使用过的竹篮和帽子。

吴瑞甫（1872—1952），名锡璜，清光绪二十年（1894 年）甲午科举人，世代名医，编写多种医学教材。辛亥革命前夕参加同盟会，为同安青年自治会会员，并策反清军官兵起义，主持光复仪式。民国十二年（1923 年）出任《同安县志》总纂。

——《同安文物大观》

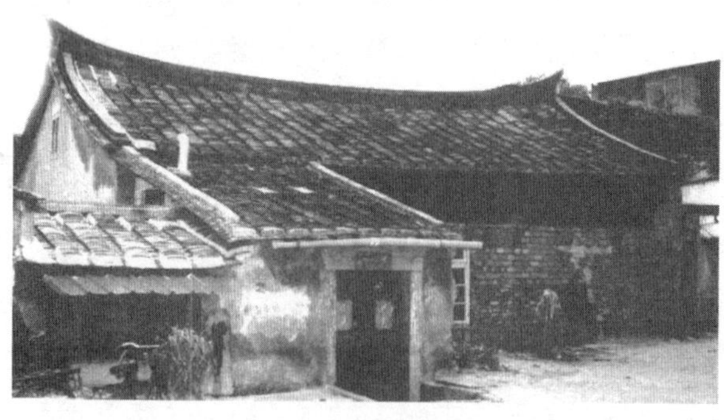

吴瑞甫故居

附　录

吴瑞甫研究论著目录

一、论文类

陈炳焜.从《诊断学讲义》探讨吴瑞甫的学术思想[J].福建中医药,1984(5):10—12.

陈盛桦.吴瑞甫医学著述考[J].中国中医药图书情报杂志,2019,43(3):65—69.

陈玉鹏.吴瑞甫《奇验喉证明辨》评介[J].福建中医学院学报,2009,19(1):56—57.

傅建忠.名医吴瑞甫与近代新加坡中医事业[J].中医文献杂志,2014,32(2):53—55.

傅维康.近代中西医汇通之佼佼者吴瑞甫[J].中医杂志,1991(1):50—51.

郭镜智,蔡友敬,张志豪.吴瑞甫《四时感证》评述[J].中医杂志,1983(5):4—6.

郭镜智,刘德桓,王人镇,李启元.由博返约的脉学专著——吴瑞甫《中西脉学》评介[J].福建中医药,1984(3):20—22.

惠毅,奚娜,谢正幸,孙守才.浅谈吴瑞甫在温病中西汇通方面的贡献[J].光明中医,2006(11):48—50.

金丽.吴瑞甫中西医汇通成就评析[J].中医杂志,2016,57(8):713—715.

金丽,蔡鸿新.吴瑞甫《伤科要诀》闽派伤科学术特色评析[J].中国中医基础医学杂志,2018,24(1):18—20.

金丽,郑洪.吴瑞甫《卫生学讲义》科学与人文健康理念评析[J].江西中医药大学学报,2019,31(5):84—86.

金丽.吴瑞甫《外科理法》疽病论治评析[J].江西中医药大学学报,2020,

32(2):8—9,83.

金丽.吴瑞甫《新订奇验喉证明辨》喉科学术思想评析[J].中国中医基础医学杂志,2020,26(4):447—450.

康良石,廖碧谿,涂福音,杜锦海,廖雅彬.神州留桔井　海外树杏林——纪念近代名中医吴瑞甫先生[J].福建中医药,1984(5):2—3.

康良石,廖雅彬.吴瑞甫论治外感热病探讨[J].福建中医药,1986(4):6—8.

柯联才.吴瑞甫学术思想和治学方法初探[J].福建中医药,1984(5):4—7.

柯联才.略论吴瑞甫先生对新加坡中医事业的贡献[J].新中医,1985(4):53—55.

柯联才.评吴瑞甫的《伤寒纲要》[J].福建中医药,1985(6):45—47.

柯联才.吴瑞甫《伤寒纲要》摘按[J].福建中医药,1986(4):9—10.

刘德桓,郭镜智.吴瑞甫与《伤寒纲要》[J].新中医,1984(1):51—52,56.

沈青.厦门、晋江成立近代名老中医吴瑞甫学术研究小组[J].福建中医药,1982(3):11.

沈青,柯联才.厦门举行近代中医学家吴瑞甫先生纪念会[J].福建中医药,1984(4):65.

翁乃恭.吴瑞甫治疗温病的经验——读《中西温热串解》体会[J].福建中医药,1984(5):8—10.

佚名.本省进步中医:吴瑞甫先生[J].福建中医药,1958(5):43—44.

张泽民.吴瑞甫对中医喉科的贡献[J].福建中医药,1989(5):2—3.

朱清禄,林庆祥.记吴瑞甫先生[J].福建中医药,1982(2):55—57.

朱清禄.吴瑞甫先生医案浅析[J].福建中医药,1985(5):62—64.

朱清禄.吴瑞甫先生对伤寒学说的贡献[J].福建中医药,1986(4):4—6.

张孙彪.近代厦门国医专门学校[J].中华医史杂志,2013,43(4):206—210.

张孙彪.近代医家吴瑞甫医事言论探析[J].中华医史杂志,2016,46(2):117—120.

张孙彪.《国医旬刊》及其中西医汇通理念[J].中华医史杂志,2016,46(5):285—288.

二、著作类

陈占伟.诊余漫草[M].新加坡:新加坡中医学研究院,1984.

陈鸿能.华人与新加坡中西医学[M].新加坡:新加坡中华医学会,2001.

陈鸿能.新加坡中医学先驱人物与医药事业发展(1867—1965)[M].新加坡:新加坡中华医学会,2001.

福建省卫生厅中医处,厦门市卫生局编.吴瑞甫学术研究文选[M].福州:福建省卫生厅中医处、厦门市卫生局,1984年.

洪卜仁.厦门地方史讲稿[M].厦门:厦门市总工会、共青团厦门市委会,1983.

柯联才.柯联才医学文集[M].北京:中医古籍出版社,2004.

李金龙.亚细安中医发展史略[M].新加坡:新加坡中华医学会,2001.

李启宇.厦门史料考据[M].厦门:厦门大学出版社,2013.

刘德荣主编.福建医学史略[M].福州:福建科学技术出版社,2011.

马伯英.中国医学文化史[M].上海:上海人民出版社,2010:565—567.

同安县卫生局编.同安医药卫生志[M].厦门:厦门大学出版社,1995.

吴树义口述.吴瑞甫喉科经验临床应用[M].福州:福建省卫生厅中医处,1983.

吴锡璜.吴瑞甫家书(外一种)[M].厦门:厦门大学出版社,2018.

俞慎初.俞慎初论医集[M].厦门:厦门大学出版社,1993.